PRECISION SUTURE
IN THE IMPLANT DENTISTRY AND RELATED SURGERY
精准缝合——种植及相关术式中的应用

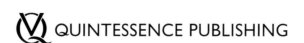

QUINTESSENCE PUBLISHING

Berlin | Chicago | Tokyo
Barcelona | London | Milan | Mexico City | Paris | Prague | Seoul | Warsaw
Beijing | Istanbul | Sao Paulo | Zagreb

PRECISION SUTURE

IN THE IMPLANT DENTISTRY AND RELATED SURGERY

精准缝合

——种植及相关术式中的应用

主编　满毅

HOW TO AVOID
THE UNDESIRABLE WOUND
HEALING

如何避免创口愈合的误差

北方联合出版传媒（集团）股份有限公司

辽宁科学技术出版社

沈 阳

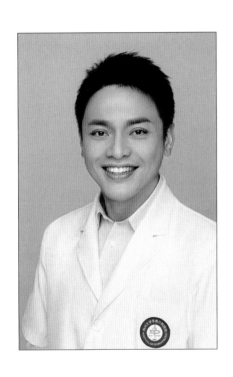

满 毅

教授，博士研究生导师

四川大学华西口腔医院种植科主任、种植教研室主任

中华口腔医学会口腔种植专业委员会副主任委员

全国卫生产业企业管理协会数字化口腔产业分会副会长

四川省口腔医学会口腔种植专业委员会主任委员

国际骨再生基金（Osteology Foundation）中国区执行委员会（NOG China）会长

国际口腔种植学会（International Team for Implantology，ITI）中国分会候任主席

国际牙医师学院专家组成员（ICD fellow）

国际口腔种植学会专家组成员（ITI fellow）

国际种植牙专科医师学会专家组成员（ICOI diplomate）

- 2010—2012年，被美国Tufts大学牙学院聘为临床讲师
- 2011—2012年，美国哈佛大学访问学者
- 2016年，入选"寻找成都的世界高度——打造城市医学名片"名医榜
- 2018年，获"妙手仁心，金口碑好医生"四川十强
- 2020年，获第四届人民日报"国之名医——青年新锐"
- 发表临床论文和科研论文50余篇
- 主持多项国际、国家、省部级课题

参与多部临床专著的编写

1. 2010年，参编《实用口腔免疫学与技术》（人民卫生出版社）
2. 2011年，参编《陈安玉口腔种植学》（科学技术文献出版社）
3. 2014年，参编《口腔修复临床实用新技术》（人民卫生出版社）
4. 2014年，副主编《口腔种植关键技术实战图解》（人民卫生出版社）
5. 2016年，参编《口腔医学 口腔全科分册》（人民卫生出版社）
6. 2018年，主编《口腔种植的精准植入技巧——如何避免种植手术的毫米级误差》（人民卫生出版社）
7. 2020年，参编《口腔种植学》（第8轮口腔本科规划教材）（人民卫生出版社）
8. 2020年，主编《口腔种植的精准二期手术和取模技巧——如何避免模型的毫米级误差》（人民卫生出版社）
9. 2022年，主编《口腔种植规范化治疗清单——单颗牙和多颗牙的种植治疗》（人民卫生出版社）

编者名单 | CONTRIBUTORS

主　编

满　毅

副主编

伍颖颖　李晗卿　屈依丽　胡　琛

主编助理

邓　晨

编　委

（按姓名首字笔画为序）

王　婧　邓　晨　伍颖颖　向　琳　刘菁晶

李晗卿　杨醒眉　肖闻澜　欧其雅芝　屈依丽

荣圣安　胡　琛　虞牧桥　满　毅

序 | FOREWORD

欣闻满毅教授及其团队新书《精准缝合——种植及相关术式中的应用》即将付梓。近年来，满毅教授及其团队已先后出版《口腔种植的精准植入技巧——如何避免种植手术的毫米级误差》《口腔种植的精准二期手术和取模技巧——如何避免模型的毫米级误差》《口腔种植规范化治疗清单——单颗牙和多颗牙的种植治疗》等多本口腔种植学实操专著，获得业内同仁广泛好评，并多次重印。感慨他在繁忙的工作之余勤于笔耕，把临床心得结集成书。这得益于他在临床工作中始终秉持科学严谨的态度，孜孜不倦地对每一位患者情况进行全程记录、分析、总结，不拘泥于传统技术，对每一种术式持续精进完善，不断探索新的术式，以严谨治学、开放共享的态度，推动口腔种植临床研究和应用的发展。

四川大学华西口腔医学院作为中国第一所高等口腔医学院校，始终秉承务实创新培养人才。本书对于口腔种植外科缝合这一基本操作，系统、深入、创新地丰富了该临床方法的应用，并经过临床观察，印证了其有效性和独到性。几十年的工作经验让我深深体会到临床治疗中，科学、安全、精准每一个步骤是成功的根本。本书中满毅教授及其团队将缝合这一外科技术作为切入点，通过大量配图及视频，详细地介绍了缝合材料、缝合工具、缝合方法、误差分析、解决方案等内容，系统阐释了口腔种植及相关手术操作中涉及的应用方法和缝合细节的重要性。

我诚挚地推荐这本缝合实操指南，希望读者能从作者的经验中获得更深刻的认识和成功。

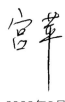

2022年8月

前言 | PREFACE

1982年多伦多骨结合会议后，现代口腔种植学进入快速发展的40年。我非常有幸身处这个令人欣喜的时代，怀揣着对种植事业的热爱，将团队和个人过去10余年的一些心得体会结集成书。团队的前几本书中，我们尝试梳理口腔种植的基本操作流程和常见错误，得到了业内同行和读者朋友一定认可。但随着对临床工作更深入的思考，我越发体会到如果仅熟悉基础操作流程，虽然可以完成相应的治疗，但治疗效果是否完美，往往取决于更多细节。一些临床医生容易忽视的细节也可能对最终种植结果产生不同程度的影响，而缝合就是其中之一。

回想刚学习种植手术的时候，缝合往往是我们练习的第一步操作。随着临床经验的持续积累，特别是年轻医生在完成较为复杂的植骨或种植手术后，容易放松警惕，对缝合的重要性认识不足，缝合完成度不佳，或偶有牙龈撕裂时，抱着"最终也能慢慢愈合"的心态结束手术。殊不知，缝合效果不佳可能会使整个手术效果大打折扣，严重的甚至可能造成术区感染，功亏一篑。早年我自己对缝合环节也存在认识误区，认为缝合就是"间断打天下"，直到2010年在美国Tufts大学牙学院做临床讲师时看到精萃出版社的缝合专著，才让我渐渐摒弃了错误认识，意识到缝合的重要性。当我们不断自我总结，也不断查阅缝合的专著文献时，才越来越了解缝合的奥妙。

严密精准的缝合是防止外界细菌侵入创口的防线，是保证创口无张力关闭的基础，也是美学区瘢痕最小化的保证，更是减少患者创伤和术后反应的前提。同时，对于每一位精益求精的医生而言，高标准的缝合更是我们对临床技术的苛求，是对每一位患者用心负责的体现，甚至是对优秀医生自律慎独的考验。

感谢精萃出版社中国分公司和辽宁科学技术出版社让我们有机会将关于缝合目前的心得体会与大家分享。本书仍然沿用团队一贯的编写风格，聚焦临床常见问题、剖析可能的原因，并提出解决方案。本书不仅梳理了口腔种植领域常用的基本缝合材料、器械、方法，还给出了每种缝合可能出现的临床问题，讨论了如何优化细节和难点。本书不仅讲述了不同的缝合方式、缝合要求，更重要的是总结了不同临床情景下如何进行缝合、不同的部位如何进行缝合、不同的术式如何进行缝合，以及如何配合使用放大镜和显微镜进行更精准的缝合。因此，不论是对于仍在学习中的

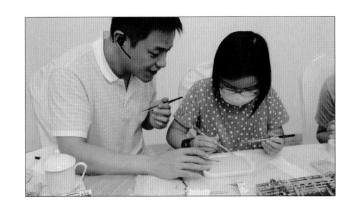
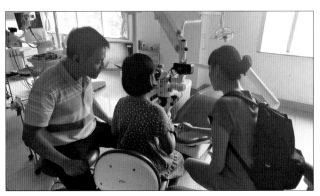

年轻医生，还是对于相对经验丰富但想对缝合有更精进了解的种植医生，相信都会有着不同的启发作用。

我还想强调，精湛的操作技巧只在书本上学习是远远不够的，只有亲手操作器械，练习正确的握持方法、缝合技巧，加之日复一日的反复练习，才能真正内化形成肌肉记忆并在术中得心应手。闲暇之余，我还曾和夫人一起带着女儿在显微镜下练习缝合，孩子认真执着的劲头也深深触动了我。希望您也能在阅读本书的过程中，将缝合器械放在手边，反复对照练习，相信您也一定能体会到缝合带来的乐趣。

最后，在本书出版过程中，深深感谢团队每一位成员的全力付出，一次次推翻再修改，一次次NG再重录，带来了本书丰富的知识体系和大量高质量的视频资源。特别想要感谢"齿象无形"视觉制作团队，在每一个示意图和每一帧动画设计中倾注的心血。感谢团队中的张显华医生、赵香琪医生、王磊医生、王展麒医生、杨雨菲医生对前期资料的收集和部分内容的编写。由衷感谢在我成长过程中每一位前辈和老师的教导与指正。

满毅

2022年8月

引言 | INTRODUCTION

缝合技术是种植医生必须掌握的基本功，也是各类手术获得良好效果的关键一环。目前市面上专门针对种植手术的缝合图书还较少，因此我们将自己临床工作中对于缝合的经验和技巧分享给各位同行，与大家一同思考及进步。

在本书的编写过程中，我们深知文字描述不足以充分体现缝合技巧，因此本书纳入了近1000张示意图与临床照片，以及100个详尽的视频演示，以期将每一种缝合操作可视化，将每一个细节动作详尽展示，希望能给您全方位的观感体验。本书延续我们团队的写作风格，引入了大量临床中容易出现的问题，以及对应的解决办法，通过我们自己走过的"弯路"提醒您避免可能出现的误差。内容上，从基础的缝合材料、缝合器械入手，囊括了从简单的间断缝合技术，到相对复杂的软组织手术缝合技巧等各种缝合方法，同时引入了配合放大镜、显微镜及显微外科手术器械进行的微创精细缝合。相信能够让您在一定程度上对缝合有更深入、更细致的理解。

本书是我们团队对于缝合的一些浅显思考，必然有很多不足之处，敬请各位同行批评指正。倘若本书能给您的临床工作带来一定的启发和裨益，将是我们的莫大荣幸。

目录 | CONTENTS

视频目录 | CONTENTS

第3章 不同临床情境的缝合抉择与误差防范 ································· **127**

第4章　缝合器械的选择和临床应用 ································· **205**

第5章　显微缝合 ·· **235**

扫码观看视频说明

首次观看： 1. 扫描右侧二维码关注，输入"JZFH"，点击书名。2. 在兑换中心，输入刮除涂层后的兑换码（部分新用户需先按照界面提示注册）。3. 兑换成功后，在兑换记录可查看本书所有附赠视频，或再次扫描书中任意二维码，可直接观看对应视频。

再次观看： 1. 扫描书中任意二维码，可直接观看对应视频。2. 在"精萃QUINTESSENCE"公众号内，输入"JZFH"，点击书名，点击兑换中心下的兑换记录，即可查看。

★有任何疑问可添加微信号：LK-717咨询

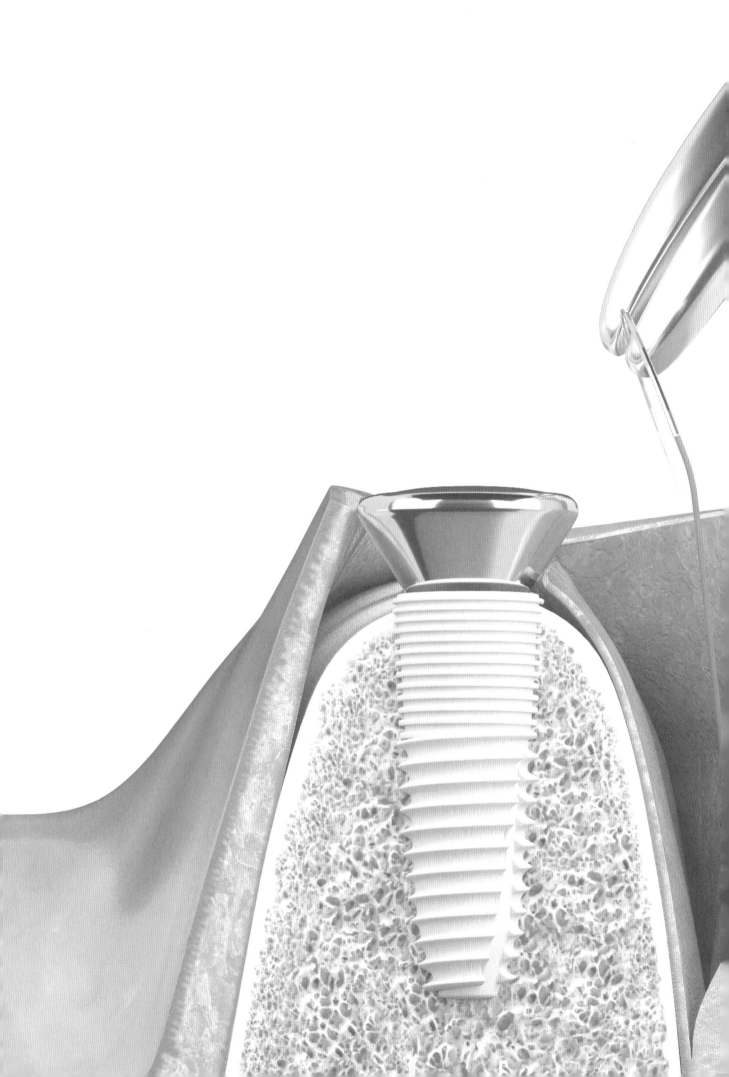

第1章

THE BASIC METHODS AND PRINCIPLES OF SUTURE

缝合的基本方法及原则

作为种植医生，在日常临床中需要面临种植手术、二期手术、骨增量手术、软组织手术等情况，不论何种手术，缝合都是一项必不可少的基本操作。有的医生认为，缝合是最简单也是最容易操作的部分，但是事实真的是这样吗？

第1节 | 缝合的常见误差
THE COMMON ERRORS IN SUTURE

在种植临床治疗中，一般在术后5～14天进行拆除缝线的操作，在拆除缝线时，我们常常可以观察到不是所有病例都获得了良好的软组织愈合，不良的愈合情况包括创口裂开、软组织坏死等，甚至可能影响手术的成功。那么究竟是什么原因造成了不同的愈合效果呢？本节将通过不同的临床情况来进行分析。

一、无骨增量病例中的常见缝合误差

缝合最基本的功能就是关闭创口，帮助组织愈合，当缝合水准不同时，软组织的愈合效果也大有区别。

那么我们来看一下在单纯种植手术中，缝合对于创口愈合的影响。同样的下颌前牙区种植手术，行牙槽嵴顶水平切口和邻牙龈沟内切口，翻开全厚瓣，在完成种植体植入后进行了牙槽嵴顶水平切口的缝合。两个病例均采用了缓冲间断缝合，但是病例a-1在拆线时创口未完全愈合，局部呈裂开状态，并且可见黄色假膜（图1-1-1）；对比病例a-2得到了完全的愈合，组织完全闭合，局部无假膜等（图1-1-2）。

上述两个病例在操作难度上都是相对较低的，首先，下颌前牙区相较后牙区更易获得良好的手术视野以及充足的操作空间，更有利于临床操作的进行；其次，这两个病例中均未进行植骨等额外的操作，局部组织张力不大，更容易获得良好的对位。那么是什么原因使如此相似且相对简单的两个病例在术后获得了截然不同的组织愈合效果呢？很显然，和缝合密切相关。

在病例a-1中，缝合后组织并没有良好对位，创口边缘呈内卷状态，造成了上皮与上皮接触，从而创口无法良好愈合。而在病例a-2中，创口得到了良好的对位，没有上皮的卷入，在术后拆线时获得了良好的愈合效果。从这两个病例的对比中，不难看出缝合时准确对位对于组织愈合的影响，那么是不是只要

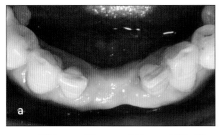
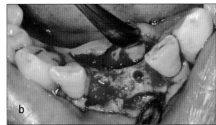
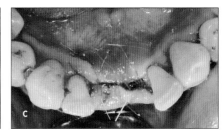

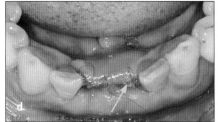
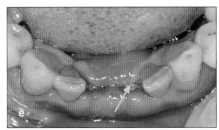

图1-1-1　下前牙种植病例a-1

a. 术前，31、41缺失。

b. 术中，翻瓣种植。

c. 间断缝合关闭创口，创口内卷（箭头示）。

d. 术后1周拆线前，创口内卷、上皮相对，颊舌侧软组织间可见间隙（箭头示）。

e. 术后1周拆线后，创口呈裂开状态，愈合不良（箭头示）。

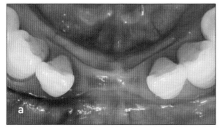
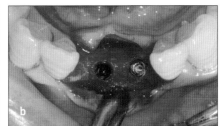

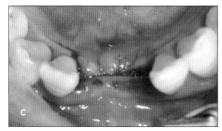
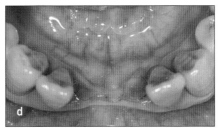

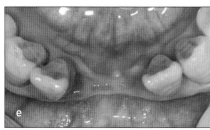

图1-1-2　下前牙种植病例a-2

a. 术前，31、41缺失。

b. 术中，翻瓣种植。

c. 间断缝合关闭创口，对位良好。

d. 术后1周拆线前，创口愈合良好，无裂开。

e. 术后1周拆线后，创口愈合良好。

达到创口准确对位，就一定可以获得良好的愈合效果呢？

病例b是一个单颗后牙种植后，进行常规的牙槽嵴顶间断缝合，缝合后创口得到了良好的对位，但是在拆线时发现了黏膜坏死的情况，是什么造成了黏膜的坏死呢？仔细观察缝合完成的照片，虽然创口得到了良好的对位，但是局部黏膜发白，这表明缝合过紧，压迫了软组织，从而影响血供，于是在后期出现了黏膜缺血、坏死的情况；拆线后黏膜上的勒痕也同样证明了缝线对于软组织的压迫过紧（图1-1-3）。

由以上提到的几个简单种植病例，我们可以看出，缝合除了要获得良好的创口对位，还应当有合适的松紧度，过松无法拉拢创口保证对位，过紧导致局部缺血、黏膜坏死。这是最基本的缝合要求和原则。

在现在越来越精细和复杂的软组织与骨增量手术中，缝合方法也越来越复杂，起到的功能也远远不再局限于拉拢关闭创口，能否良好缝合甚至关系到治疗的成功与否。

二、水平骨增量中的常见缝合误差

如今，种植治疗已经成为了很多患者缺牙后的首选治疗方法，然而牙列缺损或缺失后局部软硬组织改建，通常造成软硬组织不足，为种植治疗带来了新的挑战。目前已经有多种不同技术被提出来增加软硬组织量，为长期稳定的种植治疗打下良好基础。引导骨再生技术（guided bone regeneration，GBR）作为目前最常使用的骨增量方法之一被应用于临床中，在

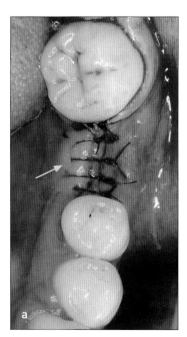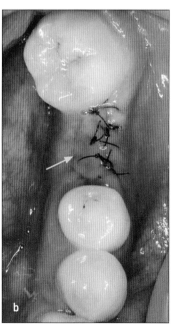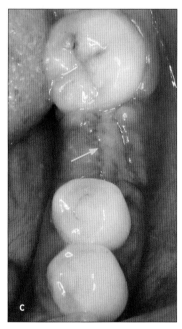

图1-1-3　单颗后牙种植病例b

a. 36位点种植后间断缝合关闭创口，黏膜发白（箭头示）。

b. 术后1周拆线前，部分缝线嵌入软组织内，局部软组织颜色为黄白色（箭头示）。

c. 术后1周拆线后，软组织瓣上可见勒痕，牙槽嵴顶处软组织呈松软、发黄状态，提示软组织坏死（箭头示）。

2006年就有学者提出了成功的GBR需要遵循4项基本原则：初期无张力创口关闭、充足的血供、成骨空间构建、稳定的成骨环境，并且得到了广泛的认可[1]。其中初期无张力创口关闭就是一个重要的环节，对技术的效果甚至成功率有着重大影响。那么让我们分析接下来这几例引导骨再生病例。

当种植体植入后，唇颊侧或舌腭侧骨量稍有不足时，可以采用小范围骨增量技术；在进行这样的小范围骨增量时，缝合又起着怎样的作用呢？在下面这个病例c-1中，种植体植入后颊侧骨壁较薄，在颊侧填塞骨代用材料进行局部骨增量，完成间断缝合。术后即刻CBCT示种植体颊侧骨代用材料填充；但是当术后4个月进行二期术前检查时发现，种植体颊侧骨代用材料几乎全部消失，颊侧丰满度不佳，是什么原因造成

了该患者没有获得良好的骨增量效果呢？回顾该患者术后缝合的照片以及术后拆线时的情况，不难发现术后局部并没有达到良好对位、无张力一期创口关闭要求；拆线时组织未完全愈合（图1-1-4）。那么，这样不严密的创口关闭可能会导致患者术后骨代用材料漏出，同样也不利于局部骨再生，造成术后成骨效果不佳。

同样，让我们看一个相似的病例c-2。36位点种植体失败掉落后就诊，颊侧丰满度不足，术中发现原种植窝洞内充满炎性组织，彻底清创，填塞骨代用材料，同时填塞于颊侧恢复水平骨宽度，术后CBCT示局部水平骨量增加。术后4个月检查，颊侧丰满度得到了良好的恢复，并且角化黏膜宽度也有增加；CBCT示局部水平骨宽度得到维持，骨增量效果良好。那么我们可

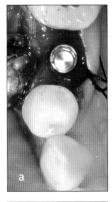
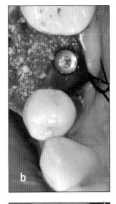
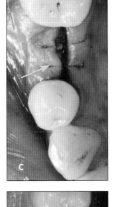
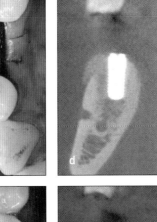
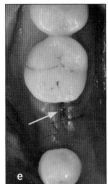
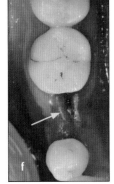
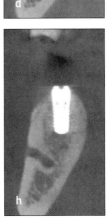

图1-1-4 单颗后牙种植及小范围植骨病例c-1

a. 术中，翻瓣种植，颊侧骨不足。

b. 颊侧填塞骨代用材料。

c. 间断缝合，未严密关闭创口（箭头示）。

d. 术后即刻CBCT示颊侧可见骨代用材料填充。

e. 术后1周拆线前，远中部分创口呈轻微裂开状态（箭头示）。

f. 术后1周拆线后，远中部分创口裂开（箭头示）。

g. 术后4个月，颊侧丰满度不足。

h. 术后4个月，CBCT示几乎未见颊侧骨代用材料。

以看出，在这个病例中完成了良好对位且张力适宜的缝合，拆线时局部软组织基本完全愈合，无创口裂开等现象，维持了良好的局部成骨环境，得到了良好稳定的骨增量效果（图1-1-5）。

三、垂直骨增量中的常见缝合误差

垂直骨增量技术作为临床治疗中的难点，软组织张力大、术后易发生创口裂开等并发症，是所有医生都在尽量解决的临床难题。除了对黏膜瓣充分减张以外，缝合方式对软组织无张力关闭和愈合又

能起到怎样的促进作用呢？我们将通过以下几个垂直骨增量病例来对垂直骨增量中常见的缝合误差进行分析。

在病例d-1中，患者12缺失，垂直及水平骨缺损；进行了钛板支撑的GBR，间断及水平内褥式缝合关闭创口，术后CBCT示骨代用材料填塞致密，局部骨量得到极大改善。但是术后2周时发现创口裂开，局部假膜覆盖，创口愈合不良。术后7个月检查发现，局部骨轮廓虽有恢复，但仍存在少量塌陷；CBCT示牙槽嵴顶处有较大面积密度较低，骨代用材料吸收，骨增量效果不佳（图1-1-6）。

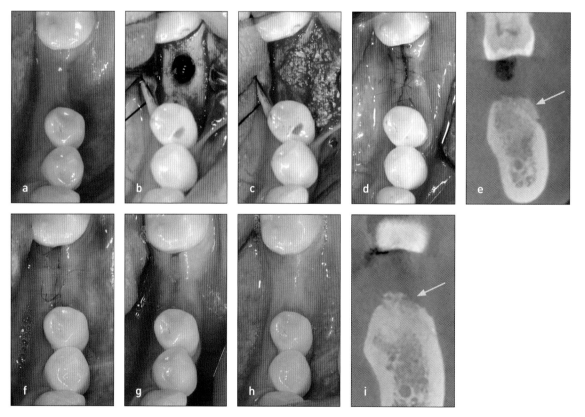

图1-1-5　单颗后牙种植失败后小范围植骨病例c-2

a. 术前，36缺失，颊侧丰满度不足。b. 术中，翻瓣，原种植窝洞内充满炎性组织。c. 种植窝洞及颊侧填充骨代用材料。d. 间断缝合关闭创口。e. 术后即刻CBCT示颊侧可见骨代用材料填充（箭头示）。f. 术后1周拆线前，创口完全愈合。g. 术后1周拆线后，创口完全愈合，未见裂开。h. 术后4个月，颊侧丰满度较术前恢复明显。i. 术后4个月，CBCT示颊侧骨代用材料影像（箭头示）。

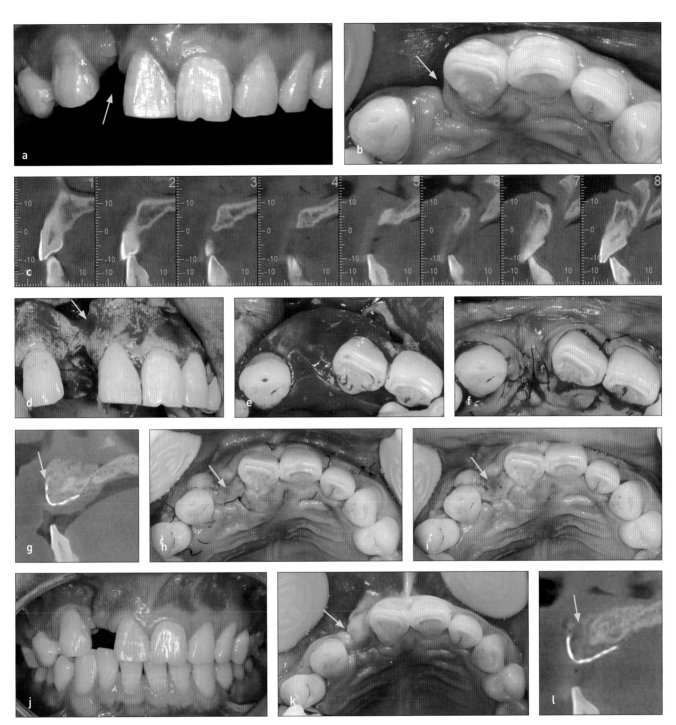

图1-1-6 单颗前牙缺失GBR病例d-1

a. 术前，12缺失，垂直丰满度不足（箭头示）。b. 术前，水平丰满度不足（箭头示）。c. 术前CBCT示垂直及水平骨缺损。d. 术中，翻瓣暴露骨缺损区，垂直及水平骨缺损，根方基骨缺失（箭头示）。e. 术中，植入骨代用材料，覆盖可吸收胶原膜。f. 缝合严密关闭创口。g. 术后即刻CBCT示垂直及水平可见骨代用材料填充（箭头示）。h. 术后2周拆线前，牙槽嵴顶部分创口裂开，表面覆盖黄色假膜（箭头示）。i. 术后2周拆线后，创口裂开，局部黄色假膜覆盖（箭头示）。j. 术后7个月，垂直丰满度稍有恢复。k. 术后7个月，水平丰满度仍有缺损（箭头示）。l. 术后7个月，CBCT相比术后即刻CBCT植骨区密度显著降低，推测此处骨代用材料丧失明显，成骨效果不佳（箭头示）。

同样的上颌前牙区骨增量病例d-2，治疗效果又如何呢？

患者21缺失，口内观察垂直丰满度尚可，局部水平丰满度不足；CBCT示局部水平骨缺损明显，同样进行了钛板辅助支撑的GBR，间断及水平内褥式缝合关闭创口，术后CBCT示骨代用材料填塞致密，局部骨量得到极大改善。但与上一病例不同的是，在术后2周拆线时，创口基本完全愈合，无裂开，表面无假膜。术后7个月检查，局部丰满度得到良好恢复，CBCT示植骨区密度较高，成骨效果较好（图1-1-7）。

那么，是什么原因造成了上述两个病例在采用了相似的骨增量技术之后却取得不同的治疗效果呢？

从拆线时的照片可以看到，病例d-1出现了术后早期的创口裂开，创口裂开不仅可能导致骨代用材料的丧失，还可能影响局部成骨环境的稳定性；而病例d-2中创口得到了良好的初期愈合，这也说明了创口的初期良好关闭对于GBR的重要性。回顾缝合情况，两个病例均采用了水平内褥式缝合加间断缝合的方式来关闭创口，但是最终缝合的效果却是不同的。

目前在进行GBR的缝合时，有专家建议[2]需要采用水平内褥式缝合来使创口呈外翻"饺子皮样"外观，这样的缝合可以增加软组织接触面积，有利于创口愈合，还能对冠方的黏膜瓣起到应力阻断作用，为术后软组织肿胀提供缓冲空间，同时还能更好地维持

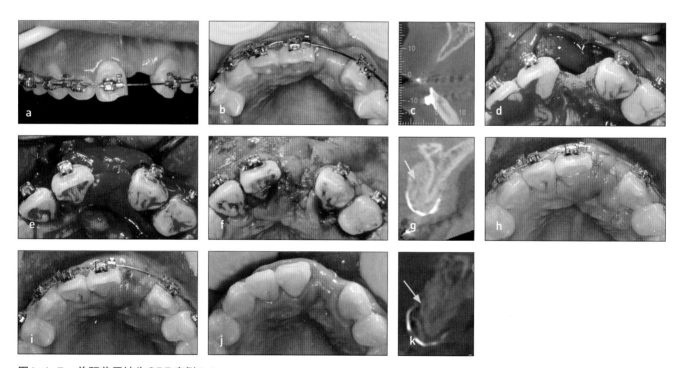

图1-1-7　单颗前牙缺失GBR病例d-2

a. 术前，21缺失，垂直丰满度尚可。b. 术前，水平丰满度不足。c. 术前CBCT及虚拟摆放种植体，垂直骨高度尚可，水平骨宽度明显不足。d. 术中，翻瓣暴露骨缺损区，水平宽度明显不足。e. 术中，植入骨代用材料，覆盖可吸收胶原膜。f. 缝合严密关闭创口。g. 术后即刻CBCT示垂直及水平可见骨代用材料填充（箭头示）。h. 术后2周拆线前，创口未见裂开，局部无假膜覆盖。i. 术后2周拆线后，创口基本完全愈合，未见裂开。j. 术后7个月，水平丰满度恢复。k. 术后7个月，CBCT示垂直及水平骨量均有增加，植骨区密度未见明显降低（箭头示）。

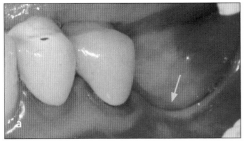
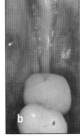
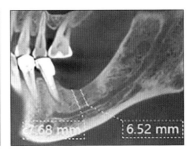
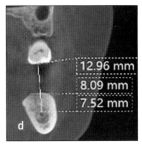

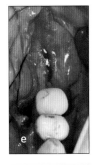
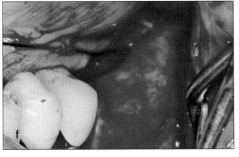
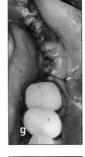

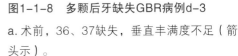

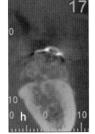
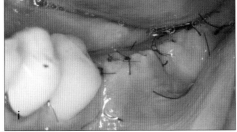
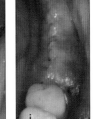

图1-1-8 多颗后牙缺失GBR病例d-3

a. 术前，36、37缺失，垂直丰满度不足（箭头示）。

b. 术前，水平丰满度不足。

c. 术前CBCT示垂直骨缺损明显。

d. 牙槽骨垂直骨高度不足，牙槽嵴顶距离下牙槽神经管仅7mm。

e. 术中，翻瓣暴露骨缺损区，可见垂直骨高度不足。

f. 术中，植入骨代用材料和自体骨混合物，覆盖可吸收胶原膜。

g. 缝合严密关闭创口。

h. 术后即刻CBCT示垂直及水平可见骨代用材料填充。

i. 术后2周拆线前，黏膜颜色粉红，无假膜覆盖。

j. 术后2周拆线后，创口愈合完全，未见裂开。

成骨空间。然而病例d-1在手术时，没有进行规范良好的水平内褥式缝合，创口处呈断面对位的情况，在后续愈合过程中，由于不可避免的局部组织肿胀及患者口唇运动，最终导致了在拆线时看到的缝线断裂或撕脱、创口裂开的情况。当然，缝合前充分的减张也是保证组织愈合效果的重要原因之一。

对于多牙位的骨增量手术来说，减张及缝合的难度更大，但是只要进行了规范有效的操作，同样可以获得良好的治疗效果，就像病例d-3一样。36、37缺失患者，局部严重垂直骨缺损；同样采用了钛板支撑的

GBR进行局部垂直骨增量，水平内褥式缝合加间断缝合关闭创口，创口呈外翻状，术后CBCT示骨代用材料致密填充，局部骨量得到了良好的恢复；拆线时创口愈合良好，无裂开、假膜等情况（图1-1-8）。

一些临床医生认为，大范围骨增量难度非常大，其最常见的并发症就在于术后创口裂开、感染，但是通过以上病例我们可以看出，即使是大范围骨增量，只要做好减张及正确的缝合，同样能够获得良好的创口愈合，在最大限度上减少创口裂开的发生，同时避免了早期胶原膜和骨代用材料暴露导致的感染甚至植骨失败。

四、缝线选择中的常见误差

关于缝线种类，在看完以上的多个病例之后，细心的读者朋友们不难发现，在上述病例中使用的缝线都较细，并且看起来非常光滑，我们为什么要选用这样的缝线呢？下面来分析一下同一位医生在拔除阻生智齿后使用不同种类缝线进行缝合的差别。

在病例e-1中使用了丝线进行创口的缝合（图1-1-9a、b），而在病例e-2中则使用了尼龙线进行

创口的缝合（图1-1-9c、d）；术后均进行口腔卫生宣教，指导正确的刷牙方式；但是在术后1周拆线时，我们可以明显观察到，丝线上附着了大量的软垢，而尼龙线上基本无肉眼可见的软垢附着，创口的愈合状况同样也是尼龙线缝合优于丝线缝合。这是为什么呢？丝线为多股编织结构，易附着食物残渣及软垢，吸附细菌能力强，术后反应较重，会延缓创口愈合；而尼龙线为单股线，表面光滑，不易附着食物残渣及软垢，容纳细菌潜力低，有利于创口愈合。除了最常

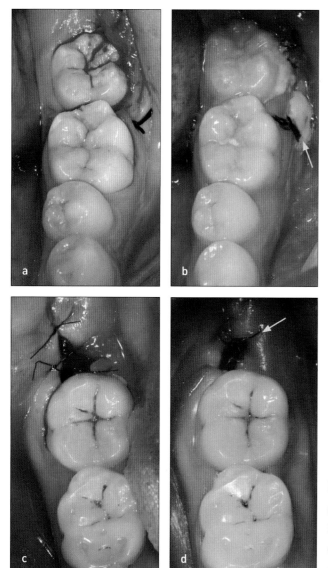

图1-1-9　不同缝线缝合病例e-1、病例e-2

a. 病例e-1，38拔除，使用丝线缝合。

b. 病例e-1，38拔除后1周，软垢堆积明显（箭头示）。

c. 病例e-2，48拔除，使用尼龙线缝合。

d. 病例e-2，48拔除后1周，几乎无软垢堆积（箭头示）。

使用的丝线和尼龙线以外，现在还逐渐研发出了多种材质及不同粗细的缝线，在某些操作中一些特殊缝线如鱼骨线等还具有特殊的优势。

虽然现在笔者在种植相关手术中均选择了光滑的尼龙线或者普理灵（PROLENE）缝线进行缝合，但是我们也同样观察到了一些细节带来的不同。同样一个常规单颗后牙种植病例f，患者46缺失，进行了种植体植入，间断缝合关闭创口。术后1周拆线时观察到，创口的近中部分愈合良好，但是远中部分愈合不全，创口边缘轻微发红；回顾拆线前的情况，明显看到远中组织轻微发红，创口上有软垢（图1-1-10）。这是什么原因造成的同一个创口的不同位置愈合情况不同呢？可以发现创口远中两针的缝线打结处留在了创口正上方，而近中一针则是线结位于创口一侧。在刚才也提到了，我们采用了光滑表面设计的单股缝线进行缝合，可以减少软垢菌斑在缝线上的附着，但是当完成打结后，线结处又变成了类似多股交叉结构，比起其他部位更容易附着软垢。那么如果我们让线结位于创口正上方，就会导致愈合关键部位接触较多软垢菌斑，在一定程度上影响创口愈合效果。

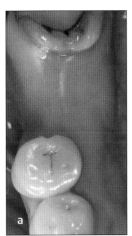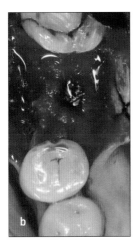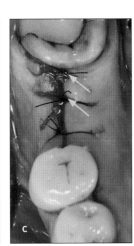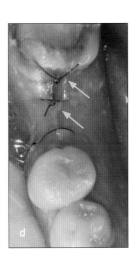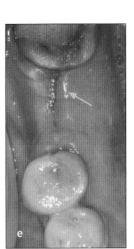

图1-1-10　常规单颗后牙种植病例f

a. 术前，46缺失。

b. 46位点植入1颗种植体。

c. 间断缝合关闭创口，近中线结位于创口一侧，远中两线结位于创口正上方（箭头示）。

d. 术后1周拆线前，线结上软垢较多，远中创口轻微红肿（箭头示）。

e. 术后1周拆线后，创口远中部分轻微红肿，可见软组织间细小裂缝，未完全愈合（箭头示）。

除了缝线种类越来越多以外，临床医生也越来越倾向于选择更细的缝线，但选择更细的缝线意味着更困难的操作和耗费更长的缝合时间，这样的选择是否有意义呢？来看下面这个病例g（图1-1-11）。单颗下前牙42缺失，骨量充足，但是在翻瓣过程中，不慎将41颊侧黏膜瓣撕裂，额外造成了一条垂直创口；完成种植体植入后进行缝合，牙槽嵴顶水平切口使用了7-0缝线进行间断缝合，而这道被撕裂的垂直创口

则使用了8-0缝线进行缝合。有时，在美学区唇颊侧黏膜上行垂直切口会导致瘢痕的形成，故而常会倾向于选择扩大水平龈沟内切口。但是从这个病例拆线时的情况可以观察到，41颊侧的垂直创口处黏膜组织愈合完好，并无明显瘢痕形成，对美观影响小。综合分析，使用越细的缝线，操作越精细，就越容易达到良好的组织对位，可以在极大程度上减少瘢痕的出现。但同时，在这个病例中，我们也观察到牙槽嵴顶处的

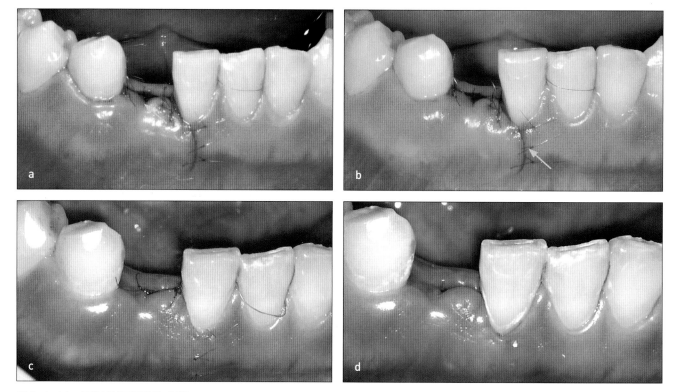

图1-1-11　下颌单颗牙种植病例g

a. 42缺失，种植后7-0缝线缝合水平切口（箭头示）。

b. 42缺失，种植后8-0缝线缝合垂直创口（箭头示）。

c. 术后1周拆线前，牙槽嵴顶创口呈轻微裂开状态，颊侧垂直创口愈合完全，未见裂开及假膜覆盖。

d. 术后1周拆线后，牙槽嵴顶创口裂开，未完全愈合，颊侧垂直创口愈合良好，未见明显瘢痕。

水平切口愈合不佳，回顾前面提到过的病例，大家仔细观察一下是什么原因造成的呢？不难发现，该病例牙槽嵴顶处的水平切口缝合完成后颊舌侧组织并未准确对位，呈轻微内卷状态，上皮与上皮相对，自然影响了创口的愈合。

综合以上可以看出，缝线的材料和粗细、创口对位、缝合松紧度、缝合方式，甚至一些细节处的操作（例如打结后线结所在位置等）都对软硬组织最终的愈合效果起着重要的作用。越是在精细复杂的手术中，缝合所起到的作用越大，并且不仅仅只是局限于关闭创口，还可能有着固定游离材料或组织、阻断应力、减小唇部活动对创口牵拉等多种用途。但这同时也意味着缝合方法变得更加复杂，如何在不同的临床情况中选择合适的缝合方法与临床治疗效果密切相关，这也正是编写本书的目的，通过对以往大量病例以及不同医生的操作进行分析，对多种不同的临床情况提出对应的缝合方法，并且进行详细讲解，为每一位医生在临床中做出合理的选择以及正确的缝合操作提供一定的参考。

参考文献

[1] Wang HL, Boyapati L. "PASS" principles for predictable bone regeneration[J]. Implant Dent, 2006, 15(1):8-17.

[2] Arnal HM, Angioni CD, Gaultier F, et al. Horizontal guided bone regeneration on knife-edge ridges: A retrospective case-control pilot study comparing two surgical techniques[J]. Clin Implant Dent Relat Res, 2022, 24(2):211-221.

第2节 | 缝合的基本方法
THE BASIC METHODS OF SUTURE

在进行缝合操作时，术者会根据进行的不同术式和切口设计来选择不同的缝合方式进行缝合，但是无论何种缝合方式，都是由进针、出针、打结等基本操作构成的。初学者在进行操作时，通常会出现无法掌握进出针位点、无法顺利进出针、无法牢固打结等问题。因此，在进行各种不同缝合方式的具体应用前，掌握缝合的基本方法是一个必要的步骤，本节将从进出针、打结两个部分来阐述如何完成规范化的缝合操作。

一、如何完成规范化的精准进出针操作

进出针操作看似简单，但是在实际临床操作中我们可能会碰到缝针无法顺利穿出软组织的情况。此时使用蛮力出针常常会导致缝针变弯甚至断裂，这是因为针体的结构特点使缝针耐受沿针体方向的应力，而不耐受与针体垂直的应力。当缝针所受到的应力过大，应变超过缝针本身的弹性形变范围，就会造成不可逆性的形变。这不仅会影响下一针的进针，甚至会对组织造成额外的损伤，影响愈合。因此即便是看似简单机械的进出针操作也"暗藏玄机"，需要我们注意以下细节。

（一）缝针夹持

首先，持针器夹持缝针的位置应该在整个缝针弧度的后1/3至后1/4（图1-2-1）。如果夹持缝针的位置太靠前，旋转腕部运针，当持针器接近软组织表面时，针尾还有部分未进入软组织中，从而加大顺弧度出针的困难。且如果夹持缝针的位置太靠前，针尖可能未完全甚至无法穿出软组织，导致夹持针头侧完成出针的困难加大。而当夹持缝针的位置太靠后，旋转腕部运针时缝针所受应力与针体角度过大，可能导致缝针变形甚至断裂。

其次，术者应使针尖垂直进入软组织后（图1-2-2a），再旋转腕部控制针体顺缝针弧度穿过软组织

（图1-2-2b、c）。垂直进针（图1-2-2d）可以保证缝针穿过一定深度的软组织；若进针角度过小（图1-2-2e），穿过的软组织厚度可能不足，拉拢对位时软组织易撕裂；而如果进针角度过大（图1-2-2f），穿过的软组织可能过多，缝针所受阻力更大，易扭曲变形。

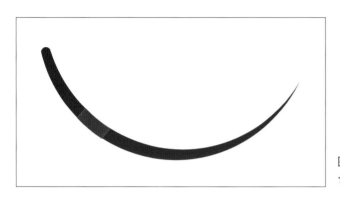

图1-2-1 持针器夹持缝针的位置在整个缝针弧度的后1/3至后1/4（红色范围示）

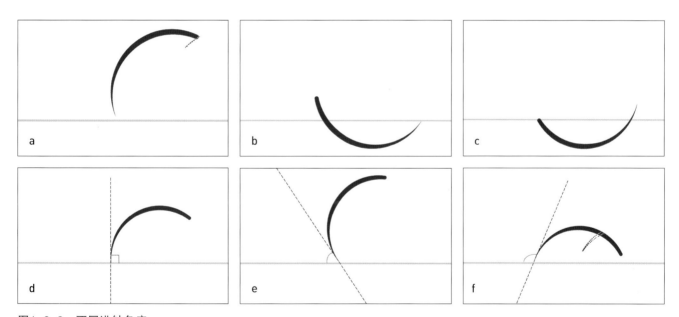

图1-2-2 不同进针角度

a. 缝针垂直于黏膜进针。

b、c. 顺应缝针弧度进针。

d. 进针角度与黏膜垂直。

e. 进针角度过小。

f. 进针角度过大。

（注：此处进针角度是指以进针点作缝针的切线，黏膜表面与该切线的交角）

最后，需要注意的是，采用镊子或持针器在针头侧接针时，应夹持缝针尖端下方的针体部分（图1-2-3a），切忌夹持缝针的尖端（图1-2-3b）。这是因为针尖是缝针最锋利也是最易变形的部位，主要起穿刺引导的作用，当针尖抵到骨面等硬组织上时或持针器夹持针尖后，会使针尖出现微小变形，影响下一针的穿刺。如果我们在临床操作中发现穿刺厚度韧性相似的组织时阻力变大，需要考虑针尖是否存在变形，发现针尖变形应立即弃用，以免造成软组织的损伤。

（二）持针器使用

尽管明确了以上进出针过程中需要注意的细节，临床中仍然可能出现缝针弯曲变形或软组织被撕裂的情况，为什么会这样呢？这可能与医生初次接触持针器，未能娴熟控制持针器顺应缝针弧度完成进出针有关。那么持针器的使用有何窍门呢？

持针器分为常规持针器和精细持针器。初次接触持针器时，我们可能会习惯性地以握持剪刀的方式（指套式）握持常规持针器。指套式握持常规持针器与握持剪刀方法类似，即将拇指及无名指穿过两个套环，食指保证稳定（图1-2-4a）。指套式简单易掌握，但是有时术区可操作空间较小或位于复杂的解剖区域时，我们会发现使用指套式打开和闭合持针器关节不够顺畅，且由于拇指及无名指的限制，旋转进针的角度受到限制，操作不便。此时可以采用掌握式握持方法握持常规持针器（图1-2-4b）。

掌握式，即用手掌握拿持针器，持针器套环紧贴大鱼际肌，拇指、中指、无名指和小指分别压在持针器柄上，后三指并拢起固定作用，食指压在持针器

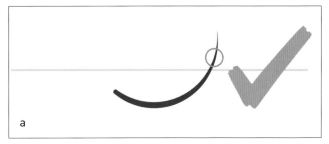
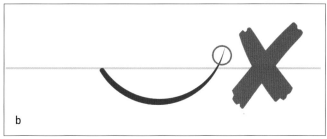

图1-2-3　持针器夹持缝针位置
a.夹持针体部分（正确）。b.夹持针尖（错误）。

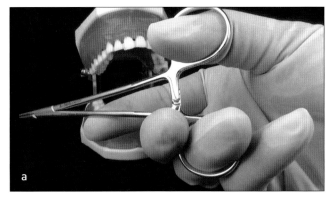
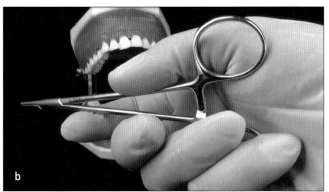

图1-2-4　常规持针器握持方法
a.指套式握持方法。b.掌握式握持方法。

前部近轴节处。采用掌握式握持方法时，中指、无名指、小指扣住一个套环，另一个套环用拇指大鱼际肌轻轻往外推，可以轻松打开持针器关节（图1-2-5a）；使用拇指及食指可以轻松闭合持针器关节（图1-2-5b）。由于掌握式拇指及无名指并未套入套环中，可以灵活地改变进针的角度及方向。但是掌握式相较指套式较难掌握，需要时间进行练习。

除了使用常规持针器进行缝合外，在对美观要求较高的区域进行缝合时，有的医生可能会选择较细的缝线进行缝合。使用常规持针器夹持6-0及更细缝线时可能会出现夹持缝针不稳或缝针损坏变形的情况，故医生常常选择相对较小而精密的精细持针器。临床上一般使用执笔式握持方法握持精细持针器（图1-2-6a），即以中指及虎口作为支点，拇指和食指夹持。精细持针器在其相应的关节部位具有关节锁扣，通过按压以开合精细持针器（图1-2-6b、c）。

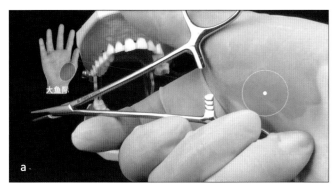
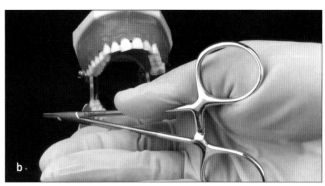

图1-2-5　掌握式握持方法

a. 打开持针器关节。b. 闭合持针器关节。

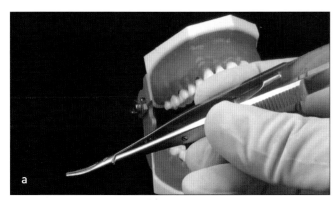
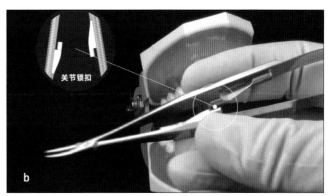
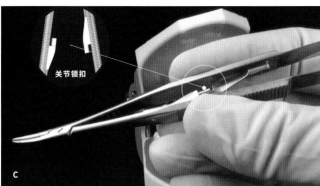

图1-2-6　精细持针器握持方法及关节开合方法

a. 执笔式。

b. 打开持针器关节。

c. 闭合持针器关节。

另外，由于口腔内操作空间受限，且存在牙列等解剖结构的阻挡，我们在进行口内缝合时常常发现进出针不顺畅。如果根据4个象限将患者口腔分为A、B、C、D 4区，当缝合术区位于A区和B区时（上颌），采用掌握式旋转常规持针器时持针器可能会受到上颌牙列的阻挡。此时，我们可以中指及虎口作为支点，拇指和食指握持持针器，即通过执笔式旋转持针器完成进针操作，从而在操作空间受限时完成进出针操作（图2-1-7a、b）。当缝合术区位于C区和D区（下颌）时，患者大张口情况下采用掌握式握持持针器不易受到牙列阻挡，故可以采用掌握式旋转常规持针器完成进针操作（图1-2-7c、d）。

而在握持精细持针器（如喙部弯曲）进出针时为避免牙列等解剖结构的阻挡，将喙部凸向软组织进针，避让牙列，便于缝针垂直于软组织进针（图1-2-8）。

（三）进出针位置

通过以上方法，我们可以较为顺畅地完成进出针操作，但即便如此，拆线时仍可能存在切口愈合不良的情况，病例h-1、病例h-2为两例常规单颗后牙不植骨的病例，术后1周拆线时发现病例h-1组织愈合情况相比病例h-2明显较差，出现了明显的创口裂开。问题出在哪儿呢？回顾术中缝合记录可以发现，病例h-1中缝合进出针位置距离创缘不一致，图1-2-9a、b中箭头示位点距离创缘过近，愈合过程中可能由于软组织肿胀产生张力导致软组织撕裂，缝线脱出，切口未能良好对位愈合。病例h-2进针点到切缘的距离与出针点到切缘的距离较一致，保证了创缘两侧软组织都具有较足够且较均匀一致的强度，大大减少缝线撕裂软组织导致缝线失效的情况（图1-2-9c、d）。但是同时我们可以观察到，在病例h-2中愈合后软组织呈现轻微松软、发白的现象，回顾第1节中内容，不难发现这是由于局部张力较大造成的软组织缺血坏死，拆线后软组织上留下的勒痕也同样说明了这个问题。

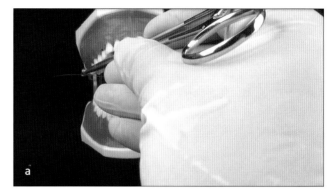
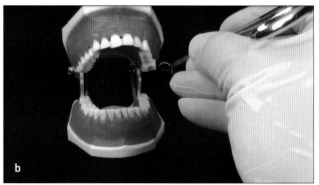
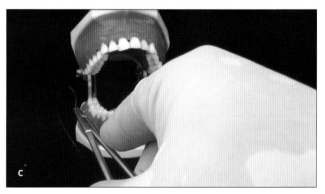
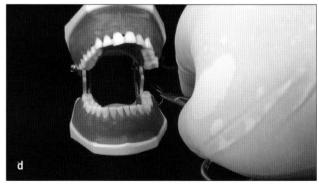

图1-2-7 握持常规持针器进针方式

a. A区执笔式进针。

b. B区执笔式进针。

c. C区掌握式进针。

d. D区掌握式进针。

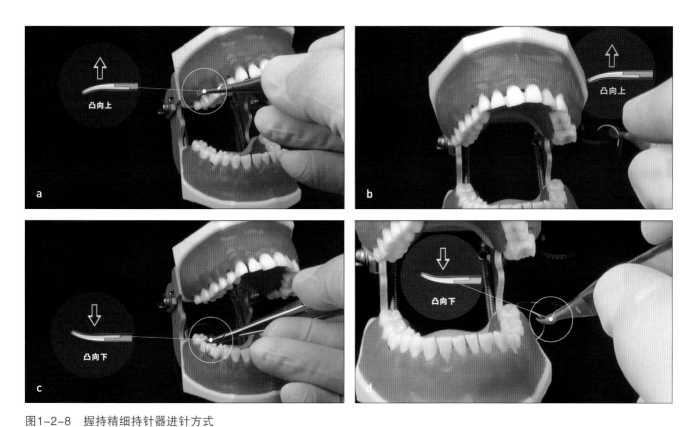

图1-2-8 握持精细持针器进针方式

a. A区持针器喙部凸向上进针。b. B区持针器喙部凸向上进针。c. C区持针器喙部凸向下进针。d. D区持针器喙部凸向下进针。

视频1-1
常规持针器握持及缝
合方法操作演示

视频1-2
精细持针器握持及缝
合方法操作演示

★首次观看请先扫描视频目录页二维码，按照相关流程操作

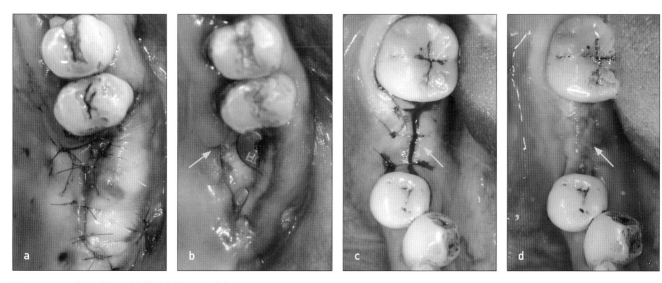

图1-2-9 单颗后牙不植骨病例h-1、病例h-2

a、b. 病例h-1，进出针点距离创缘不一致，距离较小处缝线撕裂软组织，软组织裂开，愈合不良（箭头示）。c、d. 病例h-2，进出针点距离创缘较一致，未发生明显撕裂及软组织裂开现象，但是张力过大，导致软组织轻微缺血（箭头示）。

总结病例h-1、病例h-2可以发现进出针位置对于创口愈合效果有着一定的影响，特别是距离过小处软组织强度低，易发生缝线撕裂软组织导致缝合失效、创口裂开的情况。故应尽量使进针点到创缘的距离与出针点到创缘的距离恰当且一致。那么这个距离应该如何计算呢？对于每位患者来说这个距离是否都一样呢？

为了使缝线到切口间的软组织具有一定强度从而抵抗撕裂，且软组织强度与黏膜瓣厚度成正比，故笔者推荐进针点和出针点到切口之间的距离为黏膜瓣厚度的2倍（图1-2-10）。如在全厚瓣缝合中，患者黏膜厚度大约为1.5mm，那么进针点到切口之间的距离就应该为3mm。

至此，我们对缝合的第一步进出针的基本操作及要求有了一定的了解，为使创口达到良好的愈合，我们需要严格遵守以下基本原则：

（1）持针器夹持缝针的位置在针后1/3至后1/4。

（2）垂直进针、出针。

（3）顺应缝针弧度顺势完成进出针。

（4）夹持针尖下方部分出针。

（5）边距至少3mm，建议为进针、出针深度的2倍。

（6）进针点和出针点到切口的距离应该一致。

（四）助手的协调配合

一位优秀的助手与术者的协调配合可以使手术过程更加顺利，那么助手在缝合阶段应该怎样配合以提高缝合效率及质量呢？每一位优秀的种植医生都是从助手做起的，只有对术者操作的整个流程及细节了然于心，才能与术者建立默契的配合。

首先，术者进行缝合操作时，由于渗出的血液会遮挡术区视野，导致术者无法准确分辨进出针位置。故整个缝合过程中需要助手时刻保证视野清晰，持吸引管或蘸有生理盐水的湿纱球擦拭渗出的血液，充分暴露所缝合的组织。

其次，术者进行缝合操作时，患者的唇颊会遮挡视野或阻挡器械，故整个缝合过程中需要助手持口镜或拉钩牵拉唇颊，充分暴露术区视野。且当缝合术区位于下颌时，当术者从舌侧将缝针穿出软组织时可能会损伤舌体组织，此时助手可以持口镜将舌体与术区隔开，保护舌体组织的同时暴露舌侧视野便于术者完成出针。

最后，需要注意的是，当缝合术区位于上颌时，在从腭侧进出针时，可能由于腭侧黏膜较厚导致缝针不易穿透腭侧的黏骨膜瓣。此时助手可以持镊子抵住黏骨膜瓣，便于术者顺利进出针。

二、如何完成规范化的精准打结操作

完成进出针操作后，缝合的第二步便是打结，即利用缝线牵引、拉拢对位两侧组织瓣并打结固定的

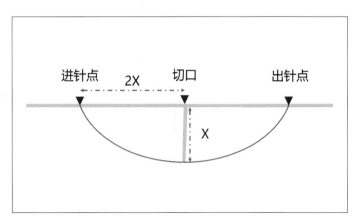

图1-2-10 进针点和出针点到切口之间的距离为黏膜瓣厚度的2倍

过程。临床中最基础的打结方式是外科结打结法，即由两个单结形成线结，利用缠绕方向相反的缝线产生的摩擦力起固定作用。以外科结为例，打结具体操作步骤为：牵引缝线至线尾余留一定长度，先用较长一端的缝线在持针器上绕2圈，再用持针器夹持住较短的线从所缠缝线中穿出，拉拢对位形成一个单结。检查软组织瓣是否严密对位，第一个单结是否松动、滑脱。然后用同样的方法反方向再缠绕1圈缝线打第二个单结，这样便形成了一个稳定的外科结。最后剪线理结，完成整个缝合操作。

合适稳定的线结可以固定软组织瓣，使之严密对位，获得良好的愈合效果。那么我们来看一个单颗后牙（46位点）常规不植骨病例i（图1-2-11），术后10天拆线时发现其远中缝线松弛失效，切口未严密对位，软组织愈合不良。为什么会出现这种情况呢？这是由于打结误差而导致的缝合失效，进而影响愈合效果。故不当的打结会导致切口对位不良，造成切口二期愈合甚至裂开等严重后果。

（一）打结的基本方法

那么什么样的线结才能满足临床需求呢？如何规范地打结才能获得一个符合要求的线结呢？

以外科结为例：首先，先用较长的线在持针器上绕圈，然后用持针器夹持住较短的线从所缠缝线中穿

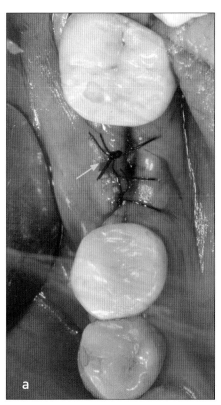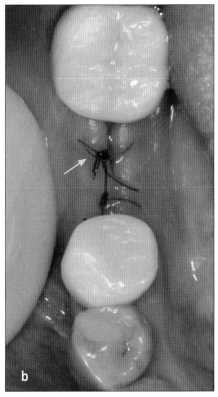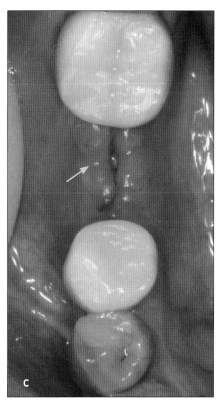

图1-2-11 46位点常规不植骨病例i

a. 间断缝合关闭牙槽嵴顶水平切口，切口对位不良（箭头示）。

b. 远中缝线松弛失效（箭头示）。

c. 切口远中部分裂开，软组织愈合不良（箭头示）。

出，拉拢对位形成一个单结（图1-2-12a~c）。

持针器只绕1圈形成的单结容易在打第二个单结时松动、滑脱，所以打第一个单结时一般用较长的线绕持针器2圈（图1-2-12b）。

其次，绕线时持针器所在位置及绕线方向会决定形成的单结是否是顺结。当持针器放置在穿出组织的两缝线之间时向切口方向盖过持针器缠绕缝线，所形成的单结永远是顺结，故缠绕缝线时推荐将持针器放置于两股缝线之间（图1-2-12c）。

而拉拢对位缝线时牵拉的方向会决定形成的单结是顺结还是滑结。滑结顾名思义即形成的线结易滑脱，故打结应避免形成滑结。若将线头从原来所在的切口一侧拉向切口对侧，形成的则为顺结，松开缝线线结不易滑脱，稳定性较好；若线头从原来所在的切口一侧拉向切口同侧，则会形成滑结，线结容易松动、滑脱。

再次，用较长的线在持针器上绕圈，夹持较短的线穿出，将线头从原来所在的切口一侧拉向切口对侧，拉拢对位形成第二个单结（图1-2-12d、e）。由于第二个单结拉拢对位后线结本身已较为稳定，故打第二个单结时只绕持针器1圈（图1-2-12f）。这两个单结缠绕缝线的方向相反，由于摩擦力的存在形成了一个较为稳定的外科结。

形成了稳定的线结后，需将多余的缝线剪去，线结保留在患者口内，固定切口两侧软组织瓣直至创口愈合（图1-2-12g）。由于暴露在软组织外的线结及线头作为一种异物常常会刺激黏膜使患者不适，并且线结及缝线上也易积聚菌斑等致病物质，所以希望尽量减少线结的大小及线头的长度。剪线时一方面要保证线结稳定且易拆除，另一方面又要防止余留线头过长对患者黏膜的刺激，故需余留一定长度的缝线。因此笔者推荐剪线时所余留的线头长度为3~5mm（图1-2-12g）。

最后，由于线结相对缝线来说更为粗糙，若将其放置在切口部位容易刺激切口，且更易引起食物残渣

及菌斑的堆积，影响切口愈合，故我们需要将线结整理到切口的一侧（图1-2-12f）。由于线结具有对松弛组织加压的作用，利于软组织的固定，因此笔者建议应将线结放置于松弛一侧的软组织瓣上，如游离瓣或自体移植物上。

我们来看以下3个病例，病例j-1为一例常规不植骨病例，采用常规间断缝合关闭牙槽嵴顶切口，打结于颊侧更便于术者进行打结操作，且线结位于颊侧可以减少对患者舌运动的不良刺激，故3个线结都固定在颊侧组织瓣上（图1-2-13a）；病例j-2为一例骨增量手术病例，其中的垂直切口采用斜向冠方间断缝合关创，将线结固定在垂直切口的近中游离瓣上，以利于垂直切口近中游离瓣的固定（图1-2-13b）；病例j-3为一例软组织增量手术病例，术中采用交叉8字缝合固定自体移植物，并将线结固定在移植物上，以利于移植物的固定（图1-2-13c）。但是当固定的移植物为生物材料且暴露在口内环境中时，如果将线结固定在移植物上，可能会增加感染的概率，加快移植物的坏死。所以笔者建议当固定暴露在口腔的生物材料时，应将线结放置在自体软组织上。

（二）避免线结松动、滑脱的改良方法

1. 压结

上述介绍到基础外科结的打结方法，第一个单结缝线之间缠绕了2圈，由于摩擦力的存在第一个单结不易松动、滑脱。但是临床实际操作中有时也会有第一个单结松动、滑脱的情况（图1-2-14）。

如何解决这一问题呢？临床中常用压结的方法避免第一个单结拉拢后松动、滑脱。在第一个单结拉拢对位后将较短的缝线调转方向拉到切口另一侧，从而增大两股缝线间的摩擦力，减小第一个单结松动的可能性。具体操作（图1-2-15）：假设长线所在切口的一侧为A，短线所在切口的一侧为B。首先将持针器放置在穿出组织的两缝线之间（图1-2-15a），长线绕持针器2圈，夹持短线，将短线拉向A侧、长线拉向B

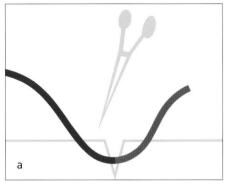
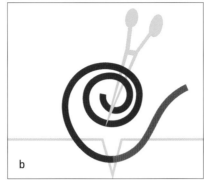
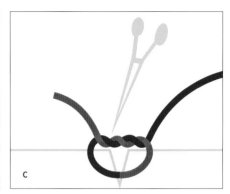
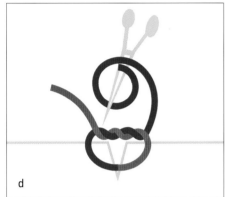
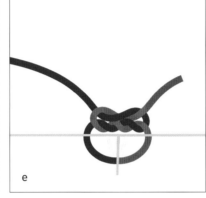
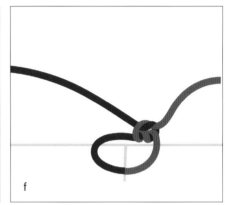
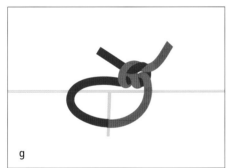

图1-2-12　外科结打结方法

a. 持针器放置在穿出组织的两缝线之间。

b. 用较长的线（蓝线示）绕持针器2圈。

c. 持针器夹持住较短的线（红线示），从所缠的2圈缝线中穿出，拉拢对位。

d. 持针器放置在穿出组织的两缝线之间，用较长的线绕持针器1圈。

e. 持针器夹持住较短的线（红线示），从所缠的1圈缝线中穿出，拉拢对位。

f. 将线结放置在切口的一侧。

g. 距线结3mm处剪线。

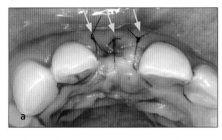
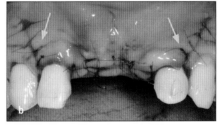
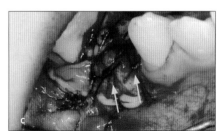

图1-2-13　将线结放置在切口的一侧病例j-1 ~ 病例j-3

a. 病例j-1，将线结固定在颊侧组织瓣上（箭头示）。

b. 病例j-2，将线结固定在垂直切口的近中游离瓣上（箭头示）。

c. 病例j-3，交叉8字缝合固定自体移植物，将线结固定在移植物上（箭头示）。

侧，拉拢对位（图1-2-15b、c）。

再将较短的缝线调转方向拉到B侧形成一个压结（图1-2-15d）。然后将持针器放置在长线（B侧）及原来短线所在位置（A侧）之间，长线绕持针器1圈（图1-2-15e），夹持短线，将短线拉向A侧、长线拉向B侧，拉拢对位形成第二个单结（图1-2-15f）。由此便形成了一个较为稳定的外科结。

2. 助手辅助压结

但是在实际临床操作中可能会碰到软组织张力过大，使用压结的方法后单结仍然松动、滑脱的情况，或是需要打结于舌腭侧，压结操作受到牙列阻挡的情况。此时助手可以辅助压结：持镊子按住第一个单结，直至术者拉拢对位第二个单结形成一个稳定的线结（图1-2-16）。

3. 三叠结

上述介绍到基础外科结的打结方法，由缠绕缝线方向相反的两个单结构成，由于摩擦力的存在，其稳定性能满足大多数无张力切口的缝合。除此之外，我们还可以通过增加单结的数量来提高整个线结的稳定性，根据单结数量可将打结方法分为三叠结、四叠结等。三叠结顾名思义就是由3个单结构成的线结，是在外科结的基础上再打一个单结构成的（图1-2-17）。

虽然三叠结相对于外科结多加了一个单结，不易

松动、滑脱，线结稳定性大大提高，但是其多加的一个单结使线结整体体积增大，增加了菌斑及食物残渣聚积的可能性，线结更容易刺激软组织、激惹切口。笔者建议当软组织张力较大或切口易受肌肉运动影响时，考虑到线结的稳定性采用三叠结打结方法，而软组织张力较小且不易受肌肉运动影响的切口缝合时，考虑到异物刺激及菌斑堆积采用外科结打结方法。

（三）助手的协调配合

助手与术者的协调配合可以提高缝合效率及质量。那么在缝合的第二步打结操作时，助手应该如何配合术者呢？

首先，术者缠绕缝线时会有意无意牵扯到缝线，可能造成缝线被拉出软组织，只能重新进行缝合。在术者缠绕缝线时，助手可以用镊子夹持住线尾完成缠绕后，并将线尾的末端递到术者的持针器喙部之间，便于术者夹持线尾的末端。

其次，在术者拉拢对位缝线时，助手应持吸引器或蘸有生理盐水的湿纱球擦拭渗出的血液，充分暴露所缝合的组织，以便术者检查是否将组织瓣严密对位。如果第一个单结反复出现松动、滑脱，助手可以辅助压结。

最后，完成一个完整的线结后，术者将两股缝线

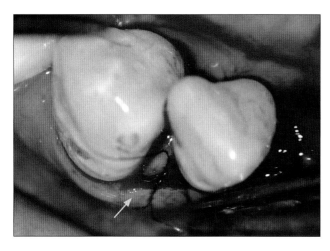

图1-2-14　第一个单结拉拢后松动、滑脱（箭头示）

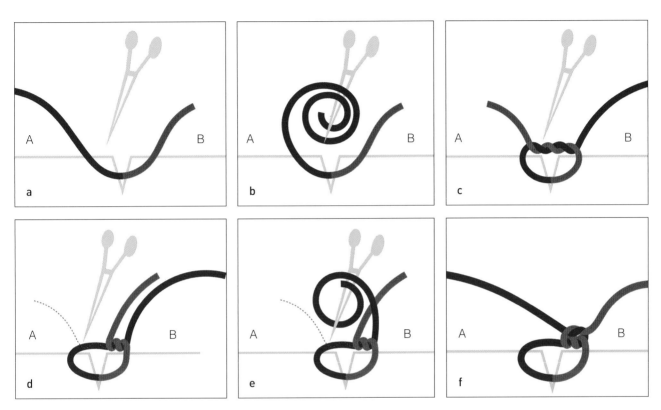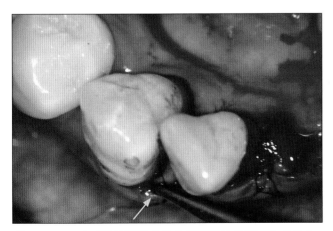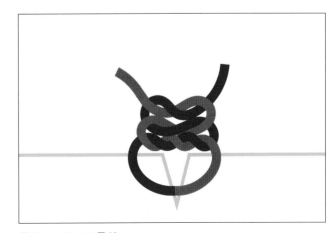

并拢提起，助手应使用剪刀在距线结3～5mm处完成剪线。有时在使用较细的缝线缝合中，将两股缝线并拢提起可能会造成缝线松动和移位，此时术者可保持打结向两侧牵拉的动作，助手分别剪断两股缝线。

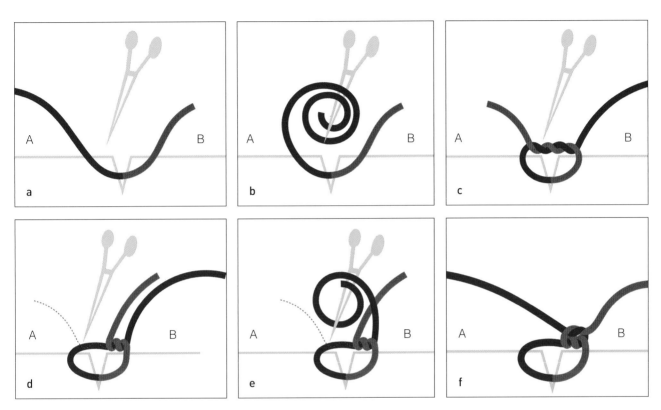

图1-2-15 压结方法

a. 持针器放置在穿出组织的两缝线之间。b. 用较长的线（蓝线示）绕持针器2圈。c. 持针器夹持住较短的线（红线示），从所缠的2圈缝线中穿出，拉拢对位。d. 拉拢对位后将线头调转方向拉到切口另一侧形成一个压结。e. 持针器放置在长线及原来短线所在位置之间，绕1圈。f. 夹持短线，将短线拉向原来其所在切口一侧的对侧，拉拢对位形成顺结。

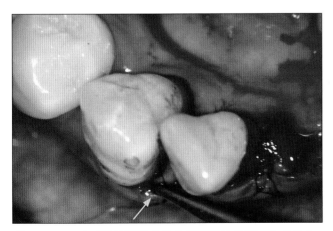

图1-2-16 助手辅助压结（箭头示镊子按住第一个单结）

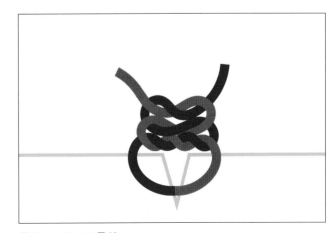

图1-2-17 三叠结

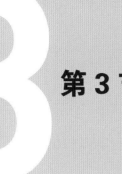

第3节 | 拆线的基本方法
THE BASIC METHODS OF SUTURE REMOVAL

　　手术缝合在创口的愈合中起到辅助作用，但如果缝线长时间留在体内，缝线作为一种异物可能会导致炎症，形成瘢痕。故待创口基本愈合后，我们应将缝线拆除。拆除缝线的时机一般为术后5～14天，根据手术复杂程度、创面范围大小灵活调整。

　　但是在一些情况下，不恰当的拆线甚至可能导致继发性感染。在病例k中，完成手术操作后拆线时口内检查发现患者创口愈合良好（图1-3-1a、b），但拆线后1～2周患者自诉牙龈处出现肿胀（图1-3-1c）。那么，原本愈合良好的手术创口为何会在拆线后出现感染呢？

　　这可能是由于拆线时错误的操作方法将线上堆积的菌斑等感染物质带入黏膜下的无菌环境所导致的。

术者在线结上方剪断缝线，在拉出缝线的过程中将感染物质带入了创口内（图1-3-2）。

　　那么正确的拆线方法是怎样的呢？首先，口内检查创口愈合情况。拆线前使用棉签蘸碘伏或聚维酮碘擦拭缝线及周围软组织；这一步的主要目的是减少缝线上的菌斑，避免牵拉过程中少量创口外表面缝线没入黏膜内的影响。然后左手用镊子提起线结，暴露线结下方黏膜内的部分缝线，注意此时不应提拉过多而将另一端暴露于口内的缝线带入无菌的黏膜内；接着用剪刀在紧贴软组织处剪断缝线（图1-3-3）。再向被剪断侧拉出，减少拉出缝线时可能对创口造成的撕扯。拆线完毕后，再次清洁消毒创口。

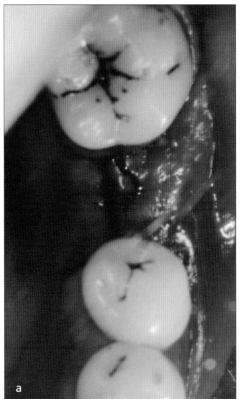
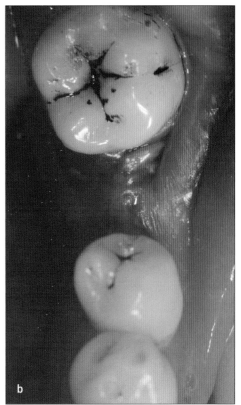

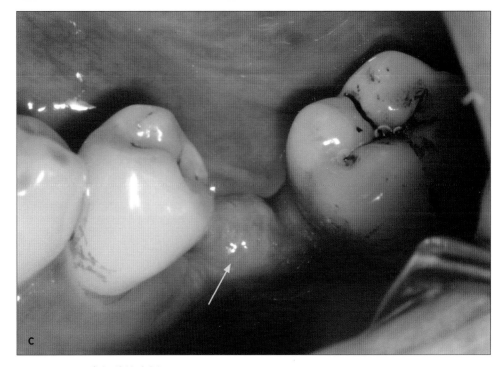

图1-3-1　36常规种植病例k

a. 常规间断缝合关闭牙槽嵴顶水平切口。

b. 术后1周拆线见软组织愈合较佳。

c. 拆线后1~2周出现感染，软组织肿胀，质地松软（箭头示）。

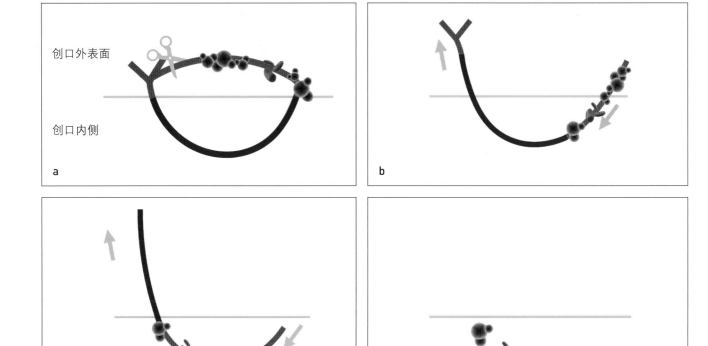

创口外表面

创口内侧

a

b

c

d

图1-3-2　不规范的拆线将感染物质带入无菌的组织内

a. 在线结上方剪断缝线。

b～d. 拉出缝线的过程中将感染物质带入了创口内。

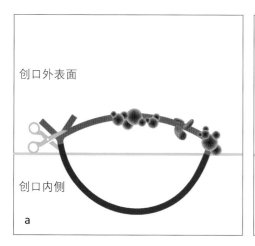

创口外表面

创口内侧

a

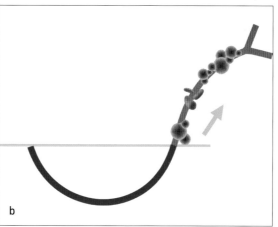

b

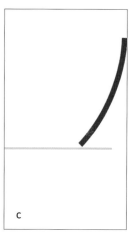

c

图1-3-3 规范的拆线不会将感染物质带入无菌的组织内

a. 剪刀在紧贴软组织处剪断缝线。

b. 拉出缝线的过程中不会将感染物质带入创口内。

c. 将所有缝线抽出。

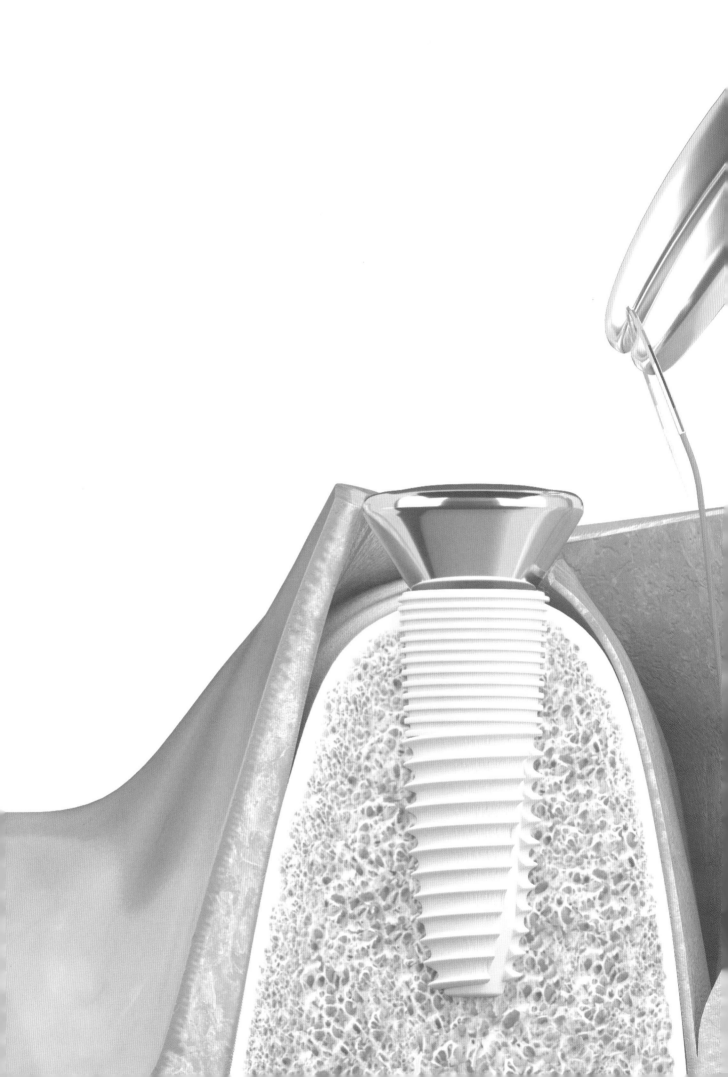

第2章

TECHNIQUES OF SUTURE

缝合方法

对于口腔种植医生来说，设计切口、做切口、翻瓣，以及缝合是必须掌握的基本功，在临床实践中，扎实的基本功可以帮助医生达到理想的临床效果，为患者提供良好的诊疗体验。上一章已经对缝合和拆线的基本思路及方法做出详尽描述。而在种植修复及相关手术过程中，医生往往会面对术区骨组织不足、软组织量欠佳，以及邻牙软硬组织缺损的情况，此时医生不仅要进行复杂精细的软硬组织增量手术，更要采用合适的缝合方法以达到事半功倍的效果。缝合方式灵活多变，但这些缝合方式并不是医生随意应用于任意切口中的，而是针对不同的具体临床场景，有的放矢地进行的。那么面对不同的临床场景，我们该如何选择最佳的缝合方式来保证获得预期的临床效果呢？

第1节 | 间断缝合
INTERRUPTED SUTURE

间断缝合是外科手术中简单且应用广泛的一种缝合方法，也是我们较为熟悉的缝合方法。针对这一种缝合方法，笔者提出了7种变式，医生可以在不同的临床场景中对间断缝合的进出针位置和打结方式做出一些改变，产生各种不同的间断缝合形式，以达到不同的临床目的。为了便于读者理解及应用，在本书中笔者对间断缝合的不同临床应用的变式进行了统一的分类及命名。此外，笔者规定：A点为第一次进针的位点，切缘对侧与A点对称的点为B点。

一、简约而不简单：常规间断缝合

（一）常规间断缝合的误差及分析

对于单颗后牙种植常规切口的关闭，我们往往会采用最熟悉也最"简单"的常规间断缝合。正因如此，常规间断缝合的重要性在临床操作中常常被医生忽视。常规间断缝合看似"简单"，实则有着诸多需要医生在临床实践中把握的要点。不规范的缝合操作会对临床效果产生什么影响呢？我们来看单颗后牙种植病例a-1。在单颗后牙种植体植入后，采用常规间断缝合关闭切口，但黏膜瓣没有严密对位，切口关闭不全（图2-1-1a）。术后2周拆线时，可见软组织愈合不良，出现部分坏死情况（图2-1-1b）。不难看出，若黏膜瓣没有先严密对位，即使采用常规间断缝合，也不能达到良好的愈合效果。但先将黏膜瓣严密对位，再采用常规间断缝合就万无一失了吗？

我们再来看一例单颗后牙种植病例a-2。采用常规间断缝合关闭切口，黏膜瓣对位严密（图2-1-2a），但拆线时却发现近中1针间断缝合缝线处组织撕裂（图2-1-2b），近中切口裂开，假膜覆盖且愈合不良（图2-1-2c）。可见在黏膜瓣严密对位的情况下，若没有正确把握常规间断缝合关键点，仍很难达到理想的愈合效果。仔细分析，病例a-2中存在针距分布

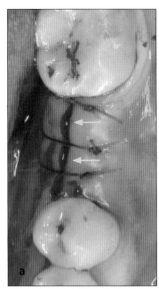
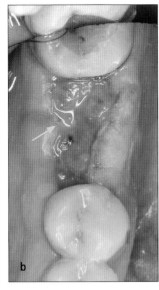

图2-1-1 单颗后牙种植病例a-1

a. 箭头示黏膜瓣未严密对位，切口敞开。

b. 切口愈合不良，箭头示黄色假膜覆盖。

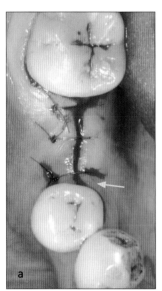
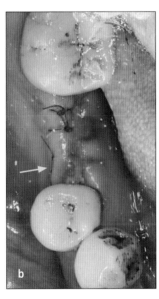
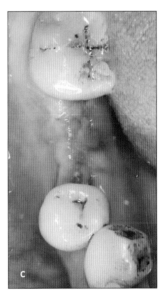

图2-1-2 单颗后牙种植病例a-2

a. 箭头示近中针距过大。

b. 拆线时近中缝线处组织撕裂，箭头示颊侧线结。

c. 拆线后切口愈合不良，有假膜覆盖。

不均匀、边距不合理的问题。

常规间断缝合的操作要点和规范在第1章中已有详述。常规间断缝合的主要目的为实现切口两侧黏膜瓣的准确对位、缝线的松紧度以使两侧组织瓣对位严密贴拢但瓣的边缘不至发白为宜。针距不宜过疏或过密，原则上常规间断缝合的针距一般为3~5mm，且应尽量保证缝线间隔密度均匀一致。针距过疏，无法良好对位，对软组织的愈合有不良影响；针距过密，患者的不适感更强且会造成更多菌斑堆积。

明确针距后，还需考虑缝合的顺序。一例单颗后牙种植病例a-3，采用常规间断缝合关闭切口，拆线时发现软组织愈合不良（图2-1-3）。回顾缝合过程，发现缝合时采用了由近中向远中的顺序，近中黏膜瓣先严密对位，但在缝合远中黏膜瓣时出现了切口对位困难的情况。因此笔者建议自切口中间向两侧进行缝合。

一例45缺失的病例a-4，在术中不植骨植入ITI

BLT种植体后，采用常规间断缝合关闭牙槽嵴顶处水平切口。在缝合过程中确保缝合顺序是先缝合中间的一针，再缝合近远中的两针，并且注意保持合理的针距与边距，且缝线松紧度刚好在保证切口严密对位的前提下不使得黏膜发白。术后1周拆线时切口愈合良好（图2-1-4）。

另一例26缺失的病例a-5，在完成种植体植入后，采用常规间断缝合关闭切口（图2-1-5）。先完成中间缝合，再进行近远中的缝合，保证黏膜瓣在无张力的情况下紧密对位，缝合的顺序为3、1、5（图2-1-5中数字所示）。在完成这3针间断缝合后，又加入了2针，进一步确保黏膜瓣对位。总体的缝合顺序为：3-1-5-2-4。2周后拆线时，可见切口愈合良好，瘢痕较小，且无假膜覆盖。

可见规范化的常规间断缝合可以使切口达到较好的愈合效果。

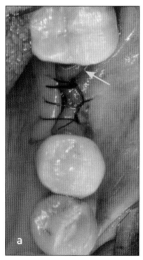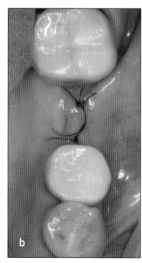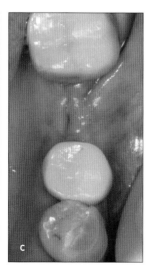

图2-1-3　单颗后牙种植病例a-3
a. 箭头示远中切口对位不良。
b. 拆线时软组织愈合不良。
c. 拆线后软组织愈合不良。

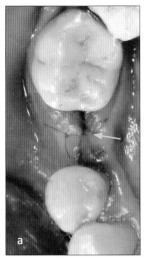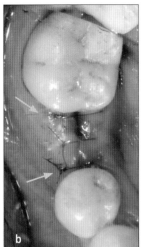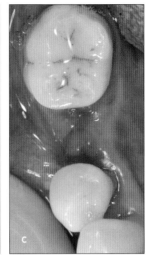

图2-1-4　45缺失病例a-4

a. 先在中间进行对位缝合第一针（箭头示）。

b. 再进行两边的对位缝合（箭头示）。

c. 拆线时，切口愈合良好。

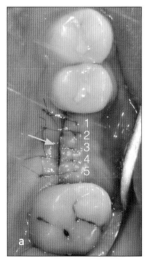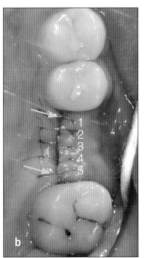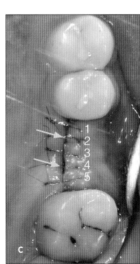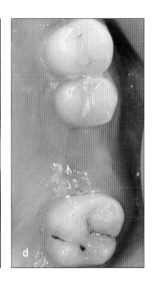

图2-1-5　26缺失病例a-5

a. 先进行中间的对位缝合（箭头示，对应数字3）。

b. 再进行近远中，分别对应数字1、5的常规间断缝合（箭头示）。

c. 最后完成对应数字2、4的常规间断缝合（箭头示）。

d. 2周后拆线时可见软组织愈合良好。

（二）常规间断缝合具体操作

缝针从唇颊侧距离切口边缘约3mm的位置穿入A点，从舌腭侧距离切口边缘3mm处的B点出针，最后打结于A点，完成一个常规间断缝合的标准过程（图2-1-6）。

（三）常规间断缝合拆线

常规间断缝合的拆线遵循第1章中描述的拆线基本原则。在进行常规间断缝合拆线时，用镊子提起线结，在A点下方贴软组织处剪线，再向被剪断侧拉出，避免缝线上的菌斑进入切口中（图2-1-7）。

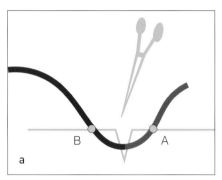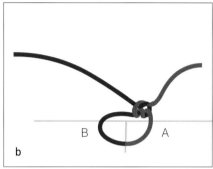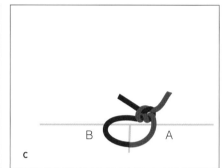

图2-1-6　常规间断缝合示意图

a. 缝针A点穿入，切口对侧B点穿出。

b. 最后打结于A点。

c. 剪线，留下长度为3~5mm的线头。

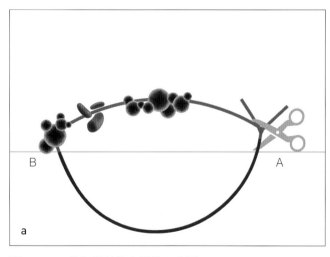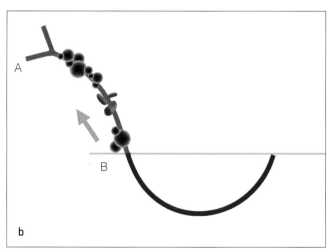

图2-1-7　常规间断缝合拆线示意图

a. 红色部分附着了菌斑、食物残渣，在拆线时要避免其进入组织内；蓝色部分位于组织内。

b. 在A点下方贴软组织处剪线，再向被剪断侧拉出，使得红色部分不进入组织内。

视频2-1
常规间断缝合
与拆线

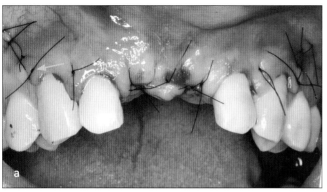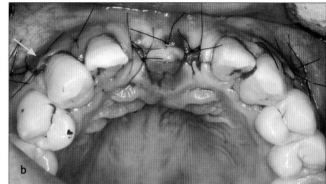
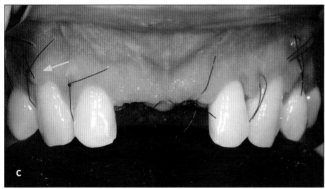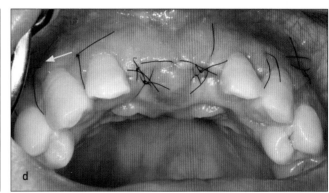

图2-1-8　11、21缺失病例b-1

a. 正面观，牙龈乳头处切口两侧软组织愈合不佳，箭头示切口近中牙龈凸起呈球状。

b. 殆面观，箭头示近中牙龈未紧贴牙面。

c. 正面观，箭头示近中牙龈乳头凸起增生，且切口瘢痕明显，软组织愈合不佳。

d. 殆面观，箭头示近中牙龈乳头凸起呈球状。

二、用于垂直切口冠方：单侧加强的间断缝合

在种植治疗中，软硬组织缺损是常见的临床场景，在涉及软硬组织增量的手术中，医生常常需要设计垂直切口减张，以达到无张力的创口一期关闭的目的。为方便读者理解记忆，笔者将垂直切口简单分为两个部分：（1）冠方的短切口；（2）根方的长切口。冠方的短切口在轴角处，与龈缘垂直；根方的长切口延伸至膜龈联合处，以达到减张的目的。垂直切口的缝合不仅要完成切口的严密对位，以保证软硬组织再生；还要尽量避免切开翻瓣等手术操作导致的术区龈缘退缩。医生在垂直切口的缝合中又将面临怎样的困难呢？

（一）短切口缝合误差及分析

一例11、21缺失的病例b-1，种植体植入同期行GBR，在13、23远中设计垂直切口。在短切口处采用了常规间断缝合来对牙龈乳头进行了缝合（图2-1-8a、b），术后2周拆线时可见牙龈乳头处切口两侧软组织愈合不佳，切口近中牙龈凸起呈球状（图2-1-8c、d）。这是否说明常规间断缝合不适用于此类临床场景？

在回答这个问题之前，需要了解垂直切口中短切

口的特点。短切口在牙冠轴角处将软组织分为一端游离侧和另一端含有牙龈乳头的固定侧（图2-1-9a），在短切口分割后，固定侧的牙龈乳头狭长而薄弱（图2-1-9b），且固定侧尚附着在骨面上。固定侧组织菲薄，其下方有骨质阻挡，因此在此处行常规间断缝合很难达到针距3mm和垂直出针的基本要求，且极易造成软组织的撕裂（图2-1-9c），游离侧龈缘也容易翘起（图2-1-9d）。这也是病例b-1（图2-1-8）中牙龈乳头处切口两侧软组织愈合不佳的原因。对于垂直切口中短切口牙龈乳头的缝合，笔者建议采用一种改良的间断缝合——单侧加强的间断缝合。

单侧加强的间断缝合是通过改良缝线在窄长的固定侧内行进路线，在游离侧进出针后，不直接在固定侧进出针，而是先穿牙龈乳头至腭侧，再回到唇侧，通过缝线勾绕更多的软组织从而加强牙龈乳头侧的瓣，使其不易被撕裂，同时绕腭侧的缝线也使唇侧游离瓣更紧贴骨面及牙面，为良好的愈合创造有

利条件。

（二）单侧加强的间断缝合具体操作

首先用组织镊轻提起游离侧，在距切缘3mm、距龈缘1.5~2mm的A点进针（图2-1-10a），注意，此时不直接在固定侧出针，而是穿组织瓣出针，继续穿邻近牙龈乳头新鲜创缘至腭侧C1点出针（图2-1-10b、c）；调转针头，从腭侧牙龈乳头C2点进针（图2-1-10d），唇侧牙龈乳头B点出针（图2-1-10e）；要求A点、B点连线与切口垂直，打结于A点，完成整个单侧加强的间断缝合的标准过程。这样通过缝线勾绕更多的软组织，使得脆弱的游离侧牙龈乳头不易撕裂；同时在腭侧绕线也使游离侧更紧贴骨面和牙面，为良好的愈合创造有利条件（图2-1-10f）。采用单侧加强的间断缝合进行垂直切口中短切口牙龈乳头的缝合的病例b-2，2周后拆线时创口愈合良好（图2-1-11）。

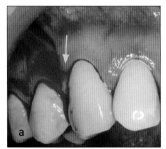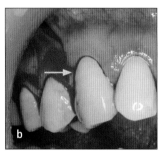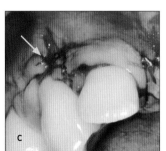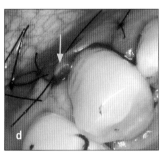

图2-1-9　短切口示意图

a. 近龈缘处的切口与龈缘垂直，以该切口为界，近中为游离侧（箭头示），远中为含有牙龈乳头的固定侧。

b. 远中固定侧形成带牙龈乳头的狭长的瓣（箭头示）。

c. 远中固定侧的牙龈乳头处撕裂（箭头示）。

d. 常规间断缝合后游离侧瓣翘起（箭头示），未紧贴牙面。

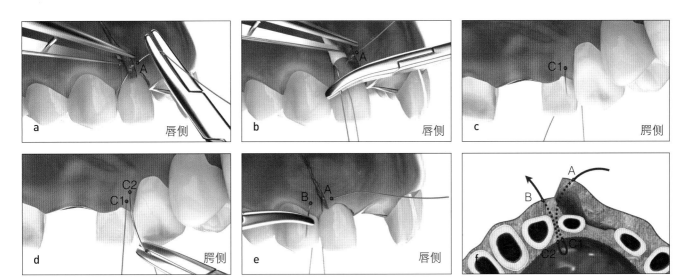

图2-1-10　单侧加强的间断缝合示意图

a. 从游离侧A点进针。

b. 针穿牙龈乳头侧新鲜创缘至腭侧。

c. 从腭侧C1点出针。

d. 掉转针头方向，从腭侧C2点进针。

e. 从唇侧牙龈乳头B点出针。

f. 缝线穿过腭侧软组织从而使固定侧得到加强。

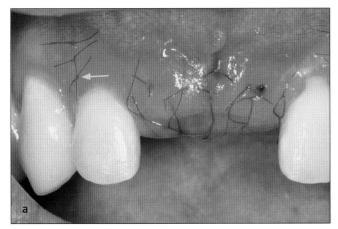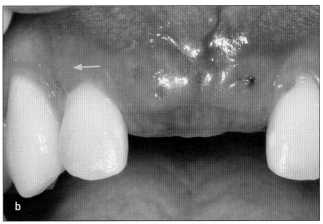

图2-1-11　采用单侧加强的间断缝合病例b-2

a. 箭头示一针为单侧加强的间断缝合。

b. 箭头示近中游离侧牙龈无明显的增生，切口处无明显瘢痕。

（三）单侧加强的间断缝合拆线

单侧加强的间断缝合又是如何拆线的呢？在A点、B点下方贴软组织处剪线，从颊侧抽出线头A、B，再从腭侧抽出另一段线头C1、C2，避免缝线上的菌斑进入切口中（图2-1-12）。

三、用于垂直切口根方：斜向冠方的间断缝合

（一）长切口缝合误差及分析

完成垂直切口中短切口的单侧加强的间断缝合后，长切口的间断缝合又有什么关键点？我们来看一个病例c-1，患者因外伤导致21缺失，22牙体缺损。21位点种植同期行GBR，在完成了垂直切口牙龈乳头处单侧加强的间断缝合后，采用间断缝合关闭根方长切口。术后患者右侧11牙龈出现了退缩（图2-1-

13），而左侧22龈缘基本与术前保持一致。仔细观察不难发现，右侧常规间断缝合的A点、B点连线与切口基本垂直，而左侧间断缝合的A点、B点连线与切口不垂直，而是从游离侧向固定侧斜向冠方。分析原因，在GBR中，由于术区的轮廓获得明显的扩增，在减张后需要通过缝合来实现瓣的冠向复位，从而获得创口的无张力关闭。这样斜向冠方的间断缝合起到将游离的组织瓣向冠向复位的效果，可减少愈合后软组织发生退缩的概率。

我们来看另一个同样是上颌前牙区牙缺失的病例c-2，缺牙区骨量不足，根据患者的软硬组织条件，制订了种植同期GBR的手术方案。关闭垂直切口时，先采用单侧加强的间断缝合完成牙龈乳头处的缝合，再采用斜向冠方的间断缝合关闭根方长切口（图2-1-14a）。术后2周拆线时，创口愈合良好，龈缘未发生肉眼可见的退缩（图2-1-14b），同时牙龈乳头与牙面紧贴，整体软组织愈合良好，无假膜（图2-1-14c）。

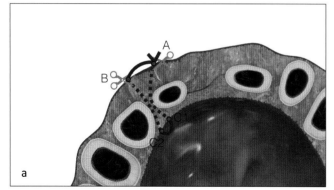

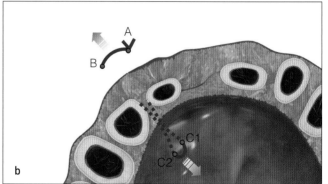

图2-1-12　单侧加强的间断缝合拆线示意图
a. 在A点、B点下方贴近软组织处剪线。
b. 将线头A、B从颊侧抽出（箭头示抽出方向）；将线头C1、C2从腭侧抽出。

视频2-2
单侧加强的间断
缝合动画演示

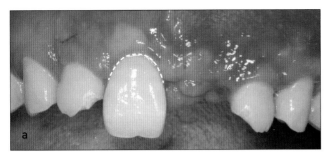

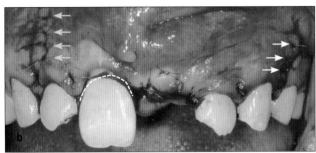

图2-1-13　21缺失病例c-1

a. 虚线示术前11龈缘的位置。

b. 术后11龈缘（绿色箭头示）相比术前龈缘（虚线示）出现了明显的根向移位。12远中常规间断缝合的A点、B点连线与切口基本垂直（黄色箭头示）；23远中常规间断缝合的A点、B点连线从游离侧向固定侧斜向冠方（白色箭头示）。

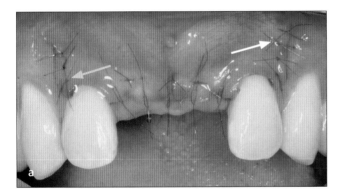

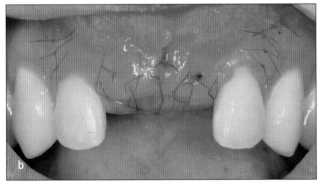

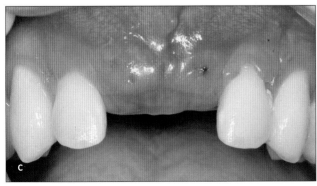

图2-1-14　上前牙缺失病例c-2

a. 牙龈乳头处采用单侧加强的间断缝合（黄色箭头示）；根方长切口采用斜向冠方的间断缝合（白色箭头示）。

b. 拆线时无缝线失效或软组织撕裂，12、13、22、23都无明显的龈缘退缩。

c. 拆线后可见整体软组织愈合良好，无假膜。

（二）斜向冠方的间断缝合具体操作与拆线

斜向冠方的间断缝合要求在对位好冠方龈缘及牙龈乳头后，由根方向冠方，自游离侧向固定侧进行缝合。具体操作是：轻提起游离侧的组织瓣，从最根方距切缘3mm处的牙槽黏膜A点处垂直进针，穿全厚瓣出针，再到对侧固定的组织瓣侧，在更偏冠方的位置穿骨膜到黏膜表面从距离切缘约3mm的B点出针（图2-1-15a），笔者建议将A点、B点连线与切口的角度控制在30°~45°（图2-1-15b），最后打结于A点（图2-1-15c）。依次从根方向冠方完成所有的缝合。注意此缝合的关键点在于要缝合到固定侧的角化黏膜上或者骨膜上，才能达到将游离侧冠向复位的作用。

斜向冠方的间断缝合拆线同常规间断缝合。

四、L形转瓣的间断缝合

（一）L形转瓣及切口特点

在种植一期手术或种植二期手术安装愈合帽时，颊侧、腭侧创口常因为基台存在而无法严密对位。针对愈合帽周围创口关闭困难的情况，可以使用L形转瓣来解决。以病例d-1为例，在颊（舌）侧瓣上做一L形切口，L的短切口长度约等于愈合帽边缘与邻牙间距，而长切口长度约等于切口起点到对侧组织瓣的距离，这样的切口设计使得L形转瓣能较为恰当地关闭愈合帽周的创口（图2-1-16）。

为方便读者理解，笔者将L形转瓣短切口称为短边，L形转瓣长切口称为长边。在一例种植体植入后并安装愈合基台的病例d-2（图2-1-17）中，设计偏腭侧切口与颊侧L形转瓣，将颊侧L形转瓣转至愈合帽近中，以避免骨面暴露，达到创口一期关闭的目的。

（二）L形转瓣的间断缝合具体操作及拆线

L形转瓣的特点是瓣长而蒂窄，因此L形转瓣游离端的精准对位较为困难。那么是先将L形转瓣对位后再进针缝合还是先进针再将L形转瓣对位完成缝合呢？笔者建议先进针，再利用缝线拉拢对位。因为如果先对位，L形转瓣游离端是不稳定的，且受到邻牙与愈合基台间狭小空间的阻碍，使用镊子持瓣较为困难。L形转

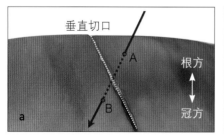
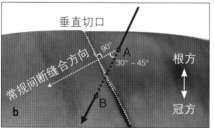
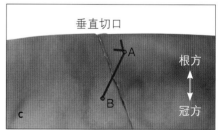

图2-1-15 斜向冠方的间断缝合示意图

a. A点位于游离侧偏根方，B点位于固定侧偏冠方。

b. A点、B点连线与常规间断缝合成30°~45°。

c. 打结于A点以起到辅助压迫的作用。

视频2-3
斜向冠方的间断缝合模型演示

视频2-4
斜向冠方的间断缝合动画演示

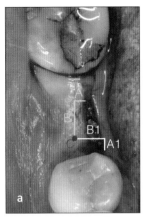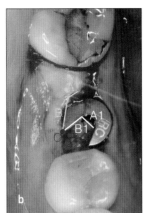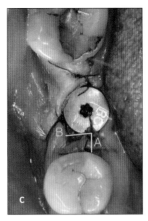

图2-1-16 L形转瓣病例d-1

a. 黄色线段与字母A和B表示在颊侧设计的L形转瓣，白色线段与字母A1和B1表示未来L形转瓣会在愈合帽的近中。红色C点表示L形转瓣长切口起点。

b. L形转瓣的短切口长度A，等于愈合帽与邻牙间距A1；长切口长度B等于C点到对侧组织瓣的距离B1。

c. L形转瓣转至愈合帽近中，L形转瓣短切口A长度约等于愈合帽与邻牙间距；长切口B长度约等于切口起点到对侧组织瓣的距离。

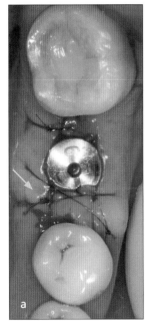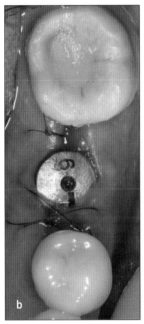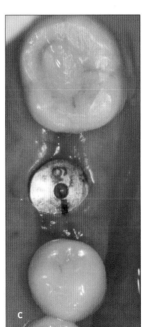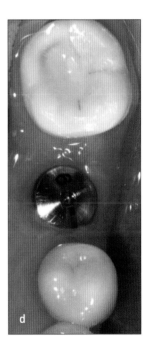

图2-1-17 L形转瓣病例d-2

a. 间断缝合（箭头示）、交叉外8字缝合。

b. 术后2周可见愈合良好。

c. 拆线后。

d. 拆线2周后。

瓣间断缝合具体操作是：先左手持镊子夹持L形转瓣，缝针从L形转瓣中线上距短边约2mm处穿入A点（图2-1-18a），从切口另一侧平分愈合基台与邻牙距离的B点穿出，打结于A点，完成一针间断缝合（图2-1-18b），利用缝线的牵拉使L形转瓣转至目标位置（图2-1-18c）。在完成间断缝合后，游离瓣与颊侧瓣对位，但L形转瓣的蒂部旋转后会轻微翘起，与下方的骨面不贴合（图2-1-18d），因此笔者建议完成L形转瓣的间断缝合后，再加一个交叉外8字缝合（交叉外8字缝合操作及拆线内容详见后面章节）加压于L形转瓣蒂部（图2-1-18e），避免其翘起。这样一针间断缝合与一针交叉外8字缝合，不仅保证了L形转瓣的精准对位，还避免了L形转瓣蒂部翘起，可以有效达到创口一期关闭的目的。L形转瓣的间断缝合拆线同常规间断缝合。

五、锚式间断缝合

（一）GBR术后缺牙区牙龈乳头缝合误差及分析

在GBR术中做的冠方切口包括牙槽嵴顶切口和邻牙龈沟内切口。而牙槽嵴顶处往往是骨代用材料放置的位置，因此该处的缝合既要使切口严密对位，又要使软组织瓣与邻牙根面紧密相贴，以切断口腔环境与骨代用材料的交通，防止术后骨代用材料的溢出或感染。因此，缺牙区邻近邻牙的牙龈乳头处的缝合至关重要。在这例16小范围骨增量病例e中（图2-1-19），采用了常规间断缝合关闭切口。术后患者反映口内常有颗粒状的异物掉出，这个异物实际上是手术中植入的骨代用材料。回顾记录我们不难发现，常规间断缝合无法在邻牙和翻开的牙龈乳头之间形成良好

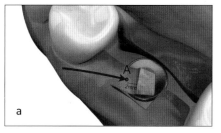 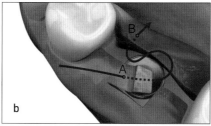 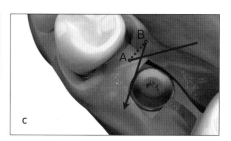

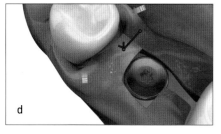 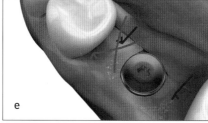

图2-1-18　L形转瓣的间断缝合示意图

a. 镊子夹持L形转瓣，在距短边约2mm的中线位置A点处进针。

b. 在切口另一侧平分愈合基台与邻牙距离的B点穿出。

c. 利用缝线的牵引拉拢打结。

d. 打结后可见组织瓣部分有翘起（箭头示）。

e. 间断缝合后，再加交叉外8字缝合加压于L形转瓣。

视频2-5
L形转瓣的间断
缝合模型演示

视频2-6
L形转瓣的间断
缝合动画演示

的贴合效果，术后骨代用材料易从此处漏出。那么应该如何解决这个问题呢？

（二）锚式间断缝合具体操作

笔者建议，在常规间断缝合的基础上进行一个简单的转换，使得牙龈乳头更贴合邻牙以避免骨代用材料溢出。缝针从唇侧牙龈乳头距离切缘约3mm的位置A点穿入，以针尾从腭侧穿邻牙的邻间隙到颊侧，再从颊侧绕回腭侧，从距离切缘约3mm的位置B点穿出，打结于A点，完成一针锚式缝合的标准过程（图2-1-20）。在常规间断缝合上，缝线在邻牙上绕了1圈，邻牙起到了锚定作用，最后打结时牙龈乳头得以紧贴邻

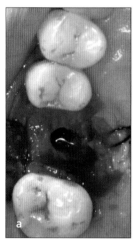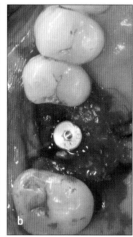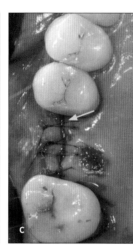

图2-1-19　16小范围骨增量病例e

a. 16唇侧骨缺损。

b. 种植同期小范围骨增量。

c. 间断缝合关创，箭头示骨代用材料侧漏的薄弱点。

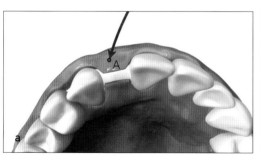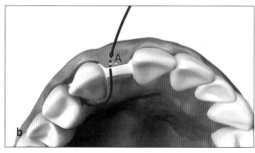
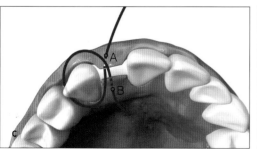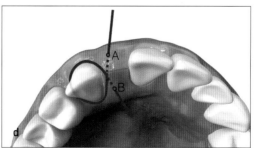

图2-1-20　锚式缝合示意图

a. 从唇侧牙龈乳头处A点进针。

b. 从邻牙腭侧邻间隙以针尾穿出。

c. 从邻牙颊侧绕回，腭侧B点出针。

d. 打结于A点，牙龈乳头与邻牙紧密贴合。

牙，可以有效减少GBR术后骨代用材料漏出的情况。

（三）锚式间断缝合拆线

锚式间断缝合的拆线该怎样操作呢？

消毒后提起线结，在A点、B点和软组织之间剪线，分别牵拉暴露于口内的线头A、B和邻牙邻间隙的另一段线，使缝线的有菌部分不会经过软组织内部（图2-1-21）。

六、"一石二鸟"之双结缝合

在缝合的原则中，我们提到缝合的边距为3mm，针距为3~5mm，局部精细的缝合可以适当缩小针距。但针距过小也就意味着组织中所穿的针数增加，在缝合局部比较狭窄的区域时，需要避免多次穿针而导致相对脆弱的软组织裂开。那么在这样的场景中，我们应该如何缝合呢？

我们来看这样一例病例f，在进行了36、37位点的种植体植入后，需要缝合关闭切口，包括牙槽嵴顶切口和近远中垂直切口（图2-1-22a）。35远中牙槽嵴顶切口与垂直切口相交，在颊侧瓣上形成了一狭小的薄弱部分，而该薄弱组织不仅需要完成与舌侧瓣的

对位缝合，还需要与垂直切口近中软组织对位。面对狭小区域需要完成两个方向对位缝合时，选择双结缝合，减少在狭小区域的穿针次数，避免薄弱软组织撕裂（图2-1-22b）。完成双结缝合后，采用连续锁边缝合关闭牙槽嵴顶切口，最后采用常规间断缝合关闭远中垂直切口（图2-1-22c）。

（一）双结缝合具体操作

为何双结缝合可以有效避免狭小薄弱组织的撕裂，这需要从双结缝合的缝合方法讲起。首先，缝针在距垂直切口及距牙槽嵴顶切口约3mm处（特殊情况下可更小些）的游离瓣上穿入A点，从垂直切口的近中侧距离切口约3mm的B点穿出，打结于A点，此时不剪线，而是调转针头，再从舌侧黏膜距离切口约3mm的C1点穿入，舌侧黏膜上距离切口约3mm的C2点穿出，最后再次打结于A点（图2-1-23a）。这个缝合称为双结缝合，它既完成了垂直切口的对位缝合，又实现了对软组织的固定压迫，同时对瓣的损伤最小，起到保护软组织瓣的作用。这种缝合适用于在狭小区域里需要获得两个方向上的缝合固定的临床场景。但由于双结缝合在A点处增加了一个线结（图2-1-23b），增大的线结将增加患者不适感，该线结也更

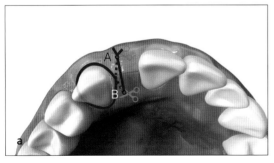
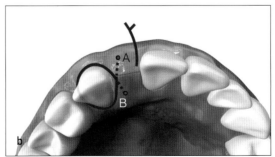

图2-1-21　锚式缝合拆线示意图
a. 在A点、B点和软组织之间剪线。
b. 剪线后，牵拉线头A、B和邻牙邻间隙的另一段线即可完成拆线。

视频2-7
锚式间断缝合动画
演示

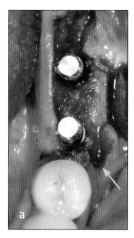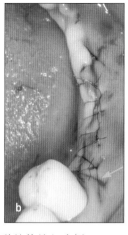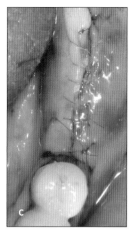

图2-1-22 36、37位点种植体植入病例f

a. 36、37位点种植体植入后，需要缝合关闭牙槽嵴顶切口与近远中垂直切口，切口近中颊侧有一狭小的薄弱组织（箭头示）。

b. 采用双结缝合关闭近中垂直切口，软组织狭小区域只穿针1次（箭头示），避免薄弱组织撕裂。

c. 最终采用双结缝合、连续锁边缝合、常规间断缝合（从近中至远中）完成整个对位缝合过程。

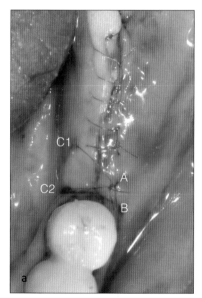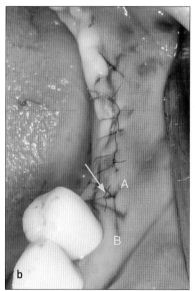

图2-1-23 双结缝合示意图

a. A点距离牙槽嵴顶切口与垂直切口约3mm；B点位于垂直切口近中侧，距离垂直切口约3mm；C1点、C2点都位于切口舌侧黏膜瓣上。

b. 可见狭小的组织上仅有A点一处穿针，最大限度上避免了该薄弱位置的撕裂。但A点处线结明显增大（箭头示）。

容易堆积菌斑与食物残渣。

（二）双结缝合拆线

双结缝合的拆线如何操作呢？消毒后于A点与C2点下，在线结和软组织之间剪线，牵拉暴露于口内的线头，使缝线有菌部分不会经过软组织内部（图2-1-24）。

七、缓冲间断缝合

（一）软组织勒痕误差及分析

在临床实践中，若手术创伤较大，术后软组织肿胀程度将增加，此时若仍以外科结或三叠结完成间断缝合，软组织愈合后可能将出现明显勒痕。一例16位点常规种植手术病例g-1，6-0缝线间断缝合关闭创口，术后拆线创口愈合尚可，但出现了软组织勒痕（图2-1-25）。

对于前牙美学区，避免软组织勒痕的出现至关重要，因为软组织勒痕很有可能影响到最终的美观效果。一例12、11、21缺失的病例g-2，缺牙区骨宽度不足，种植体植入同期进行了较大范围的骨增量手

术，由于缝合过紧，加上手术后的肿胀反应明显，拆线后软组织勒痕明显，且一直持续至最终修复时，严重影响前牙美观（图2-1-26）。

（二）缓冲间断缝合具体操作及拆线

那我们该如何尽可能在完成切口良好对位的基础上规避软组织勒痕呢？对前牙牙槽嵴顶切口的关闭，在常规间断缝合的基础上，笔者针对7-0缝线提出了缓冲间断缝合。我们知道缝合时使用的缝线越细，切口软组织愈合效果愈好，考虑到美学因素，笔者建议在前牙区牙槽嵴顶切口的关闭时使用精细持针器及7-0缝线。但是7-0缝线机械强度有限，当软组织肿胀时产生的张力大于缝线机械强度时，缝线易断裂；而当软组织肿胀时产生的张力小于缝线机械强度时，软组织则会产生勒痕。缓冲间断缝合在为软组织肿胀预留一定空间的同时可减少缝线失效的风险。

结合临床病例，我们来看一下缓冲间断缝合具体是如何操作的。一例11、21缺失的病例g-3，种植同期GBR。确认唇腭侧的软组织瓣在减张缝合和垂直内褥式缝合后已形成良好的对位后，于牙槽嵴顶切口采用7-0缝线进行缓冲间断缝合完成最终的缝合

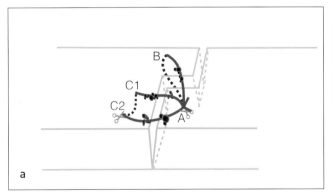

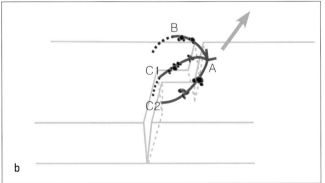

图2-1-24 双结缝合拆线示意图
a. A点与C2点下，在线结和软组织之间剪线。
b. 牵拉暴露于口内的线头。

视频2-8
双结缝合动画演示

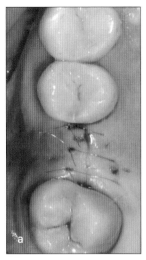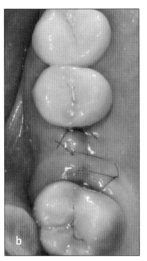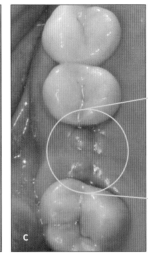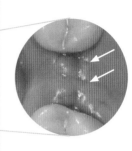

图2-1-25　16位点常规种植手术病例g-1

a. 6-0缝线间断缝合关闭切口。

b. 切口愈合尚可。

c. 拆线后软组织出现勒痕（箭头示）。

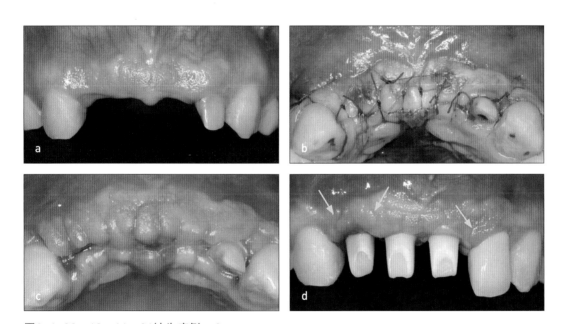

图2-1-26　12、11、21缺失病例g-2

a. 12、11、21缺失。

b. 骨增量术后牙槽嵴顶区常规间断缝合。

c. 拆线时12位点愈合不良，软组织勒痕明显。

d. 最终修复时仍可见前牙唇侧明显的软组织勒痕（箭头示）。

（图2-1-27）。按常规间断缝合要求在A点、B点进出针。注意，打第一个结时绕3圈并拉紧。而打第二个结时绕2圈，但不拉紧，使得第一个结与第二个结之间出现一椭圆形线圈，椭圆长轴以2～3mm为宜。剪线时留下5mm线头，完成整个缓冲间断缝合的过程（图2-1-27）。注意剪线时要将两根线头分开剪，以免出现将两根线头同时剪线、拉扯使得第一个结和第二个结之间的线圈缩小甚至拉紧的情况。第一个线结可以辅助切口的严密对位，而椭圆形线圈为软组织肿胀预留了一定空间，既避免了7-0缝线的断裂，又可规避软组织勒痕的产生。

缓冲间断缝合未拉紧第二个结，这会造成术后缝线松动、滑脱吗？我们可以看到，在拆线的时候，切口愈合良好，7-0缝线所做的缓冲间断缝合没有脱落，牙槽嵴顶的软组织没有形成明显的勒痕（图2-1-27）。在缓冲间断缝合中第二个结与第一个结之间并未拉紧，二者之间没有摩擦力以稳定线结。故在打第一个结时绕了3圈以增加牢固度，第二个结绕2圈同样

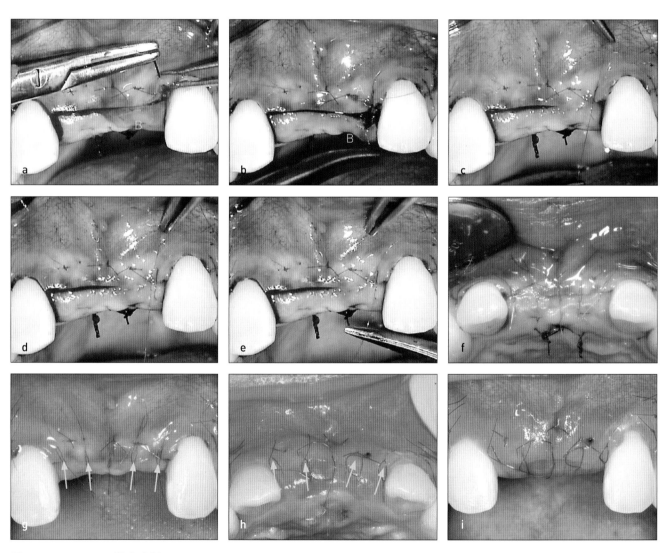

图2-1-27　11、21缺失病例g-3

a. 唇侧A点进针。b. 腭侧B点出针。c. 第一个结绕3圈并拉紧。d. 第二个结绕2圈不拉紧，使得第一个结与第二个结之间出现一椭圆形线圈，椭圆长轴以2～3mm为宜。e. 5mm处剪线。f. 4针缓冲间断缝合。g. 缝合后的正面观（箭头示缓冲间断缝合）。h. 2周后拆线时缝线未脱落（箭头示）。i. 软组织无明显勒痕。

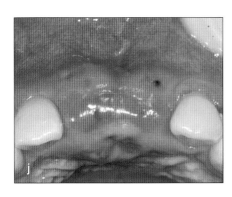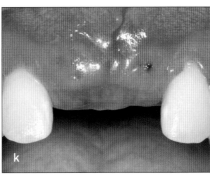

图2-1-27（续）

j. 切口愈合良好（殆面观）。

k. 切口愈合良好（正面观）。

增加牢固度，避免松动、滑脱。此外，在剪线时两侧线头均留了5mm，进一步确保线不易松散。缓冲间断缝合示意图如图2-1-28所示。

缓冲间断缝合如何拆线呢？消毒后于A点提起线结，在线结和软组织之间剪线，提起线头使缝线的有菌部分不会经过软组织内部（图2-1-29）。

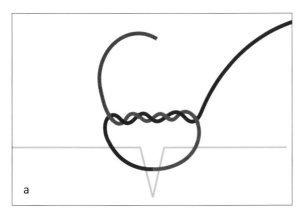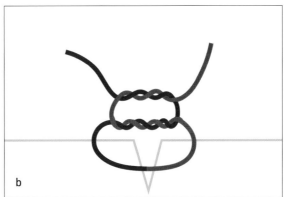

图2-1-28　缓冲间断缝合示意图

a. 打第一个结时绕3圈。

b. 打第二个结时绕2圈，在第一个结与第二个结之间留出2~3mm的椭圆形线圈，剪线时留下5mm线头。

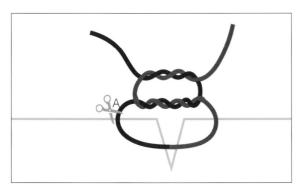

图2-1-29　缓冲间断缝合拆线示意图

在A点与软组织之间剪线。

视频2-9
缓冲间断缝合
模型演示

2

第2节 | 连续缝合
CONTINUOUS SUTURE

在简单的连续多颗牙缺失或无牙颌的种植手术中，许多医生仍会选择常规间断缝合关闭创口。若此时切口较长，需要的常规间断缝合针数多，每缝1针就需要单独打结、剪线，不仅导致缝合操作时间长，还会增加患者不适感，降低其满意度。那么，在确保创口良好对位的前提下，是否有更高效的缝合方法？

一、连续锁边正绕式缝合

对于一例左下后牙连续缺失的病例h，种植体植入后采用了连续锁边正绕式缝合来关闭较长的切口（图2-2-1）。2周后拆线时，可见创口愈合良好。连续锁边正绕式缝合通过一根缝线在创口的一端进行一个常规间断缝合（图2-2-1a白色箭头示），接着沿创缘进行连续的缝合，同时在切口的一侧进行锁边（图2-2-1a黄色箭头示），确保两边创缘的准确对位，最后在创口的另一端进行打结（图2-2-1a红色箭头示），一

次性完成长切口的缝合，提高了缝合的效率。

（一）连续锁边正绕式缝合具体操作

连续锁边正绕式缝合具体如何操作呢？在距创缘3mm处的A点垂直进针（图2-2-2a），从创缘另一侧与A点对称的位置B点垂直出针（图2-2-2b），打外科结后将线结置于A点。打结后将不带针的一侧缝线于距线结3mm处剪断（图2-2-2c），带针的一侧不剪，用该侧继续后续的缝合。

如图2-2-3所示，在距切缘3mm，与A点同一侧、距A点3～5mm的A1点继续垂直进针，从对侧B1点垂直出针，B1点的位置距切缘3mm，与A1点相对于切缘对称（图2-2-3a）。此时将缝线适当收紧，在A和A1点之间留一个缝线形成的n形的套圈（图2-2-3b箭头示），利用这个套圈进行锁边，将针尾从切缘侧穿过套圈（图2-2-3c）。或将持针器的喙从套圈的背侧穿出夹针穿过套圈（图2-2-4a），这两种方式都是

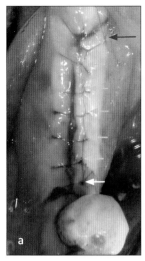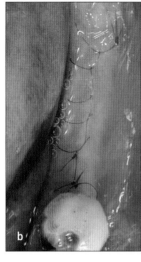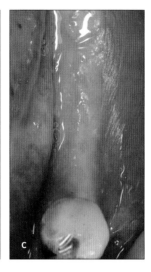

图2-2-1　后牙连续缺失种植术后连续锁边正绕式缝合病例h

a. 白色箭头示常规间断缝合，黄色箭头示连续锁边，红色箭头示终末打结。

b. 2周后可见软组织愈合良好，缝线在位。

c. 拆线后软组织愈合良好。

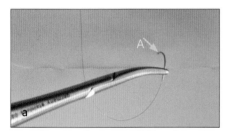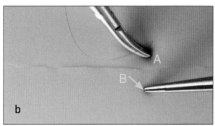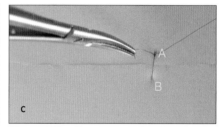

图2-2-2　连续锁边正绕式缝合

a. 距创缘3mm处的A点垂直进针（箭头示）。

b. 在创缘的另一侧B点出针（箭头示），B点距创缘3mm，A点、B点连线与创缘垂直。

c. 距线结3mm处剪断一侧线头，带针的一侧继续缝合。

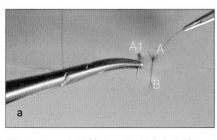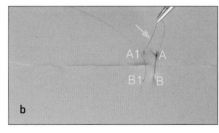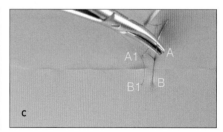

图2-2-3　连续锁边正绕式缝合绕线

a. 距创缘3mm、距A点3~5mm的A1点垂直进针。

b. 在与A1点对应的B1点垂直出针，在A点、A1点之间缝线形成一个n形的套圈（箭头示）。

c. 以针尾从创缘侧穿过A点、A1点形成的套圈。

连续锁边正绕式缝合。拉紧缝线后（图2-2-4b），在A1点完成一次锁边，继续在A2点进针（A2点距切缘3mm，AA1=A1A2），从同样相对应的B2点出针（图2-2-4c），接着按同样的方法在A2点进行锁边，我们可以看到，正是因为在A1点的锁边，使得缝线在B1点、A2点之间不是直接在切缘表面斜向越过，而是在A1点拐了个直角，使A1点、B1点之间的缝线垂直地将切口两侧的软组织拉拢，避免了斜向牵拉引起组织对位的误差。

当以同样的方法完成了后续所有的进出针后，最后的缝合如何进行呢？最后一针从Bn点穿出后（图2-2-5a），将缝线适当拉紧，与An点、An-1点的套圈完成外科结打结（图2-2-5b），将线结留置于An点，最后在距线结3mm处将3股缝线剪断（图2-2-

5c）。连续锁边缝合的优点是大大提高了缝合的效率，节约了缝合的时间和缝线。但需要注意的是，在每次完成锁边时，需将缝线适度拉紧，确保完成缝合后组织对位良好，缝线的松紧度合适。相对应的，连续锁边缝合的缺点是当中的任何一处出现缝线断裂，其他的缝线都将松动、滑脱失效。

（二）连续锁边正绕式缝合拆线

连续锁边正绕式缝合的拆线需要在每一个锁边位置的进针点处贴近黏膜表面剪断缝线（A点、A1点、A2点贴黏膜表面剪断缝线）（图2-2-6），剪断缝线后形成类似于常规间断缝合的拆线场景，在缝线的另一侧逐个抽出缝线。

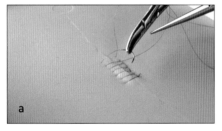
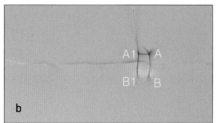
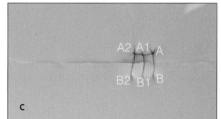

图2-2-4　连续锁边正绕式缝合绕线

a. 也可以用持针器主动穿过套圈夹针。

b. 拉紧缝合再进行下一针缝合。

c. 以同样的方法在A2点进针，B2点出针……

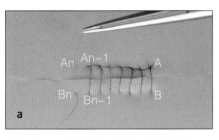
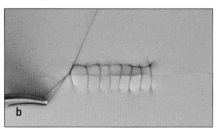
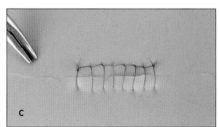

图2-2-5　连续锁边正绕式缝合打结

a. 完成最后的Bn点出针后，在An点、An-1点之间留下套圈，与Bn点处的缝线进行打结。

b. 将持针器置于An点、An-1点的套圈和Bn点处的缝线之间，以Bn点处的缝线绕持针器2圈，夹持套圈，拉紧打结。

c. 将线结留置An点，最后在距线结3mm处将3股缝线剪断。

二、连续锁边反绕式缝合

相对于上述的连续锁边正绕式缝合，在缝针穿套圈进行锁边的环节中，将针尾从A点、A1点所形成的套圈背侧穿过套圈（图2-2-7），每个锁边的位置均如此，其余保持不变，这样的一种变式称为连续锁边反绕式缝合。这种反绕式锁边增加了对下方软组织的压迫，有利于减少术后的渗出和出血，促进创口的愈合。

连续锁边正绕式缝合和连续锁边反绕式缝合仅在穿套圈时有差异，其对比可见图2-2-8和图2-2-9。拆线的方式和连续锁边正绕式缝合相同。

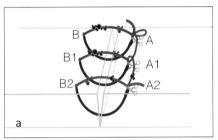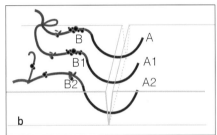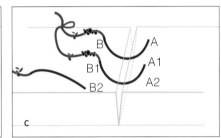

图2-2-6　连续锁边缝合拆线

a. 在A点、A1点、A2点贴黏膜表面剪断缝线。

b. 剪线后，形成类似于常规间断缝合的拆线场景。

c. 从An点侧逐个抽出每段缝线（起始处B点和B1点的缝线仍相连，可一并抽出）。

视频2-10
连续锁边正绕式缝
合模型演示

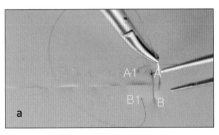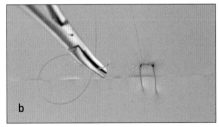

图2-2-7　连续锁边反绕式缝合

a. 缝针出B1点后，从A点和A1点所形成的套圈的背侧绕至近切缘侧正侧。

b. 反绕式锁边相当于正绕式锁边中A点、A1点所形成的套圈进行了180°的旋转后再将针穿过。

三、中间固定的连续锁边缝合

连续锁边缝合在无牙颌或连续多颗牙的长切口缝合可以明显缩短缝合的时间，但如果一处失效，如缝线断裂或一处缝线从软组织内崩脱，将造成整个缝合的松散失效。那么如何来克服这个问题呢？

（一）中间固定的连续锁边缝合具体操作

如图2-2-10所示，在一处长切口的缝合中，采用了连续锁边缝合进行创口的关闭（假设创口的长度为9个单位的针距），在连续锁边缝合进行到第5

针时，即以出B4点的缝线与A4点形成的套圈进行外科结打结，线结位于A4点处（图2-2-10a、b）。完成中间的这一打结后，距线结3mm处剪断套圈一侧的双股线（图2-2-10c），然后继续进行连续锁边缝合，最后按前述的要求进行最后一针的打结缝合（图2-2-10d）。整个缝合因为中间加入了一次打结固定，相当于将一个长的连续锁边缝合分为两个较短的连续锁边缝合，这样的优势是两个较短的连续锁边缝合中的任一处失效，不会跨过中间打结处影响到另一侧的连续锁边缝合，从而降低了相应的缝线失效的风险。在无牙颌或连续多颗牙缺失的长切口缝合中，

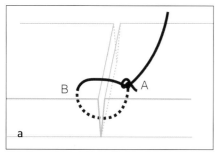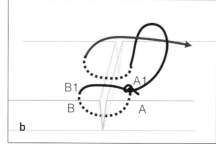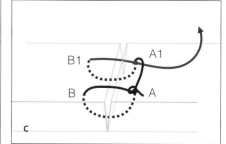

图2-2-8　连续锁边正绕式缝合

a. 完成A点、B点打结。

b. 针尾从创缘侧穿过A点、A1点形成的套圈。

c. 完成正绕式绕线。

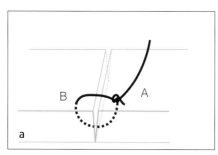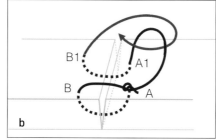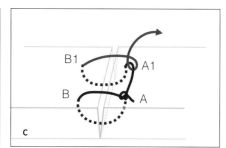

图2-2-9　连续锁边反绕式缝合

a. 完成A点、B点打结。

b. 从A点和A1点所形成的套圈的背侧绕至近切缘侧正侧。

c. 完成反绕式绕线。

视频2-11
连续锁边反绕式缝
合模型演示

笔者建议以5针为一个单位，进行中间的打结缝合，这既能提高缝合操作的效率，又降低了缝合失效的风险。拆线同连续锁边正绕式缝合。

（二）连续锁边缝合误差及分析

一例右上后牙连续缺失的病例i-1（图2-2-11），缺牙区骨条件尚可，种植体植入后旋上覆盖螺丝（图2-2-11a），缝合创口关闭，在牙槽嵴顶切口正中及远中垂直切口做了常规间断缝合，其余位置做了连续锁边缝合（图2-2-11b）。仔细观察可以发现，由于连续锁边缝合需要适当拉紧缝线以避免多针缝合后出现缝线整体松垮，15远中连续锁边缝合的第一针被扯向远中，这会导致15远中牙龈乳头处的愈合不良（图2-2-11c）。

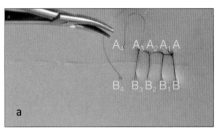
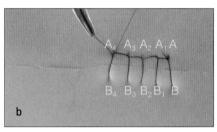
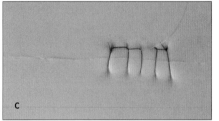
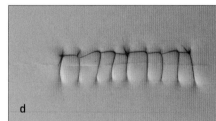

视频2-12
中间固定的连续锁边
缝合模型演示

图2-2-10 中间固定的连续锁边缝合

a. 在第5针的位置用缝线及对侧套圈进行打结。

b. 完成一个外科结打结，并将线结留在A4点。

c. 在距线结3mm处剪断套圈一侧的双股线。

d. 完成整个缝合。

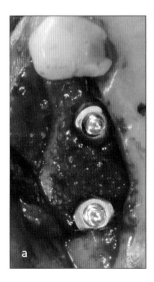
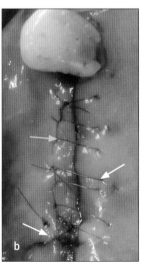
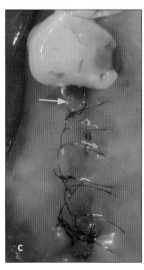

图2-2-11 连续锁边缝合误差及分析病例i-1

a. 16、17位点植入种植体。

b. 间断缝合（白色箭头示）加连续锁边缝合（黄色箭头示）关创。

c. 2周后复查，见15远中牙龈乳头处（箭头示）愈合欠佳。

我们再看一下另一个相似的病例i-2（图2-2-12），同样的16、17连续缺失，采用了间断缝合加连续锁边缝合关创，缝合后可见连续锁边缝合的第一针被拉向远中，造成15远中牙龈乳头位置的组织瓣对位不佳（图2-2-12a），术后2周拆线可见15远中牙龈乳头处愈合不良（图2-2-12b、c）。通过多个病例的回顾我们发现，连续锁边缝合的第一针往往会被拉向远中，从而导致这一针近中部位的组织瓣对位不佳，笔者建议在连续锁边缝合进行关创时，先进行一个独立的常规间断缝合或锚式缝合，以防止连续锁边缝合的第一针被拉向远中而导致的局部愈合不良。

一例左下后牙连续缺失的病例i-3，通过在连续锁边缝合前加一个间断缝合，创口形成良好的对位，获得了良好的愈合效果（图2-2-13）。

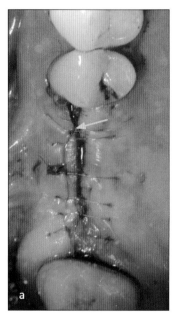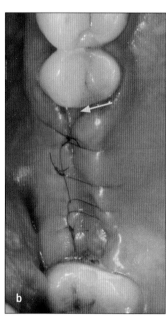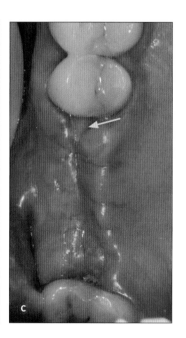

图2-2-12 连续锁边缝合误差及分析病例i-2

a. 中间的常规间断缝合加连续锁边缝合关创，可见连续锁边缝合的第一针被扯向远中（箭头示）。

b. 2周后复查拆线时可见15远中牙龈乳头处愈合不良，有黄色假膜覆盖（箭头示）。

c. 拆线后可见创口愈合不良，有假膜覆盖（箭头示）。

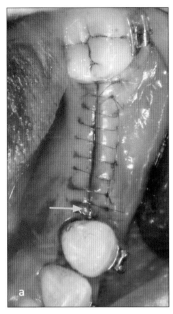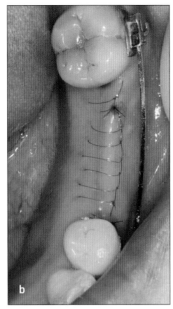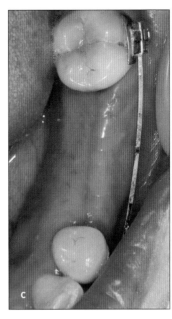

图2-2-13　连续锁边缝合病例i-3

a. 35远中牙龈乳头位置处的常规间断缝合+连续锁边缝合（箭头示间断缝合）。

b. 2周后复查拆线。

c. 软组织愈合良好。

3

第 3 节 | 褥式缝合
MATTRESS SUTURE

在种植及相关手术中，术区因骨量或软组织量不足，以及存在邻牙牙周软硬组织缺损等问题时，往往需要采取相应的术式来为种植手术以及种植体存活环境创造有利条件。那么在这些术式实施过程中，缝合又扮演了什么样的角色呢？除了间断以及连续缝合，我们还需要选择什么样的缝合方法来提高临床效果的预期呢？

褥式缝合毫无疑问是临床治疗中不可或缺的一部分，其通过灵活多变的进出针方法，以及丰富多样的穿针位点和绕线方式，能够实现固定、减张、压迫、内卷、外翻等多种不同的功能，在临床选择中是间断缝合以及连续缝合良好的补充。但同时由于褥式缝合的方法多样性，操作者往往容易混淆各种不同的缝合方法，例如何谓"水平褥式"？何谓"垂直褥式"？"内褥式缝合"和"外褥式缝合"的区别又在何处？为了便于理解和应用，以及同行间的沟通和交流，在本书中笔者对褥式缝合尝试进行了统一的命名，并对

其进出针位点做出相应的规定。

我们观察4种常用的褥式缝合示意图可以发现，位于切缘一侧的A点和D点连线以及位于切缘另一侧的B点和C点连线与切缘的位置关系决定了该缝合是"垂直"还是"水平"。当两条连线均与切缘相平行时，笔者称之为"水平褥式"（图2-3-1和图2-3-2）；而当两条连线均与切缘相垂直时，笔者称之为"垂直褥式"（图2-3-3和图2-3-4）。那么对于是"内"还是"外"，由缝线在经过切缘时与切缘的位置关系决定。当缝线经过切缘时位于切缘内侧，肉眼不可见，笔者称之为"内褥式"（图2-3-1和图2-3-3）；而当缝线经过切缘时位于切缘外侧，肉眼可见，笔者称之为"外褥式"（图2-3-2和图2-3-4）。

具体而言，对于褥式缝合而言，常规有4个进出针位点即A点、B点、C点、D点，笔者规定：A点为第一次进针的位点，切缘对侧与A点对称的点为B点，此时形成了类似间断缝合的A点、B点。对于后续穿针位点

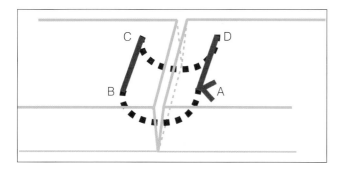

图2-3-1　水平内褥式缝合示意图

A点和D点、B点和C点的连线均与切缘相平行，为水平褥式缝合；缝线经过切缘时位于切缘内侧，肉眼不可见，为内褥式缝合，故此缝合方法笔者命名为水平内褥式缝合。

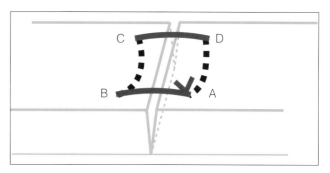

图2-3-2　水平外褥式缝合示意图

A点和D点、B点和C点的连线均与切缘相平行，为水平褥式缝合；缝线经过切缘时位于切缘外侧，肉眼可见，为外褥式缝合，故此缝合方法笔者命名为水平外褥式缝合。

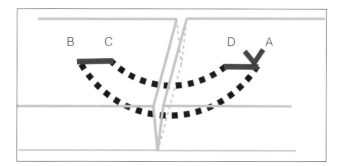

图2-3-3　垂直内褥式缝合示意图

A点和D点、B点和C点的连线均与切缘相垂直，为垂直褥式缝合；缝线经过切缘时位于切缘内侧，肉眼不可见，为内褥式缝合，故此缝合方法笔者命名为垂直内褥式缝合。

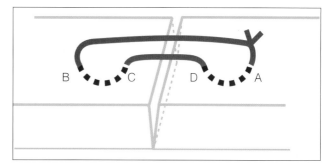

图2-3-4　垂直外褥式缝合示意图

A点和D点、B点和C点的连线均与切缘相垂直，为垂直褥式缝合；缝线经过切缘时位于切缘外侧，肉眼可见，为外褥式缝合，故此缝合方法笔者命名为垂直外褥式缝合。

C点和D点，笔者规定A点、D点或B点、C点均位于切缘的同一侧。若A点与D点、B点与C点的连线与切缘相平行，则为水平褥式缝合的A、B、C、D 4点位置。若A点与D点、B点与C点的连线与切缘相垂直，则为垂直褥式缝合的A、B、C、D 4点位置，其中靠近切缘侧为C点和D点，远离切缘侧为A点和B点。在本书中褥式缝合方法的穿针位点都遵循此原则。

一、水平内褥式缝合及其临床应用

　　水平内褥式缝合作为褥式缝合中应用最为广泛的缝合方法之一，其适用的临床场景也十分多样，通过不同的穿针位点及灵活的进出针方法，水平内褥式缝合在不同的临床应用中可以发挥着不同的作用，如关闭创口、应力阻断、固定等。让我们一起来看看这些都是如何应用的呢？

（一）创口的关闭

　　对于常规创口的关闭，我们往往采用间断缝合或者连续缝合，但对于可能由于患者嘴唇运动造成张力的创口只采取间断缝合是否会有预期之外的情况出现呢？我们来看病例j-1（图2-3-5），患者在外院行21及22位点种植体植入术后出现术区疼痛，复查CBCT示种植体唇侧及腭侧均存在明显骨吸收，计划术中拔

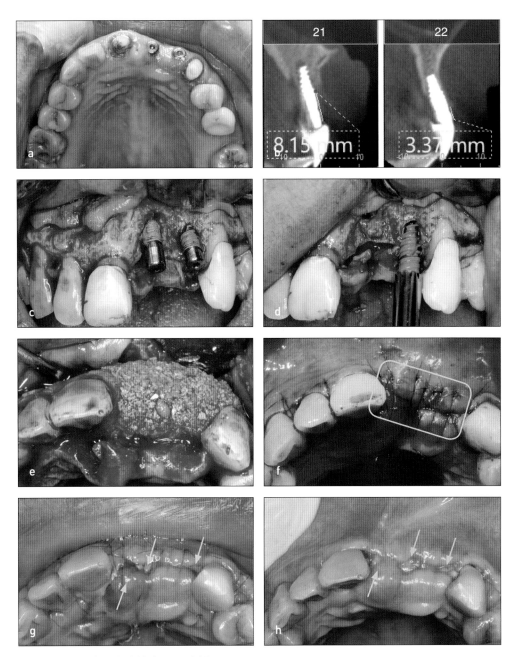

图2-3-5 上前牙连续缺失GBR病例j-1

a. 21与22缺失后行种植修复。b. 21与22位点种植体唇腭侧骨均吸收至种植体根尖1/3。c. 21与22位点种植体冠方螺纹完整暴露。d. 取出种植体。e. 行GBR恢复骨量。f. 框内示牙槽嵴顶处创口使用间断缝合进行对位关创。g、h. 术后2周拆线前后，箭头示腭侧瓣红肿及创口部分裂开。

除种植体行大范围骨增量，后期再行种植修复。在手术中完成了GBR的操作之后，随即使用6-0普理灵缝线在牙槽嵴顶处进行间断缝合来关闭创口，那么结果如何呢？

2周后患者来拆线时自诉创口不适，口内检查见腭侧瓣红肿及创口部分裂开，愈合不良（图2-3-5）。

为何会出现创口的裂开呢？原因之一是因为间断缝合主要功能在于拉拢并准确对位创口，但其缺少使创口在低张力乃至无张力情况下稳定创口愈合的能力。因此，此时仅采用间断缝合进行创口关闭具有一定的风险，那么有没有什么方法能够在较长时间内来维持术区创口处于低张力乃至无张力的状态从而促进创口的愈合呢？

我们来看这样一个病例j-2，患者上前牙连续缺失，拟植入种植体同期进行GBR。在完成种植体植入并进行GBR的操作之后，采用6-0普理灵缝线在牙槽嵴顶处进行水平内褥式缝合关创，并辅以7-0普理灵

缝线进行缓冲间断缝合。术后2周可见创口愈合良好（图2-3-6）。

可见水平内褥式缝合在大范围骨增量后，在创口的关闭中可以略微地形成创缘外翻使创缘向上凸起，形成"饺子皮样"外观。黏膜瓣上外翻形成凸起的部分一方面位于缝线冠方，属于无张力区域；另一方面增加了创缘接触面积，有利于促进创缘的愈合。我们观察到在术后即刻完成水平内褥式缝合时，创缘的确形成了良好的"饺子皮样"外观，但在拆线时却消失了，是什么原因导致了该现象的发生呢？笔者认为伴随着术后唇颊肌肉的运动，以及大范围骨增量后术区

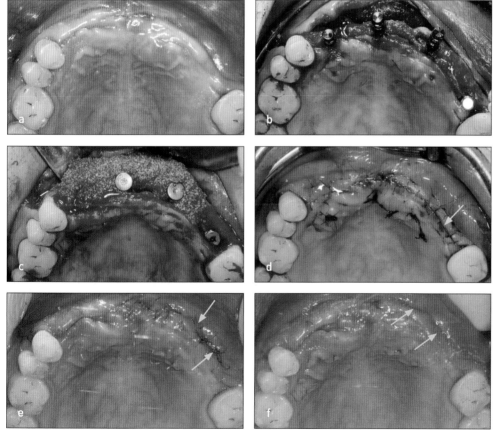

图2-3-6　上前牙连续缺失GBR病例j-2

a. 术前，上前牙连续缺失。

b. 术中，上颌植入4颗种植体。

c. 同期行GBR。

d. 牙槽嵴顶水平内褥式缝合及间断缝合关创，箭头示创缘外翻。

e、f. 术后2周拆线前后，创口愈合良好，未见红肿溃疡，箭头示创缘呈现端对端愈合。

的肿胀反应，原本外翻的愈合便逐渐转为了端对端的愈合，换句话说，"饺子皮样"外观为肿胀预留了缓冲的空间，降低了将来创缘裂开的风险。那么我们该如何进行水平内褥式缝合的操作呢？

缝针从唇颊侧黏膜瓣距离创口边缘3~5mm的位置穿入A点，从舌腭侧黏膜瓣B点出针，这是和间断缝合保持一致的。尽量保证A点和B点距离创缘的距离是一致的，利于切口两侧的组织等长度外翻并使其两侧张力均衡。回转针头，在黏膜瓣上B点的同侧距离3~5mm的C点再次进针，将针从舌腭侧穿回唇颊侧的D点，其中B点和C点以及A点和D点连线基本上与切口平行，笔者称其为"水平"，也就是水平内褥式缝合前两个字的来源。另外从A点到B点以及从C点到D点，缝线经过切缘时都在切缘的内侧，肉眼不可见，故称之为"内褥式缝合"。缝合的顺序依次为：A点—B点—C点—D点，打结于唇侧A点，完成整个水平内褥式缝合的标准过程（图2-3-7）。此外在打结时，助手需要使用镊子辅助夹持黏膜瓣并使其外翻，确保创缘向上凸起，形成"饺子皮样"外观。

对比间断缝合，褥式缝合相对复杂一些，那么拆线该如何进行，从而减少由于拆线造成感染的概率呢？和间断缝合拆线有什么不一样的地方？

在完成消毒后，用镊子于A点提起线结，在线结和软组织之间剪线，这与间断缝合的拆线是一致的，然后拉起C点剪断缝线，将缝线分为两个部分，分别牵拉暴露于口内的两个线头A和C，使缝线的有菌部分（A点、D点之间的缝线，B点、C点之间的缝线）不会经过软组织内部（图2-3-8）。

（二）胶原膜的固定

在骨增量技术中，我们常需要使用可吸收胶原膜来发挥维持空间、隔离软组织等作用。胶原膜的稳定是骨增量成功的必要条件之一，那么我们如何实现胶原膜的固定呢？目前认为最为稳定的方法是使用骨膜钉固定胶原膜，但是存在需要二次取出、损伤重要结构以及感染风险增高等缺点，而另一种固定方法为缝合固定胶原膜（图2-3-9）。

在缝合方法上，可以选择水平内褥式缝合来固定胶原膜，A点和D点位于腭侧黏膜瓣上，此时的B点和C点与前述创口关闭的B点和C点有所不同，其并非位于黏膜瓣上，而是位于骨代用材料和胶原膜根方约1mm的骨膜上，并且B点、C点需要通过一次穿针来完成而无法分为单独的两针，即从B点进针，直接从C点出针。那么如何良好地将B点和C点缝合在骨膜上呢？首先，为了将骨膜很好地保留在骨面上，从而提供稳定的B点、C点，在翻瓣超过植骨区后1~2mm需要翻半厚瓣。其次，助手的配合也很重要，助手要注意牵拉唇颊侧黏膜瓣，充分暴露B点、C点，便于术者进出针。由于在腭侧黏膜瓣上还有其他缝合操作，因此这两点应该尽量远离切口5~10mm，为后面缝合预留位置。单个缝合的顺序依次为：A点—B点—C点—D点，打结于腭侧的A点（图2-3-10）。

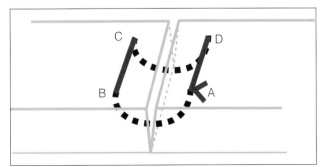

图2-3-7　水平内褥式缝合示意图
A点位于唇颊侧黏膜瓣上距离切缘3~5mm处，B点和C点位于舌腭侧黏膜瓣上同样距离切缘3~5mm处，D点位于唇颊侧黏膜瓣上与A点相同的水平，打结于唇颊侧A点。

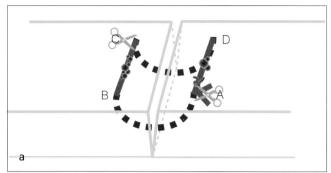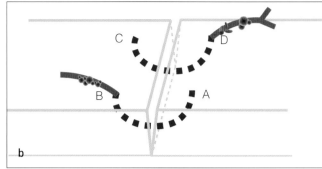

图2-3-8 水平内褥式缝合拆线示意图

a. 图中红色部分缝线位于软组织外，附着了菌斑及食物残渣，在拆线时要避免其进入组织内；蓝色部分缝线位于软组织内。于A点和C点剪断缝线。

b. 牵拉暴露于口内的两个线头A和C，使缝线的有菌部分（红色部分）不会通过组织内部。

视频2-13
水平内褥式缝合
动画演示

视频2-14
水平内褥式缝合
模型演示

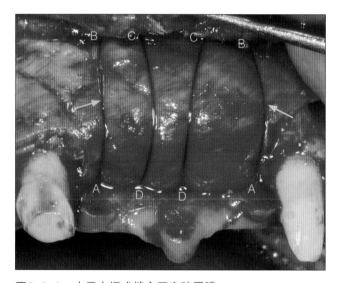

图2-3-9 水平内褥式缝合固定胶原膜

A点和D点位于腭侧黏膜瓣上，B点和C点位于骨代用材料和胶原膜根方的骨膜上，通过近远中各一个水平内褥式缝合（箭头示），实现胶原膜及下方骨代用材料整体的稳定固定。

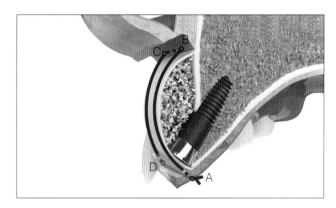

图2-3-10 水平内褥式缝合固定胶原膜示意图

A点位于腭侧黏膜瓣上，距离切缘5~10mm，B点和C点位于骨代用材料和胶原膜根方约1mm的骨膜上，D点同样在腭侧黏膜瓣上与A点相同的水平，打结于腭侧A点。

视频2-15
水平内褥式缝合固定
胶原膜动画演示

视频2-16
水平内褥式缝合固定
胶原膜标本模型演示

（三）具有应力阻断作用的减张缝合

在经过大范围骨增量后术区的张力往往会增加，患者术后的各种唇颊肌活动（如说话、吮吸等），都会对黏膜瓣产生牵拉的力量，使其难以稳定愈合。因此，直接使用缝合方法对创口进行关闭会有创缘裂开的风险，难以抵抗患者唇颊运动造成的牵拉力量。那么有没有什么办法既可以减轻术区骨增量后的张力，又可以阻断唇颊活动所产生的应力传导呢？

我们可以采用水平内褥式缝合，A点和D点位于腭侧黏膜瓣上偏根方的位置，离开创缘5~10mm处，为将来在牙槽嵴顶缝合关创提供进针空间，这与固定胶原膜的水平内褥式缝合一致。B点和C点位于唇颊侧黏膜瓣上减张切口所新形成的创面冠方边缘往根方约1mm处（图2-3-11）。需要注意的是，前述固定胶原膜的B点和C点位于骨代用材料和胶原膜的根方约1mm处，且通过一针固定于骨膜上，而此时减张缝合的B点、C点位于减张切口处的黏膜瓣之上，通过单独的两针完全穿过黏膜瓣，进行黏膜瓣的应力阻断。为了方便术者在唇颊侧瓣上B点、C点的进出针操作，助手需要注意使用镊子向冠方牵拉唇颊侧黏膜瓣，并且牵开患者嘴唇，暴露黏膜瓣的唇颊侧。缝合的顺序依次为：A点—B点—C点—D点，打结于腭侧A点（图2-3-11）。

该缝合的目的在于通过腭侧黏膜瓣上A点、D点对于唇颊侧黏膜瓣上B点、C点的牵拉，使唇颊侧黏膜瓣冠向复位，显著降低具有应力阻断作用的水平内褥式缝合冠方黏膜瓣的张力，同时可以阻断唇颊肌肉活动所传导的力量，起到缓冲和减张的作用，减少牙槽嵴顶处创口裂开的风险。

（四）结缔组织的固定

1. 带蒂结缔组织的固定

在种植二期手术前，我们可能遇到种植位点软组织条件欠佳的情况，可表现为轮廓丰满度不足或角化黏膜宽度不足等。在病例k-1中，患者23缺失，二期术前复查显示种植体骨结合良好，但唇侧软组织缺损，轮廓丰满度欠佳，愈合帽部分暴露，此时我们该选择何种二期术式呢？笔者推荐采用腭侧带蒂半厚瓣唇侧插入技术（图2-3-12）。

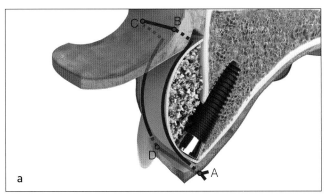
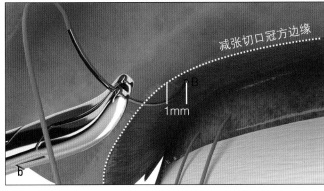

图2-3-11 水平内褥式缝合进行应力阻断示意图

a. 水平A点位于腭侧黏膜瓣上偏根方的位置，距离创缘5~10mm处，B点和C点位于唇颊侧黏膜瓣上减张切口所新形成的创面冠方边缘往根方约1mm处，D点同样在腭侧黏膜瓣上与A点相同的水平。

b. B点和C点位于减张切口所新形成的创面冠方边缘往根方约1mm处。

视频2-17
水平内褥式缝合应力
阻断标本模型演示

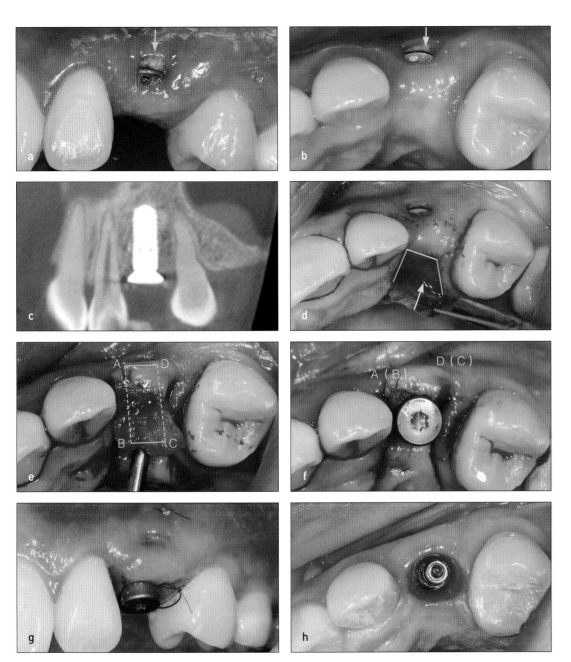

图2-3-12　上前牙腭侧半厚瓣唇侧插入术病例k-1

a. 二期术前唇侧观，23位点唇侧软组织缺损，箭头示愈合帽部分暴露。

b. 二期术前殆面观，23位点轮廓丰满度欠佳，箭头示愈合帽部分暴露。

c. CBCT示种植体骨结合良好，种植体周骨量充足。

d. 牙槽嵴顶偏腭侧做保护牙龈乳头的横行切口（黄色线示），近远中腭侧做垂直切口（蓝色线示），锐性分离腭侧浅层黏膜瓣（箭头示）。

e. 水平内褥式缝合固定唇侧带蒂的半厚瓣，A点和D点位于唇侧黏膜瓣上偏根方处，B点和C点分别位于腭侧半厚瓣的近远中两角，距离其近远中边缘以及腭侧边缘约1mm处。

f. 带蒂半厚瓣随缝线拉紧后卷入唇侧黏膜瓣下方，A点和B点、D点和C点分别对位。

g. 术后1周拆线，种植体唇侧软组织缺损愈合。

h. 术后1个月复查，种植体唇侧轮廓丰满度增加。

那么我们应如何确保带蒂的半厚瓣卷入唇侧后能够稳定地贴附在唇侧瓣上呢？我们可以采用水平内褥式缝合。A点和D点位于唇侧黏膜瓣上偏根方处，B点和C点分别位于腭侧半厚瓣的近远中两角，距离其近远中边缘以及腭侧边缘约1mm处。随着缝线的拉紧，带蒂半厚瓣将卷入唇侧黏膜瓣与骨面之间，A点和B点、D点和C点将会分别对位，为了确保半厚瓣平整地贴合于唇侧黏膜瓣，并贴附在骨面，A点和B点与牙槽嵴顶横行切口的距离应相等，C点和D点同理。缝合的顺序依次为：A点—B点—C点—D点，打结于唇侧A点（图2-3-13）。

2. 游离结缔组织的固定

对于上述病例，患者软组织的量相对比较充足，角化黏膜的宽度尚可，可仅在种植区原位进行软组织增量手术。可是对于一些黏膜菲薄、缺牙区丰满度极度欠佳的患者来说，我们推荐采用第二术区的游离结缔组织进行软组织增量手术，来增厚种植体周的软组织（病例k-2，图2-3-14）。那么我们应该如何将游离结缔组织稳定地贴合固定于唇颊侧黏膜瓣之上呢？

笔者推荐采用水平内褥式缝合。A点和D点位于唇颊侧黏膜瓣上，B点和C点位于游离结缔组织水平向中线上，距离近远中边缘分别约1mm。需要注意的是，与腭侧半厚瓣不同，其是唇侧带蒂的，故缝合时仅需要在半厚瓣的游离侧边缘进行固定，即可保证整个组织瓣完整地贴附；而游离结缔组织本身并无带蒂，故B点和C点需要位于结缔组织的中线上，才能尽可能使游离结缔组织整体贴附在唇侧瓣上。如果移植的游离结缔组织面积较大，此时仅依靠一针水平内褥式缝合进行固定可能导致其位置发生改变，故可采用多针水平内褥式固定游离结缔组织的近中、正中和远中等多个位点，缝合方向也从近远中向变为冠根向，进针距离则为距离游离结缔组织近远中边缘约1mm。拉紧缝线后A点和B点、D点和C点将会分别对位，此时游离结缔组织增加了牙槽嵴唇侧的丰满度。缝合的顺序依次为：A点—B点—C点—D点，打结于唇颊侧A点（图2-3-15）。

（五）根向复位瓣的固定

在临床中会出现种植体区角化黏膜宽度不足的情况，其是种植体周软组织炎症或牙龈退缩等并发症的危险因素，文献建议种植体颊舌侧应各至少有2mm角化黏膜[1-2]。在二期手术前，当发现角化黏膜总宽度小于4mm，难以达到颊舌侧各有2mm角化黏膜时，为了获得足够的种植体周角化黏膜，笔者常常首先会采用根向复位瓣，配合软组织移植替代物，或者角化黏膜移植扩增角化黏膜。

那么在根向复位瓣术中，对于唇颊侧的半厚瓣需要采用怎样的固定方法才能使其稳定地复位于理想水

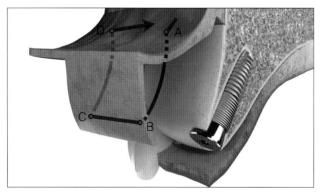

图2-3-13 水平内褥式缝合固定带蒂结缔组织示意图
A点位于唇侧黏膜瓣上偏根方处，B点和C点分别位于腭侧半厚瓣的近远中两角，距离其近远中边缘以及腭侧边缘约1mm处，D点位于唇侧黏膜瓣上与A点相同水平。

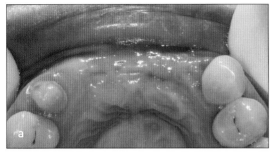
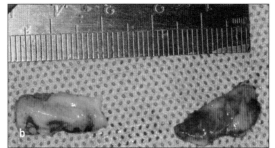
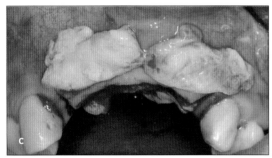
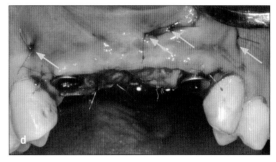
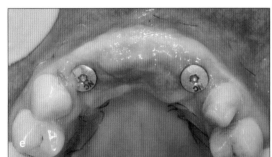

图2-3-14 上前牙游离结缔组织移植病例k-2

a. 二期术前见12-22唇侧轮廓丰满度欠佳。

b. 获取两块腭部游离结缔组织。

c. 游离结缔组织计划移植于上前牙唇侧黏膜瓣下方。

d. 箭头示多针水平内褥式缝合固定每块游离结缔组织的近中及远中位点，缝合方向为冠根向。

e. 术后2周拆线，可见唇侧轮廓丰满度较术前明显增加。

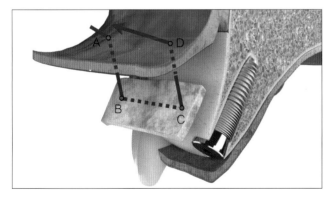

图2-3-15 水平内褥式缝合固定游离结缔组织示意图

A点位于唇颊侧黏膜瓣上，B点和C点位于游离结缔组织水平向中线上，距离近远中边缘分别约1mm，D点位于唇颊侧黏膜瓣上与A点同一水平，拉紧缝线后A点和B点、D点和C点将会分别对位，固定游离结缔组织移植物。

视频2-18
水平内褥式缝合固定唇侧游
离结缔组织移植物口内实操

平呢？当角化黏膜宽度为3～4mm时，为了获得角化黏膜生长的环境，根向复位的半厚瓣本身在冠方保留有1mm左右角化黏膜。我们可以采用水平内褥式缝合将根向复位瓣冠方1mm的角化黏膜固定在骨膜上。A点和D点位于半厚瓣上距离冠方边缘约1mm，B点和C点位于根向复位目标位置的骨膜之上，B点、C点需要通过一次穿针来完成而无法分为单独的两针，即从B点进针，直接从C点出针，且为了便于穿针，采用从近中往远中穿针的方式。缝合的顺序依次为：A点—B点—C点—D点，打结于半厚瓣上A点（图2-3-16）。需要注意的是，A点和D点距离半厚瓣边缘为1mm，其不同于创缘关闭时距离切口为3mm，因为我们希望通过水平内褥式缝合将半厚瓣上角化黏膜紧密地贴附于骨膜上，而不是形成外翻的"饺子皮样"外观。从而使其与牙槽嵴顶部分的角化黏膜，共同为暴露的骨膜创造角化黏膜生长的环境，同时起到避免根向复位瓣向冠

方回弹的作用，稳定前庭沟的深度。

（六）根向复位瓣术中受区移植物的固定

根向复位瓣与牙槽嵴顶部分的角化黏膜，共同为暴露的骨膜创造角化黏膜生长的环境，但由于口腔内复杂的微生态环境，以及咀嚼、发音等伴随的唇颊肌肉运动和外来食物的影响，都会对受区骨膜上方角化黏膜的生长造成一定的影响。为了尽可能降低外界因素的影响，促进角化黏膜的新生，临床上常常采用在受区覆盖血小板浓缩制品或生物材料，如CGF（concentrate growth factors）膜或Mucograft等。那么我们该采用什么样的方法来有效地固定生物敷料于受区呢？

以CGF膜为例，由于其面积较大且存在一定粘连性，缝合穿针过程中容易受到干扰，很难将其维持在理想的位置。笔者推荐首先采用水平内褥式缝合压迫

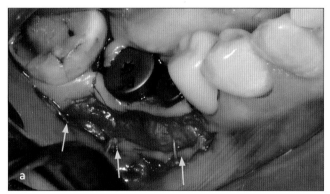
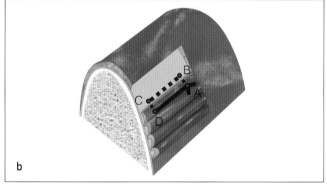

图2-3-16 水平内褥式缝合固定根向复位瓣示意图

a. 水平内褥式缝合固定颊侧半厚瓣于理想根向复位的水平上，箭头示根向复位瓣冠方1mm的角化黏膜紧密贴合于骨膜上。

b. A点位于半厚瓣上距离冠方边缘约1mm处，B点和C点位于根向复位目标位置的骨膜上，D点位于半厚瓣上与A点相同水平，打结于半厚瓣上A点。

视频2-19
水平内褥式缝合固定根向复位瓣标本模型演示

视频2-20
水平内褥式缝合固定根向复位瓣动画演示

视频2-21
水平内褥式缝合固定根向复位瓣口内实操

CGF膜的主体，再辅以间断缝合进行CGF膜端点的固定。其中水平内褥式缝合的A点和D点位于舌侧黏膜瓣上，此时的B点和C点与前述胶原膜固定的B点和C点类似，位于CGF膜根方的骨膜上，并且B点、C点需要通过一次穿针来完成而无法分为单独的两针，即从B点进针，直接从C点出针。在缝合过程中助手需要注意牵拉颊侧半厚瓣至根向复位的目标水平，充分暴露骨膜上B点、C点，便于术者进出针。且由于CGF膜存在一定粘连性，容易在穿针过程中卷起、折叠或移位，在完成水平内褥式4点的穿针后，可先调整CGF膜位置及形态，最后收紧缝线打结。缝合的顺序依次为：A点—B点—C点—D点，打结于舌侧A点（图2-3-17）。

二、水平外褥式缝合及其临床应用

前文描述了水平内褥式缝合在不同的临床场景可以实现关创、应力阻断、固定等多种功能。若通过更改穿针位点的顺序，可以实现另一种新的缝合方法，即水平外褥式缝合。其与水平内褥式缝合区别在于缝线经过创缘时位于创缘表面，从而实现内卷、关创、固定等多种功能。

（一）创口的关闭

在位点保存术或即刻种植手术中，由于对拔牙窝直接进行关创存在一定困难，常需要借助生物材料或患者自体组织来辅助关创，如明胶海绵、胶原蛋白海绵、Mucograft、Mucoseal、CGF或肉芽组织等。这些材料可以在术后作为软组织重新生长攀附的支架，从而促进创口的愈合，形成完整的软组织封闭，为下方骨组织的再生和种植体的结合提供稳定的环境。那么应该如何将生物材料或自体组织良好地固定在创口表面呢？

在病例中，患者12曾行桩核冠修复，后因外伤折断，现口内余留12残根，唇侧断端位于龈下，21-23为联冠修复体，13为全冠修复体。CBCT示12唇侧骨壁完整，根尖周可见低密度影。计划在拔除12同期即刻植入种植体。术中完成拔牙及种植体植入，填塞骨代用材料于跳跃间隙后，选用生物材料辅助关闭创口，并采用水平外褥式缝合搭配交叉外8字缝合的方法对其进行固定。术后1周拆线时，生物材料已吸收降解，创口整体基本愈合，中央部分仍有黄色假膜覆盖，获得了临床可以接受的愈合效果

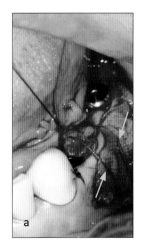
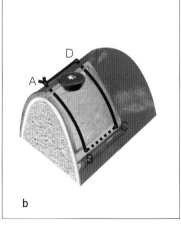

视频2-22
水平内褥式缝合固定根向复位瓣术中受区移植物口内实操

图2-3-17 水平内褥式缝合固定根向复位瓣术中受区移植物示意图

a. 箭头示水平内褥式缝合固定CGF膜主体于受区骨膜表面。

b. A点位于舌侧黏膜瓣上，B点和C点位于CGF膜根方的骨膜上，D点位于舌侧黏膜瓣上与A点相同水平，打结于舌侧黏膜瓣上A点。

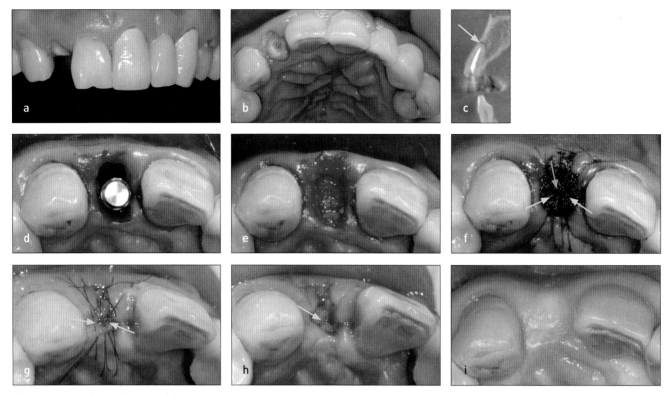

图2-3-18　上前牙即刻种植病例I

a、b. 术前口内检查，12残根，唇侧断端位于龈下，21-23为联冠修复体，13为全冠修复体。

c. 术前CBCT示12唇侧骨壁完整，根尖周可见低密度影（箭头示）。

d. 拔除残根，12位点植入1颗种植体。

e. 在12牙槽窝内及种植体冠方表面填入骨代用材料。

f. 水平外褥式缝合搭配交叉外8字缝合固定生物材料，辅助关闭拔牙创（黄色箭头示水平外褥式缝合固定生物材料近远中边缘，蓝色箭头示交叉外8字缝合固定生物材料中央）。

g. 术后1周拆线前，创口整体基本愈合，缝线在位，箭头示水平外褥式缝合。

h. 术后1周拆线后，生物材料吸收降解，创口中央部分黄色假膜覆盖（箭头示）。

i. 术后4个月，二期手术前复查12位点软组织愈合良好，角化黏膜充足。

（图2-3-18）。

可见对于位点保存术或即刻种植手术中拔牙创的关闭，水平外褥式缝合搭配交叉外8字缝合的方法能够在一定程度上对生物材料起到良好固定的作用。首先通过交叉外8字缝合将创口的材料进行初步固定，由于缝线的交叉主要位于生物材料的中间部分，而近中和远中的部分往往未受到十足的压迫力，所以我们需要通过水平外褥式缝合来进行额外固定。一方面可以起到固定生物材料近远中边缘的作用，防止其边缘翘起；另一方面可以将黏膜瓣形成内卷而非外翻。其中交叉外8字缝合将在后文进行讲解。那么对于水平外褥式缝合我们该如何进行操作呢？

缝针首先从唇颊侧黏膜瓣距离创口边缘3~5mm的位置穿入A点，从创口同侧D点出针。然后从舌腭侧黏膜瓣距离创口边缘3~5mm的C点再次进针，创口同侧的B点出针，形成了与水平内褥式缝合相对应的A、B、C、D 4点。其中A点和D点以及B点和C点连线基本上和切缘平行，笔者称其为"水平"，也就是水平

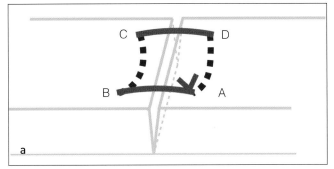

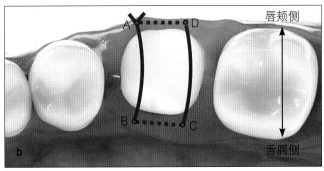

图2-3-19　水平外褥式缝合示意图

a. A点和D点位于唇颊侧黏膜瓣上距离创缘3~5mm处，C点和B点位于舌腭侧黏膜瓣上同样距离创缘3~5mm处，打结于唇颊侧A点。

b. 水平外褥式缝合固定拔牙创表面生物材料，经过创口表面的缝线固定生物材料的近远中边缘部分。

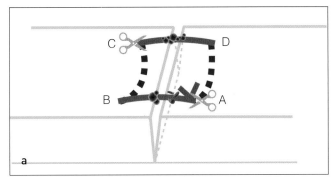

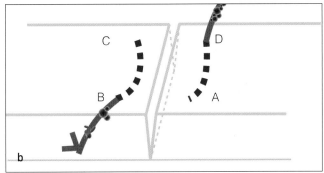

图2-3-20　水平外褥式缝合拆线示意图

a. 图中红色部分缝线位于组织外，附着了菌斑及食物残渣，在拆线时要避免其进入组织内；蓝色部分缝线位于组织内。于A点和C点剪断缝线。

b. 牵拉暴露于口内的两个线头A和C，使缝线的有菌部分（红色部分）不会通过组织内部。

视频2-23
水平外褥式缝合
模型演示

视频2-24
水平外褥式缝合固定拔牙
创生物材料口内实操

外褥式缝合前两个字的来源。另外从A点到B点以及从C点到D点，缝线经过切缘时都在切缘的外侧，肉眼可见，故称之为"外褥式缝合"。缝合的顺序依次为：A点—D点—C点—B点，打结于唇侧A点，完成整个水平外褥式缝合的标准过程（图2-3-19）。其与水平内褥式缝合区别在于形成切口的内卷而非外翻，同时缝线经过创口表面并能够起到加压切口区移植物的作用。

那么拆线又该如何进行，从而减少由于拆线造成感染的概率呢？

在完成消毒后，用镊子于A点提起线结，在线结和软组织之间剪线，这与间断缝合的拆线是一致的，然后拉起C点剪断缝线，将缝线分为两个部分，分别牵拉暴露于口内的两个线头A和C，使缝线的有菌部分（A点、B点之间的缝线，C点、D点之间的缝线）不会经过软组织内部（图2-3-20）。

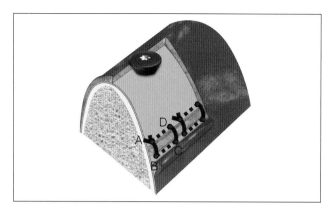

图2-3-21 水平外褥式缝合固定角化黏膜移植条带主体示意图
A点与D点位于紧贴条带冠方的骨膜上的近远中，B点和C点位于紧贴条带根方的骨膜上的近远中，打结于A点。目的在于限制住条带冠根向运动的同时使其紧密贴合于骨膜表面。

（二）根向复位瓣术中受区角化黏膜移植条带的固定

前文提到当角化黏膜宽度为3～4mm时，可以采用水平内褥式缝合将根向复位瓣冠方1mm的角化黏膜固定在骨膜上，与牙槽嵴顶部分的角化黏膜，共同为暴露的骨膜创造角化黏膜生长的环境。但当角化黏膜余留量仅为2～3mm时，无法确保愈合帽舌侧2mm的角化黏膜以及颊侧半厚瓣上1mm的角化黏膜，此时需要配合使用角化黏膜移植条带来进行根向复位瓣术。那么这时该如何进行条带的固定呢？

笔者推荐可以采取水平外褥式缝合进行条带主体部分的压迫固定。其中A点与D点位于紧贴条带冠方的骨膜上的近远中处，B点和C点位于紧贴条带根方的骨膜上的近远中处，从而限制住条带的移动空间，避免其冠根向运动。缝合的顺序依次为：A点—D点—C点—B点，打结于A点。A点与B点、C点与D点间的缝线跨过条带上方，对条带产生压迫固定作用，使其稳定贴合于骨膜，有利于条带获得来自下方骨膜的血供和营养，保证角化黏膜的顺利生长。依次从近中往远中进行条带固定，便于在缝合的过程中调整条带的位置，保证其位于根向复位的半厚瓣冠方，同时呈现出向下凹的与牙槽嵴顶相对应的弧形曲线，利于整个术区的角化黏膜增加量保持均匀（图2-3-21）。

三、垂直内褥式缝合及其临床应用

前文讲述了水平褥式缝合在不同临床场景中发挥的多种功效，其通过与切缘相平行的穿针位点连线，控制相对大范围的黏膜瓣对位或对较大面积的生物材料起到良好的固定作用。而垂直内褥式缝合穿针位点连线与切缘相垂直，从而只对较小范围软组织进行控制，利于实现更为精准的黏膜瓣或牙龈乳头对位。

（一）创口的关闭

根据前述在大范围骨增量术后我们常常采用水平内褥式缝合辅以缓冲间断缝合的方法来进行创口关闭，主要目的在于为创口的肿胀提供缓冲的空间，促进创口的良好愈合。在临床中我们希望创口除了能够在无张力的情况下愈合，还可以形成重要解剖结构的准确复位，如上前牙区存在唇系带和切牙乳头等结构，我们希望能够将其准确复位至与术前一致的状态，从而达到相对自然的美学效果。那应该采取什么样的缝合方法呢？在这里笔者推荐采用垂直内褥式缝合（图2-3-22）。

那么我们该如何进行垂直内褥式缝合的操作呢？缝针首先从唇颊侧黏膜瓣远离切缘约5mm的位置穿入A点，然后从舌腭侧黏膜瓣同样远离切缘约5mm的B点出针，这和间断缝合是类似的。回转针头，在黏膜瓣上B点同侧靠近切缘处且距离切缘约3mm的C点再次进针，将针从舌腭侧穿回唇颊侧的D点，D点位于A点同侧靠近切缘处，且距离切缘同样约3mm。此时形成了在同一个界面上缝线两次穿过切缘的状态，靠近下方为A点到B点穿过切口的缝线，靠近上方为C点到D点穿过切口的缝线。其中B点和C点以及A点和D点连

线基本上和切口垂直，笔者称其为"垂直"，也就是垂直内褥式缝合前两个字的来源。另外从A点到B点以及从C点到D点，缝线经过切缘时都在切缘的内侧，肉眼不可见，故称之为"内褥式缝合"。缝合顺序为：A点—B点—C点—D点，打结于唇侧A点，完成整个垂直内褥式缝合的标准过程（图2-3-23）。

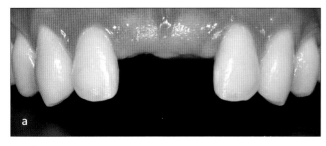

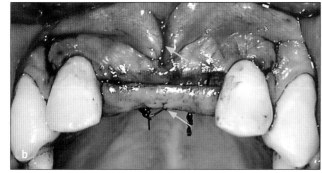

图2-3-22　垂直内褥式缝合进行唇腭侧黏膜瓣对位

a. 术前唇侧观。

b. 箭头示垂直内褥式缝合准确对位唇腭侧瓣，唇系带和切牙乳头复位至与术前一致的状态。

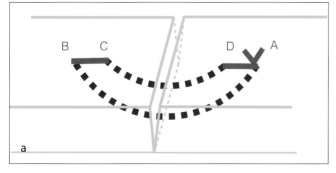

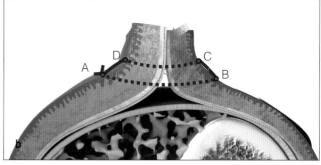

图2-3-23　垂直内褥式缝合示意图

a. A点位于唇颊侧黏膜瓣上远离切缘约5mm处，B点位于舌腭黏膜瓣上同样远离切缘约5mm处，C点位于B点同侧靠近切缘处且距离切缘约3mm的位置，D点位于A点同侧靠近切缘处且距离切缘同样约3mm的位置，打结于A点。

b. 箭头示垂直内褥式缝合使创缘处黏膜瓣外翻形成"饺子皮样"外观。

通过垂直内褥式缝合，一方面实现了唇腭侧黏膜瓣的精准复位，另一方面也可以形成创缘外翻的"饺子皮样"外观，增加创口之间的接触面积，减少将来创口裂开的风险。故对于大范围骨增量手术牙槽嵴顶创口关闭的顺序，笔者推荐首先应该进行垂直内褥式缝合进行创口的精准对位，再使用水平内褥式缝合和缓冲间断缝合进行后续关创。

那么对于垂直内褥式缝合又该如何拆线呢？

在完成消毒后，用镊子于A点提起线结，在线结和软组织之间剪线，这与间断缝合的拆线是一致的，然后拉起C点剪断缝线，将缝线分为两个部分，分别牵拉暴露于口内的两个线头A和C，使缝线的有菌部分（A点、D点之间的缝线，B点、C点之间的缝线）不会经过软组织内部（图2-3-24）。

（二）双侧牙龈乳头复位

对于种植区周围天然牙牙龈乳头完整，非RT2型或RT3型缺损，且术中同时翻开了颊腭侧牙龈乳头的情况，当进行复位固定双侧牙龈乳头时，若直接采用间断缝合会导致缝线位于牙龈乳头上方，一方面产生压痕，另一方面由于缝线较难位于牙龈乳头上方正冠方的位置，可能会对牙龈乳头产生向近中或远中推移的力量，从而造成术后牙龈乳头的退缩。那么我们该如何进行双侧牙龈乳头的复位固定呢？

笔者推荐采用垂直内褥式缝合。其中A点和B点分别位于颊侧和腭侧牙龈乳头的基底部，C点和D点分别位于腭侧和颊侧牙龈乳头靠近冠方的位置，距离牙龈乳头顶端约1mm处。缝合顺序为：A点—B点—C点—D点，打结于唇侧A点。通过垂直内褥式缝合，将唇侧侧牙龈乳头准确地复位贴合于外展隙处，且缝线均从牙龈乳头下方穿过，避免了缝线压迫牙龈乳头出现损伤，或产生近远中推挤的力量，降低将来牙龈乳头退缩的风险（图2-3-25）。

四、垂直外褥式缝合及其临床应用

与垂直内褥式缝合形成创口的外翻不同，垂直外褥式缝合的缝线经过创口时位于其表面，从而形成创口的内卷，并产生向下方的力量，将黏膜瓣加压固定于骨面之上。常用于天然牙冠延长术中进行双侧根向

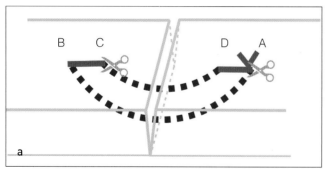
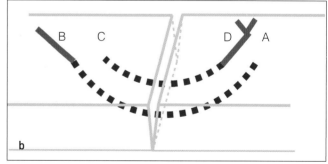

图2-3-24 垂直内褥式缝合拆线示意图

a. 图中红色部分缝线位于组织外，附着了菌斑及食物残渣，在拆线时要避免其进入组织内；蓝色部分缝线位于组织内。于A点和C点剪断缝线。

b. 牵拉暴露于口内的两个线头A和C，使缝线的有菌部分（红色部分）不会通过组织内部。

视频2-25
垂直内褥式缝合
模型演示

视频2-26
垂直内褥式缝合关闭创口
口内实操

复位瓣的固定、牙周炎和种植体周炎切除性手术后黏膜瓣的根向固定。垂直外褥式缝合的操作又是如何进行的呢?

缝针从唇颊侧黏膜瓣远离切缘约5mm的位置穿入A点,从A点同侧靠近切缘约3mm处D点出针。再从舌腭侧黏膜瓣靠近切缘约3mm的C点进针,从C点同侧的远离切缘约5mm处B点出针。其中B点和C点以及A点和D点连线基本上与切口垂直,笔者称其为"垂直",也就是垂直外褥式缝合前两个字的来源。另外从A点到B点以及从C点到D点,缝线经过切缘时都在切缘的外侧,肉眼可见,故称之为"外褥式缝合"。缝合顺序为:A点—D点—C点—B点,打结于唇侧A点,完成整个垂直外褥式缝合的标准过程(图2-3-26)。

那么拆线该如何进行,从而减少由于拆线造成感染的概率呢?

在完成消毒后,用镊子于A点提起线结,在线结和软组织之间剪线,这与间断缝合的拆线是一致的,然后拉起C点剪断缝线,将缝线分为两个部分,分别牵拉

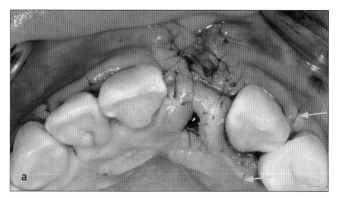
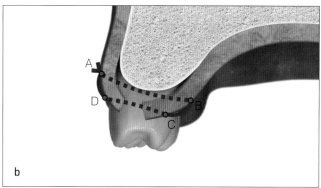

图2-3-25 垂直内褥式缝合复位双侧牙龈乳头示意图
a. 箭头示垂直内褥式缝合复位唇腭侧牙龈乳头,使其贴合于外展隙处。
b. A点和B点分别位于颊侧和腭侧牙龈乳头的基底部,C点和D点分别位于腭侧和颊侧牙龈乳头靠近冠方的位置,距离牙龈乳头顶端约1mm处,打结于唇侧A点。

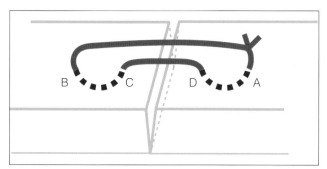

图2-3-26 垂直外褥式缝合示意图
A点位于唇颊侧黏膜瓣上远离切缘约5mm处,D点位于A点同侧靠近切缘约3mm处。C点位于舌腭侧黏膜瓣上靠近切缘约3mm的位置,B点位于C点同侧远离切缘约5mm的位置,打结于唇侧A点。

暴露于口内的两个线头A和C，使缝线的有菌部分（A点、B点之间的缝线，C点、D点之间的缝线）不会经过软组织内部（图2-3-27）。

五、褥式缝合的灵活运用

褥式缝合在上述4种基本的缝合方法之上，还可以通过改变进针、出针位置和顺序，以及绕线方式，来衍生出多种灵活的缝合方法，从而实现固定、减张、压迫、内卷、外翻等多种不同的功能，来满足不同场景下的临床需求。

（一）水平垂直内褥式缝合

前述在经过大范围骨增量术后，为了维持术区处于无张力状态，同时阻断唇颊活动的牵拉力量，我们可以采用水平内褥式缝合进行应力阻断。但由于水平内褥式缝合的B点和C点连线在唇侧黏膜瓣上与切缘相平行，缝线拉紧后可能影响唇侧黏膜瓣上来自根方的血供，从而影响创缘的愈合。那么我们应该采取何种方法才能在良好阻断应力的同时尽可能降低对唇颊侧黏膜瓣血供的影响呢？

我们可以采用水平垂直内褥式缝合，顾名思义为水平内褥式缝合和垂直内褥式缝合的组合使用。其中A点和D点的位置与前述水平内褥式缝合相一致，位于腭侧黏膜瓣上偏根方的位置，离开创缘5～10mm，为将来在牙槽嵴顶缝合关创提供进针空间。B点同样位于唇颊侧黏膜瓣上减张切口所新形成的创面冠方边缘往根方1mm处。需要注意的是，此时C点位于唇颊侧黏膜瓣上B点根方约3mm处，且B点、C点通过单独的两针完全穿透黏膜瓣，从而实现黏膜瓣的应力阻断。缝合的顺序依次为：A点—B点—C点—D点，打结于

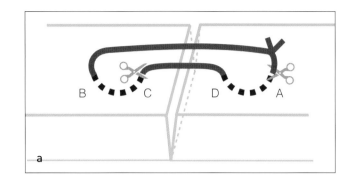

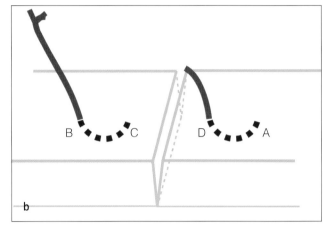

图2-3-27　垂直外褥式缝合拆线示意图

a. 图中红色部分缝线位于组织外，附着了菌斑及食物残渣，在拆线时要避免其进入组织内；蓝色部分缝线位于组织内。于A点和C点剪断缝线。

b. 牵拉暴露于口内的两个线头A和C，使缝线的有菌部分（红色部分）不会通过组织内部。

视频2-27
垂直外褥式缝合
模型演示

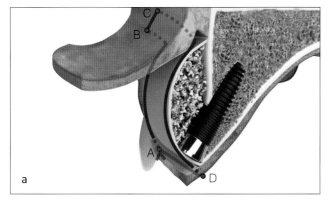

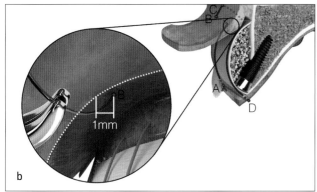

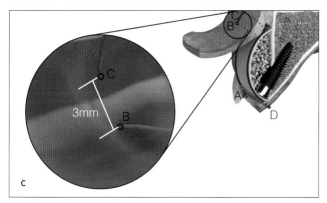

图2-3-28 水平垂直内褥式缝合示意图

a. A点位于腭侧黏膜瓣上，离开创缘5～10mm，B点位于唇颊侧黏膜瓣上减张切口所新形成的创面冠方边缘往根方1mm处，C点位于B点根方约3mm处，D点位于腭侧黏膜瓣上与A点相同水平。

b. B点位于进行减张切口所形成新的创面冠方边缘往根方约1mm处。

c. C点位于B点根方约3mm处。

视频2-28
水平垂直内褥式缝合
应力阻断动画演示

腭侧A点（图2-3-28）。可见A点和D点的连线与切缘平行，而B点和C点的连线与切缘垂直，这也是命名中"水平垂直"的来源。另外，从A点到B点以及从C点到D点，缝线经过切缘时都在切缘的内侧，故称之为"内褥式缝合"。为了方便术者在唇颊侧瓣上B点、C点的进出针操作，助手需要注意使用镊子向冠方牵拉唇颊侧黏膜瓣，并且牵开患者嘴唇，暴露黏膜瓣的唇颊侧。

通过水平垂直内褥式缝合，一方面阻断唇颊肌肉活动所传导的力量，起到缓冲和减张的作用，减少牙槽嵴顶处创口裂开的风险；另一方面相较于水平内褥式缝合，通过更改唇侧瓣上的水平进出针为垂直进出针，使缝线与血供方向平行，减少了缝线对唇侧黏膜瓣血供的影响，有利于创缘的愈合。

（二）垂直水平外褥式缝合

前文提到当角化黏膜宽度为3～4mm时，可以采用水平内褥式缝合将根向复位瓣冠方1mm的角化黏膜固定在骨膜上，与牙槽嵴顶部分的角化黏膜，共同为暴露的骨膜创造角化黏膜生长的环境。但当角化黏膜余留量仅为2～3mm时，需要配合使用角化黏膜移植条带来进行根向复位瓣术，此时颊侧半厚瓣上本身并没有角化黏膜，种植位点颊侧角化形成环境是依靠条带形成的，那么此时的根向复位的黏膜瓣应该采取何种方法进行固定才能避免其对冠方的角化黏膜移植条带造成干扰呢？

我们可以采用垂直水平外褥式缝合，顾名思义为垂直外褥式缝合和水平外褥式缝合的组合使用。首先从颊侧根向复位瓣外侧面远离切缘的A点进针，然后从靠近切缘约1mm的D点出针，这与前述垂直外褥式缝合的A点和D点相一致。接着调转针头，从颊侧半厚瓣的内侧面靠近根方的B点进针，在半厚瓣内水平向穿行，并在与B点同一水平的C点出针，这与前述水平外褥式缝合的B点和C点相一致。缝合的顺序依次为：A点—D点—B点—C点，打结于根向复位瓣外侧面A点（图2-3-29）。

需要注意的是，A点和D点通过单独的两针完全穿过黏膜瓣，且A点和D点的连线与切缘垂直；而B点和C点需要通过一次穿针来完成而无法分为单独的两针，即从B点进针，直接从C点出针，不穿透黏膜瓣，且B点和C点的连线与切缘平行。这也是命名中"垂直水平"的来源。另外从A点到C点以及从B点到D点，缝线经过切缘时都在切缘的外侧，故称之为"外褥式缝合"。

该缝合能够将根向复位瓣形成内卷并固定，避免其运动干扰冠方的角化黏膜移植条带，破坏角化黏膜形成环境的稳定。由于A、B、C、D 4点均在根向复位瓣上，可形成"自我卷入"的效果。也有学者将B点和C点缝合固定于骨膜上，同样可以形成根向复位瓣的内卷，但在后续牵拉时存在将缝线从骨膜上拉松的可能性，且在骨膜上穿针相较于黏膜瓣而言难度更大，考虑根向复位瓣本身并不提供角化黏膜生长环境，为了简化操作，笔者推荐在黏膜瓣上进行B点、C点的穿针。

此外，使用垂直水平外褥式缝合而非水平外褥式缝合或垂直水平外褥式缝合进行根向复位瓣固定的原因在于，通过黏膜瓣外侧面垂直的A点和D点，可以控制更多根向复位瓣的冠根向面积；而通过黏膜瓣内侧面水平的C点和B点，可以增加根向复位瓣水平向的控制面积，若在黏膜瓣内侧面进行垂直穿针则困难较大。通过垂直和水平的相互组合，实现了更大面积的黏膜瓣"自我卷入"。

（三）Gottlow缝合

1. 创口的关闭

前文描述了在位点保存术或即刻种植手术中，由

视频2-29
垂直水平外褥式缝合内
卷根向复位瓣动画演示

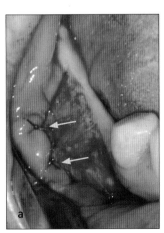
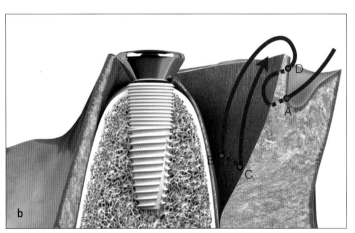

图2-3-29 垂直水平外褥式缝合示意图

a. 垂直水平外褥式缝合固定根向复位的颊侧半厚瓣，箭头示垂直水平外褥式缝合使颊侧半厚瓣形成内卷。

b. A点位于颊侧根向复位瓣外侧面远离切缘处，D点位于靠近切缘约1mm的位置，B点和C点位于颊侧半厚瓣的内侧面靠近根方处，打结于根向复位瓣外侧面A点。

于对拔牙窝直接进行关创存在一定困难，可以通过水平外褥式缝合搭配交叉外8字缝合进行生物材料或自体组织的固定来辅助关创。其中交叉外8字缝合可以将生物材料中央部分进行固定，水平外褥式缝合则对生物材料近远中边缘部分进行额外固定。

但临床上有时仍会观察到生物材料或自体组织的边缘穿过了缝线之间的空间，超出了黏膜瓣边缘水平，甚至覆盖至黏膜瓣之上。原因在于水平外褥式缝合和交叉外8字缝合主要对黏膜瓣和生物材料均起到向下加压的作用，但黏膜瓣和生物材料之间并未建立明确的上下位置关系。于是生物材料在和黏膜瓣交界处容易翘起，从而影响软组织细胞的爬行，同时造成食物残渣和菌斑的附着，不利于创口的顺利愈合。那么我们应该采取何种方法避免这种情况的发生呢？

笔者推荐采用Gottlow缝合。缝针从唇颊侧黏膜瓣距离创口边缘3~5mm的位置穿入A点，从舌腭侧黏膜瓣上B点出针，这是和间断缝合保持一致的。回转针头，在黏膜瓣上B点的同侧距离3~5mm的C点再次进针，将针从舌腭侧穿回唇颊侧的D点，这与水平内褥式缝合的A、B、C、D 4点是相一致的。需要注意的是，在缝针穿出D点后不能直接打结，需要将针从B点和C点之间预留的线圈穿过，可以从切缘侧穿过，也可以从远离切缘侧穿过，都能够起到完成Gottlow缝合的作用，再于A点进行打结（图2-3-30）。

通过Gottlow缝合中A点到B点和C点到D点的缝线，将生物材料完整地压在了创缘下方，建立了黏膜瓣在上、生物材料在下的位置关系，避免了移植物边缘的翘起。同时由于缝线绕过B点和C点之间预留的线圈，故在切缘上方也有缝线经过，对切缘形成了一定的内卷作用，从而中和了水平内褥式缝合形成的创口外翻，避免了食物细菌进入外翻的创口内。

那么拆线该如何进行，从而减少由于拆线造成感染的概率呢？

在完成消毒后，用镊子于A点提起线结，在线结和软组织之间剪线，这与间断缝合的拆线是一致的，然后拉起C点剪断缝线，将缝线分为两个部分，分别牵拉暴露于口内的两个线头A和C，使缝线的有菌部分（A点、D点之间的缝线，B点、C点之间的缝线）不会经

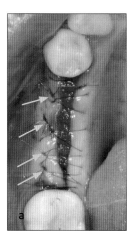
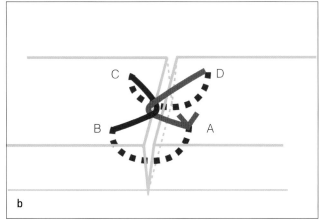

图2-3-30 Gottlow缝合固定生物材料辅助创口关闭示意图

a. 箭头示Gottlow固定生物材料于黏膜瓣下方，建立了黏膜瓣在上、生物材料在下的位置关系。

b. A点位于唇颊侧黏膜瓣上距离切缘3~5mm处，B点和C点位于舌腭侧黏膜瓣上同样距离切缘3~5mm处，D点位于唇颊侧黏膜瓣上与A点相同的水平，缝线从D点穿出后绕过B点和C点之间预留的线圈，在创口上方形成交叉，打结于A点。

过软组织内部（图2-3-31）。

2. 牙龈乳头复位

对于种植区周围天然牙存在牙周破坏或种植体周存在骨缺损，可进行天然牙牙周重建或种植体周再生性手术时，需采取牙龈乳头切口，并将颊腭侧牙龈乳头同时翻开，完整暴露骨缺损区，进行清创和植骨，那么我们应该选择什么样的缝合方法复位固定颊腭侧牙龈乳头呢？在病例m中，患者因14种植体周不适就诊，BOP（+），PD=3~4mm，CBCT示种植体周骨吸收，计划进行种植体周再生性手术。术中翻开颊腭侧黏膜瓣，暴露种植体周骨缺损，清理种植体周感染，填入骨代用材料，采用Gottlow缝合进行颊腭侧牙龈乳头复位固定。术后CBCT示种植体周骨恢复至种植体平台高度，术后3个月和术后9个月X线片复查均显示种植体周骨高度维持于相对稳定的状态（图2-3-32~图2-3-34）。

可见对于天然牙牙周重建或种植体周再生性手术时，采取Gottlow缝合进行牙龈乳头的复位固定可以为下方结构创造相对封闭和稳定的成骨环境。不同于大范围骨增量后的牙槽嵴顶切口关创希望形成创缘外翻，从而缓冲骨增量术后软组织肿胀，形成创缘的无

张力愈合。对于天然牙或种植体周再生性手术而言，其下方植骨的范围主要局限在附着丧失的部位，一般不会超过天然骨轮廓外，张力相对来说较小。因此，在牙龈乳头切口处，对创缘外翻的要求并不如牙槽嵴顶切口高，反而更需要满足牙龈乳头的良好对位，甚至可以形成轻微的内卷，创造一个类似于"顶棚"的结构，从而为其下方天然牙或种植体提供相对封闭和稳定的成骨环境。那么我们该如何进行Gottlow缝合的操作呢？

首先从唇颊侧牙龈乳头切口的根方3~5mm处A点进针，从舌腭侧牙龈乳头基底部B点出针，由于舌腭侧牙龈乳头较窄，调转针头，从距离舌腭侧牙龈乳头顶端约1mm处C点进针，B点和C点的连线与切缘垂直，与垂直内褥式缝合的B点、C点穿针方法一致。由于唇颊侧牙龈乳头较宽，若同样D点同样垂直出针，那么其所固定的牙龈乳头区较窄，不利于唇颊侧牙龈乳头的稳定。故从唇颊侧牙龈乳头水平切口根方与A点同一水平的D点出针，A点和D点的连线与切缘平行，与水平内褥式缝合A点、D点的穿针方法一致。需要注意的是，在缝针穿出D点后不能直接打结，需要将针从B点和C点之间预留的线圈穿过，可以从切缘侧穿过，也

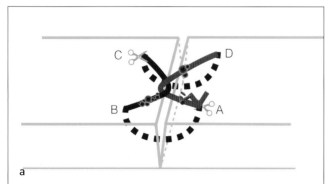 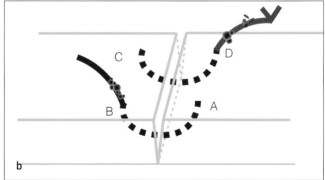

图2-3-31　Gottlow缝合拆线示意图

a. 于A点和C点剪断缝线。

b. 牵拉暴露于口内的两个线头A和C，使缝线的有菌部分不会通过组织内部。

视频2-30
Gottlow缝合模型
演示

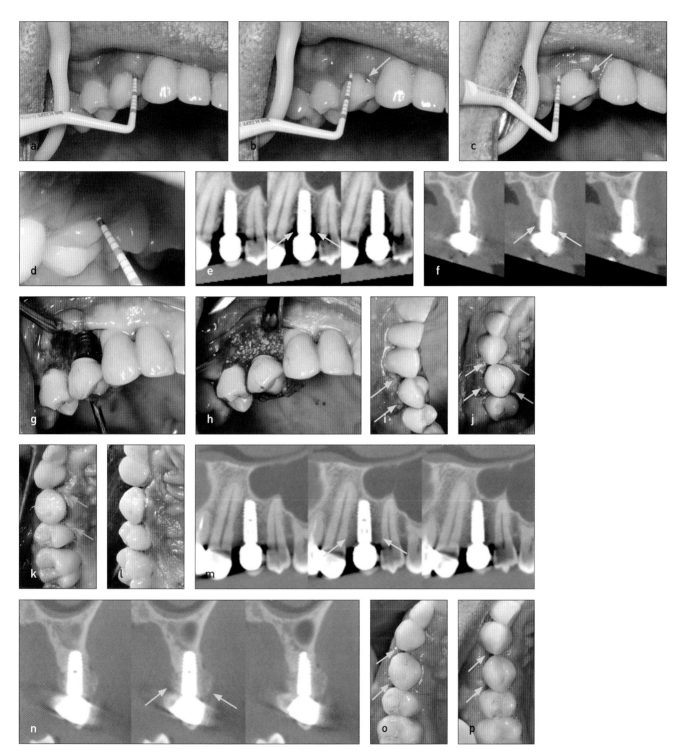

图2-3-32 种植体周炎再生性手术病例m

a～d. 术前14种植体周探诊，箭头示BOP（＋），PD=3～4mm。

e、f. 术前CBCT示14种植体颊腭侧及近远中侧均存在骨吸收（箭头示）。

g. 翻开14种植体近远中颊腭侧牙龈乳头，完整暴露种植体周骨缺损。

h. 清理种植体周感染后填入骨代用材料。

i～l. Gottlow缝合准确对位颊腭侧牙龈乳头，黄色箭头示唇颊侧穿针点连线与切缘平行，蓝色箭头示腭侧穿针点连线与切缘垂直。

m、n. 术后CBCT示种植体周骨恢复至种植体平台高度（箭头示）。

o、p. 术后2周拆线前后，牙龈乳头基本愈合（箭头示）。

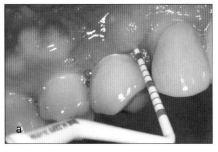
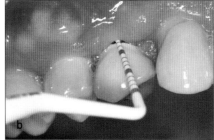
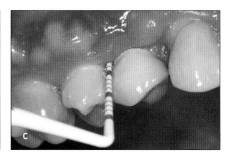
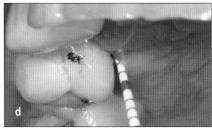
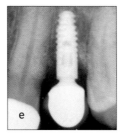

图2-3-33　病例m术后3个月复查

a~d. 14种植体周探诊无出血，PD=2~3mm。

e. 术后3个月X线片示种植体近远中颈部骨略吸收，吸收程度较术前改善。

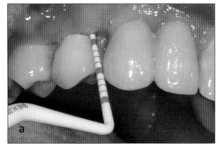
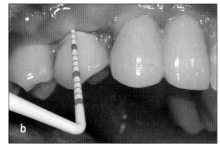
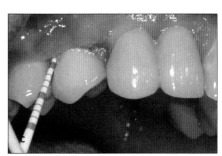
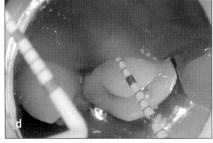
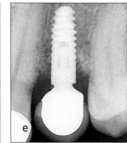

图2-3-34　病例m术后9个月复查

a~d. 14种植体周探诊无出血，PD=2~3mm。

e. 术后9个月X线片示种植体颈部骨高度稳定。

可以从远离切缘侧穿过，形成位于切缘上方的缝线交叉，再于A点进行打结（图2-3-35）。

实际上对于Gottlow缝合，我们既可以在水平内褥式缝合或垂直内褥式缝合的基础上通过绕线来完成，也可以灵活组合这两种缝合方法，在切缘一侧软组织较宽时采用水平进针，而切缘另一侧软组织较窄时垂直进针。这常常出现于牙龈乳头的区域，唇侧牙龈乳头较宽，腭侧牙龈乳头较窄，此时可以结合水平垂直内褥式缝合的穿针顺序搭配绕圈来完成Gottlow缝合。

（四）单侧水平内褥式缝合

1. 根向复位瓣端点处固定

前文描述了根向复位瓣主体部分的固定方法包括水平内褥式缝合和垂直水平外褥式缝合，前者使根向复位瓣冠方角化黏膜紧贴于骨膜上，与牙槽嵴顶部分的角化黏膜，共同为暴露的骨膜创造角化黏膜生长的环境，后者则使根向复位瓣形成稳定内卷的状态，避免其运动干扰冠方的角化黏膜移植条带。但临床上有时仍会观察到根向复位瓣具有一定的动度，尤其在两侧垂直切口处。为了避免根向复位瓣的运动，影响角化黏膜的生长环境，我们应该如何增加垂直切口处根

向复位瓣的稳定性呢？

笔者推荐采用单侧水平内褥式缝合。首先从颊侧半厚瓣上距离冠方边缘约1mm，同时距离垂直切口约3mm处A点进针，从垂直切口对侧固定侧黏膜瓣上B点出针，A点、B点与切缘距离相等，这与间断缝合是一致的。回转针头，在B点同侧固定瓣上的C点再次进针，B点和C点的连线与垂直切口平行，穿透骨膜并从骨膜上的C′点出针。缝合顺序为：A点—B点—C点—C′点，打结于颊侧半厚瓣上A点（图2-3-36）。

需要注意的是，仅通过A点到B点的穿针难以完整穿透骨膜，无法将根向复位瓣稳定地固定在骨膜上，此时如果直接打结则形成间断缝合，将来颊侧半厚瓣

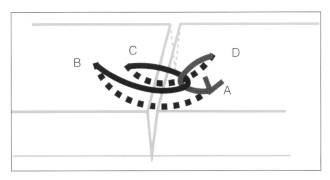

图2-3-35　Gottlow缝合示意图

A点位于唇颊侧牙龈乳头切口的根方3~5mm处，B点位于舌腭侧牙龈乳头基底部，C点位于距离舌腭侧牙龈乳头顶端约1mm的位置，D点位于唇颊侧牙龈乳头与A点相同的水平，缝线从D点穿出后绕过B点和C点之间预留的线圈，在切口上方形成交叉，打结于A点。

视频2-31
Gottlow缝合灵活运用模型演示

视频2-32
Gottlow缝合复位双侧牙龈乳头模型演示

视频2-33
Gottlow缝合复位双侧牙龈乳头动画演示

视频2-34
单侧水平内褥式缝合固定根向复位瓣端点处口内实操

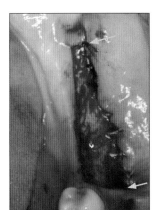

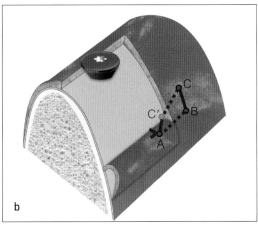

图2-3-36　单侧水平内褥式缝合示意图1

a. 箭头示单侧水平内褥式缝合将颊侧半厚瓣近远中两端固定于周围固定侧黏膜瓣上。

b. A点位于颊侧半厚瓣上距离冠方边缘约1mm，同时距离垂直切口约3mm处，B点位于垂直切口对侧固定侧黏膜瓣上，A点、B点与切缘距离相等，C点位于B点同侧黏膜瓣上，B点、C点的连线与垂直切口平行，C′点位于骨膜上，C′点与愈合帽边缘距离至少6mm，打结于颊侧半厚瓣上A点。

在垂直切口处仍然可能存在一定动度，故需要通过单独的一针于C'点穿透骨膜，C'点起到了约束根向复位瓣，避免其向冠方移位的作用，从而使根向复位瓣在近远中两端垂直切口处具有良好稳定性，避免对角化黏膜形成环境造成干扰。此外，由于文献中报道[3-4]根向复位瓣术后角化黏膜退缩量大约50%，我们希望种植体周角化黏膜至少有2～3mm宽度，而位于骨膜上C'点的位置决定了根向复位瓣所复位的水平，故C'点要求至少距离种植体愈合帽边缘6mm，从而确保种植体周能够形成充足的角化黏膜。

在单侧水平内褥式缝合中，根向复位瓣上只有A点一个进针点，固定侧黏膜瓣上有B点、C点两个进针点，由于一侧黏膜瓣只穿针一次，而另一侧穿针两次，故只形成了有两个穿针点的黏膜瓣的褥式缝合，称为"单侧"。且固定侧黏膜瓣上B点和C点连线与垂直切口平行，称其为"水平"。此外，在跨过垂直切口的两条缝线中，A点到B点的缝线完全位于组织内部，肉眼不可见。而A点到C点的缝线一半位于组织内，肉眼不可见；另一半位于组织表面，肉眼可见。笔者根据完全位于组织内部的A点到B点的缝线称其为"内褥式"缝合。由此可以得到"单侧水平内褥式缝合"的命名。

以此类推，对于单侧褥式缝合而言，均存在切缘一侧黏膜瓣只穿针一次的情况，故只在穿针两次的黏膜瓣上形成了褥式缝合，这也是命名中"单侧"的来源。存在两个穿针位点的黏膜瓣，若该两点连线与切缘平行，则命名为"水平"；若其连线与切缘垂直，则命名为"垂直"。由于单次穿针，在跨过切缘的两条缝线中必然存在一条缝线一半位于组织内而另一半位于组织表面的情况，我们根据另一条跨过切缘的缝线来决定是"内褥式缝合"还是"外褥式缝合"，若该缝线完全位于组织内，肉眼不可见，则为"内褥式缝合"；若其完全位于组织表面，肉眼可见，则为"外褥式缝合"。本书单侧褥式缝合的命名均遵循此原则。

2. 游离结缔组织的固定

前文描述了对于一些黏膜菲薄，缺牙区丰满度极度欠佳的患者来说，笔者推荐采用第二术区的游离结缔组织进行软组织增量手术，并使用水平内褥式缝合将游离结缔组织固定在唇颊侧黏膜瓣上，该缝合主要适用于唇颊侧翻起全厚瓣的术式，如在GBR同期进行软组织移植时。那么对于唇颊侧采取分离半厚瓣的手术而言，如冠向复位瓣术中同期进行软组织增量，我们应该如何有效地固定游离结缔组织移植物呢？

笔者推荐采用单侧水平内褥式缝合。首先从游离结缔组织端点处距离边缘1～2mm的A点进针，从另一侧半厚瓣上距离游离结缔组织边缘1～2mm的B点出针，这与间断缝合是一致的。回转针头，在B点同侧半厚瓣上的C点再次进针，B点和C点的连线与游离结缔组织边缘平行，穿透骨膜并从骨膜上的C'点出针。缝合顺序为：A点—B点—C点—C'点，打结于游离结缔组织上A点（图2-3-37）。与前述根向复位瓣端点处的固定类似，仅通过A点到B点的一次穿针难以完全穿透骨膜，若此时直接打结，游离结缔组织主要固定在疏松的结缔组织上，而非坚韧的骨膜，导致游离结缔组织的稳定性显著降低，可能在A点、B点之间滑动。通过在C点处进针并完全穿透骨膜上的C'点，将移植物的端点稳定地固定于骨膜上的C'点处，约束了游离结缔组织的位置，使其准确地位于目标移植区域的位置，并有效增加了其稳定性，同时保证游离结缔组织平整地附着在受区，将来与其上方的黏膜瓣、下方的骨膜之间都较好地贴合，提高游离结缔组织的存活率，获得较好的软组织增量效果。

（五）单侧水平外褥式缝合

对于需要进行游离结缔组织移植的患者，临床上常在腭侧供区获取移植物。但获取移植物所产生的腭侧创面如果直接暴露于口内，容易引起患者的疼痛不适，可以在供区创面覆盖胶原蛋白海绵或CGF膜等敷料，来加快腭侧软组织的愈合。那么我们该如何固定腭侧创面敷料并实现良好的供区创口关闭呢？

笔者推荐采用单侧水平外褥式缝合。缝针从腭侧供区根方距离创缘3～5mm的位置穿入A点，从后往前穿针，顺应腭穹隆的弧形从创缘同侧D点出针，D点位于A点近中且更偏根方的位置，形成水平外褥式缝合的A点、D点。然后从腭侧供区冠方创缘处进针，向冠方

穿透骨膜，从创面冠方的腭侧牙龈乳头处C点出针。其中A点、D点为水平外褥式缝合的两点，创面冠方组织只有C点一个穿针点，故称为"单侧"。而在创面根方的A点和D点连线与切缘接近平行，故称其为"水平"。此外，在跨过垂直切口的两条缝线之一，A点到C点的缝线完全位于组织表面，肉眼可见，称其为"外褥式"。缝合顺序为：A点—D点—C点，打结于腭侧A点（图2-3-38）。

在跨过创面的两条缝线中，A点到C点的缝线完全位于组织表面，而D点到C点的缝线虽然一部分位于组织内，但位于组织表面的部分完整地经过了供区创面，两条缝线同时起到加压固定敷料的作用，有利于创面的愈合，减少了术区的渗血。采取单侧水平外褥式缝合的原因在于腭侧冠方切缘与龈缘距离通常为2mm，若采用常规水平外褥式缝合，则B点、C点的穿

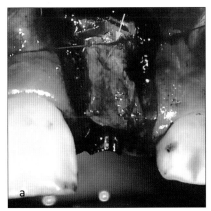
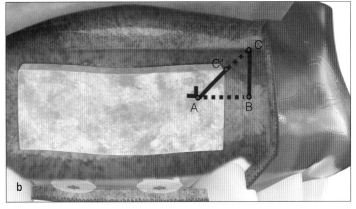

图2-3-37　单侧水平内褥式缝合示意图2
a. 箭头示单侧水平内褥式缝合固定游离结缔组织端点处。
b. A点位于游离结缔组织端点距离边缘1～2mm处，B点位于另一侧半厚瓣上距离游离结缔组织边缘1～2mm处，C点位于B点同侧，B点、C点的连线与游离结缔组织边缘平行，C′点位于骨膜上，起到约束游离结缔组织的位置的作用，打结于游离结缔组织上A点。

针位点将位于龈缘与切缘之间的中线，其无论距离龈缘还是切缘都仅有1mm，此时软组织过于薄弱，容易造成缝线的松动、滑脱，导致缝线失去对创面敷料的加压固定效果。因此我们选择在腭侧牙龈乳头处单次穿针，该处软组织更为致密、强度较高，更利于缝合的稳定性。

需要注意的是，由于腭部血供从远中腭大孔内腭大血管来源，其向前走行与切牙管汇合，打结于腭侧根方远中的A点，可以起到施压腭大血管束的作用，降低线结远中端血流量，减轻创面的渗血。且腭侧供区的长度是根据受区的需要确定的，通常跨越多个牙位，此时需要使用多针单侧水平外褥式缝合，笔者建议每一个腭侧牙龈乳头对应的位置进行一针单侧水平外褥式缝合。

（六）单侧垂直内褥式缝合

前文描述了对于种植区周围天然牙牙龈乳头完整，非RT2型或RT3型缺损，且术中同时翻开了颊腭侧牙龈乳头的情况，笔者推荐采用垂直内褥式缝合进行双侧侧牙龈乳头的复位固定。但对于只需要翻开唇颊侧牙龈乳头的情况，由于舌腭侧牙龈乳头完全贴附在天然牙和骨面上，难以实现或者没有必要在腭侧牙龈乳头完成B点、C点的穿针。那么此时我们该采用何种缝合方法呢？

笔者推荐采用单侧垂直内褥式缝合。首先从唇颊侧牙龈乳头的基底部的A点穿针，使用针尾穿过两邻牙间隙达腭侧，回转针头，从腭侧牙龈乳头基底部B点进针穿回唇颊侧，若此时直接打结，会导致缝线位于牙龈乳头上方，产生压痕，且缝线难以位于牙龈乳头正中央的位置，可能会对牙龈乳头产生向近中或远中推移的力量，造成其退缩的可能性。因此我们从唇颊侧牙龈乳头内侧面距离牙龈乳头顶端约1mm处的D点再次穿针。其中腭侧牙龈乳头只有B点一个进针点，颊侧牙龈乳头形成垂直内褥式缝合的A点、D

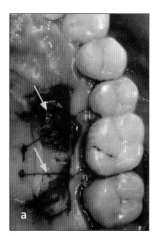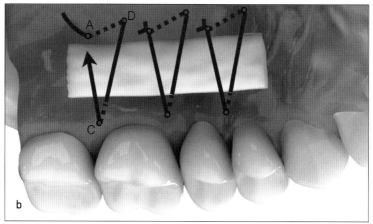

图2-3-38　单侧水平外褥式缝合示意图

a. 箭头示单侧水平外褥式缝合固定腭侧供区创面的CGF膜。

b. A点位于腭侧供区根方距离创缘3~5mm处，D点位于A点近中且更偏根方的位置，A点和D点连线与切缘接近平行，C点位于创面冠方的腭侧牙龈乳头区，打结于腭侧A点。

视频2-35
单侧水平外褥式缝
合标本模型演示

点，故称为"单侧"。而在唇侧牙龈乳头的A点和D点连线与切口垂直，故称其为"垂直"。此外，在跨过切口的两条缝线之一，D点到B点的缝线完全位于组织内部，肉眼不可见，称其为"内褥式"。缝合顺序为A点—B点—D点，打结于唇颊侧A点（图2-3-39）。

此时唇颊侧牙龈乳头冠方没有缝线存在，避免了牙龈乳头向近远中偏移的可能性，同时通过腭侧牙龈乳头将唇侧牙龈乳头准确地复位贴合于外展隙处，避免了牙龈乳头出现损伤。需要注意的是，唇颊侧牙龈乳头上的D点需要尽可能靠近冠方，以距离牙龈乳头顶端约1mm为最佳，从而减少D点冠方松弛的牙龈乳头，让尽量多的牙龈乳头贴附于外展隙，降低术后其牙龈乳头退缩的风险。

在病例n中，患者22为残根，术中拔除22残根后即刻植入种植体，并行小范围植骨，术后11近中牙龈乳头和23远中牙龈乳头均采用单侧垂直内褥式缝合。拆线时发现11近中牙龈乳头发生了一定程度的退缩，形成了"黑三角"，而23远中牙龈乳头术后形态与术前基本一致。造成这种情况的原因是什么呢？可以看到11近中牙龈乳头处单侧垂直内褥式缝合的D点一针过于得偏向了根方，距离牙龈乳头顶端过

远，造成牙龈乳头顶端没有良好地贴附于天然牙外展隙上，导致了"黑三角"的形成。而23远中牙龈乳头处的D点距牙龈乳头顶端约1mm，使牙龈乳头顶端良好地贴合于外展隙内，避免了术后牙龈乳头的退缩（图2-3-40）。

（七）单侧垂直外褥式缝合

前文描述了对于根向复位瓣术受区的敷料如Mucograft，我们采用水平内褥式缝合进行固定，但由于水平内褥式缝合仅对Mucograft表面起压迫作用，在其边缘处容易发生翘起，且难以与创缘较好地贴合，那么该如何将生物材料紧密贴合地固定在受区呢？

笔者推荐采用单侧垂直外褥式缝合的方法。首先从生物材料距离冠方边缘4~5mm处A点进针，从生物材料上距离冠方边缘1~2mm的D点出针，形成垂直外褥式缝合的A点、D点。然后从冠方切缘处进针，向冠方穿透骨膜，从冠方黏膜瓣上距离切缘约3mm处C点出针。其中冠方黏膜瓣上只有C点一个穿针点，生物材料有垂直外褥式缝合的A点、D点，故称为"单侧"。而生物材料上的A点和D点连线与切缘垂直，故称其为"垂直"。此外，在跨过切口的两条缝线之一，C点到A点的缝线完全位于组织表面，肉眼可见，故称其为

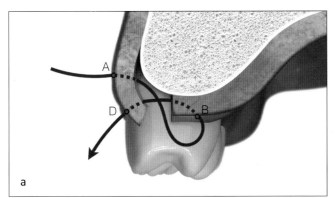
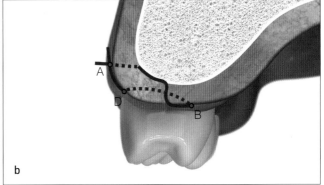

图2-3-39　单侧垂直内褥式缝合示意图

a、b. A点位于从唇颊侧牙龈乳头的基底部，B点位于腭侧牙龈乳头基底部，D点位于唇颊侧牙龈乳头距离牙龈乳头顶端约1mm处，A点和D点连线与切缘垂直，打结于唇颊侧A点。

"外褥式"。缝合顺序为A点—D点—C点，打结于生物材料上的A点或者C点（图2-3-41）。

通过单侧垂直外褥式缝合，将生物材料加压固定在受区表面，同时使其冠方边缘与切缘相互贴合。A点到C点、D点到C点的缝线从生物材料冠方边缘上方通过，避免了其边缘发生翘起。由于生物材料的宽度是根据受区宽度确定的，通常跨越多个牙位，笔者建议可以连续做多个单侧垂直外褥式缝合，配合水平内褥式缝合，共同增加生物材料的稳定性。

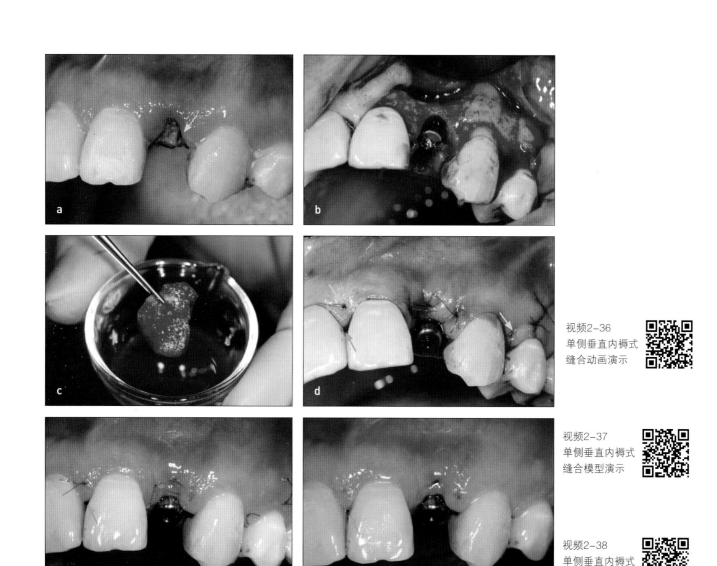

视频2-36
单侧垂直内褥式
缝合动画演示

视频2-37
单侧垂直内褥式
缝合模型演示

视频2-38
单侧垂直内褥式
缝合口内实操

图2-3-40　上前牙单颗牙缺失GBR病例n

a. 箭头示22残根。

b. 术中拔除22残根后即刻植入种植体。

c. 骨代用材料混合CGF制备黏性骨块。

d. 11近中及23远中牙龈乳头采用单侧垂直内褥式缝合（黄色箭头示），11近中牙龈乳头顶端复位不完全，可见"黑三角"形成（蓝色箭头示）。

e、f. 术后2周拆线前后，11近中牙龈乳头轻度退缩，相较于术前形成"黑三角"（箭头示），23远中牙龈乳头高度与术前基本一致。

（八）双向单侧垂直外褥式缝合——双向缝合

前文描述了对于位点保存术或即刻种植手术中拔牙创的关闭，可以通过Gottlow缝合固定胶原蛋白海绵等生物材料来辅助关创，通过缝线将生物材料完整地固定在黏膜瓣下方，避免了移植物边缘的翘起，减少食物残渣或菌斑的附着。但在进行Gottlow缝合穿针时往往容易误触下方的胶原蛋白海绵，导致其位置改变。因此在进行Gottlow缝合之前，我们需要首先将胶原蛋白海绵进行初步的固定，那么我们该采用什么方法来增加胶原蛋白海绵的初期稳定性呢？

在病例o中，患者14残根，唇侧断端齐龈，CBCT示14唇侧骨壁完整，计划在拔除14即刻植入种植体。术中完成拔牙后在导板引导下植入种植体，填塞骨代用材料于跳跃间隙后，选用胶原蛋白海绵辅助关闭创口，并采用双向单侧垂直外褥式缝合搭配Gottlow缝合的方法对其进行固定。术后2周拆线时，胶原蛋白海绵吸收降解，创口愈合良好，少量假膜覆盖，获得了较好的临床愈合效果（图2-3-42）。

可见对于拔牙后创口的关闭，双向单侧垂直外褥式缝合搭配Gottlow缝合的方法能够对生物材料起到较好的固定效果，从而获得良好的软组织一期愈合。首先通过双向单侧垂直外褥式缝合对生物材料进行初步固定，再辅以Gottlow缝合来进行进一步固定。那么对于双向单侧垂直外褥式缝合我们该如何进行操作呢？

首先从胶原蛋白海绵中线上偏唇颊侧的A点进针，在胶原蛋白海绵中线上偏舌腭侧的D点出针，然后从舌腭侧黏膜瓣上内侧面距离创缘约3mm处C点穿针至黏膜瓣外侧面，形成了第一个单侧垂直外褥式缝合的3点。调转针头，从唇颊侧黏膜瓣内侧面同样距离创缘约3mm处B点穿针至黏膜瓣外侧面，缝合顺序为A点—D点—C点—B点，打结于唇颊侧黏膜瓣上的B点。如果打结于生物材料上的A点，虽然可以增加一定的固位作用，但由于胶原蛋白海绵是直接暴露于口腔中，其上方的线结可能会增加食物残渣和菌斑堆积的风险，从而引起感染，影响创口的愈合。其中A、D、C和D、A、B分别形成了两个单侧垂直外褥式缝合的3点，且二者方向相反，故称之为双向单侧垂直外褥式缝合，简称双向缝合（图2-3-43）。

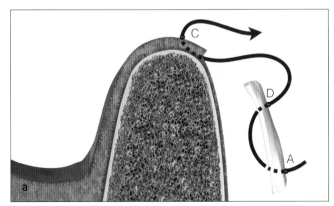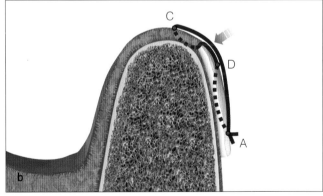

图2-3-41　单侧垂直外褥式缝合示意图

a、b. A点位于生物材料上距离冠方边缘4~5mm处，D点位于生物材料上距离冠方边缘1~2mm处，A点和D点连线与切缘垂直，C点位于冠方黏膜瓣上距离切缘约3mm处，打结于生物材料上的A点。箭头示生物材料边缘紧贴切缘处。

视频2-39
单侧垂直外褥式缝合标本模型演示

通过双向缝合一次完成了颊舌侧黏膜瓣和胶原蛋白海绵的共同固定，而无须进行两次单独的单侧垂直外褥式缝合。且由于缝线在经过胶原蛋白海绵边缘时均位于其上方，故确立了胶原蛋白海绵和颊舌侧黏膜瓣的上下位置关系，使胶原蛋白海绵完全位于黏膜瓣下方，避免了其边缘的翘起。同时起到了初步固定生物材料主体部分的作用，降低了后续Gottlow缝合的操作难度。

那么拆线该如何进行，从而减少由于拆线造成感染的概率呢？

在完成消毒后，用镊子于B点提起线结，在线结和软组织之间剪线，这与间断缝合的拆线是一致的，然后拉起C点和D点剪断缝线，将缝线分为3个部分，分别牵拉暴露于口内的3个线头B、C和D，使缝线的有菌部分不会经过软组织内部（图2-3-44）。需要注意的是，有时拆线前可以观察到软组织愈合效果良好，胶原蛋白海绵上方的D点被覆盖于软组织下方，此时则无须剪断D点缝线，于B点和C点剪断缝线，牵拉暴露于口内的两个线头B和C，完成拆线流程即可。

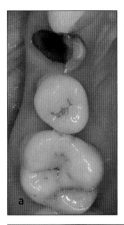
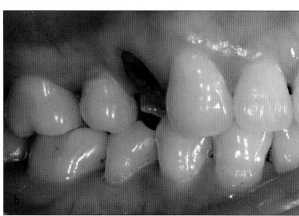
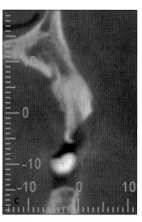
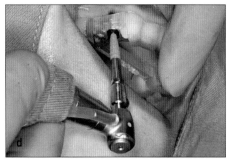
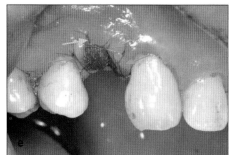
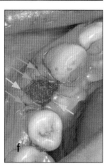
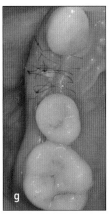
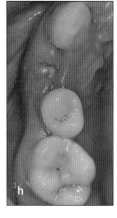

图2-3-42　上颌前磨牙即刻种植病例o

a、b. 术前口内检查，14残根，唇侧断端齐龈。

c. 术前CBCT示14唇侧骨壁完整。

d. 拔除残根，导板引导下于14位点植入种植体。

e、f. 于14牙槽窝内填入骨代用材料后使用胶原蛋白海绵辅助关创，黄色箭头示双向单侧垂直外褥式缝合初步固定胶原蛋白海绵，蓝色箭头示Gottlow缝合进一步压迫固定胶原蛋白海绵于黏膜瓣下方。

g、h. 术后2周拆线前后，胶原蛋白海绵吸收降解，创口愈合良好。

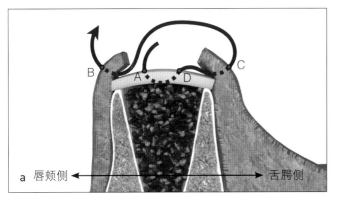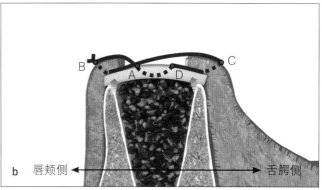

图2-3-43 双向缝合示意图

a. A点位于胶原蛋白海绵中线上偏唇颊侧处，D点位于胶原蛋白海绵中线上偏舌腭侧处，C点位于舌腭侧黏膜瓣上距离创缘约3mm处，B点位于唇颊侧黏膜瓣上距离创缘约3mm处，A、D、C和D、A、B分别形成了两个单侧垂直外褥式缝合的3点，且二者方向相反。

b. 打结于唇颊侧黏膜瓣上的B点，箭头示缝线将胶原蛋白海绵固定于黏膜瓣下方。

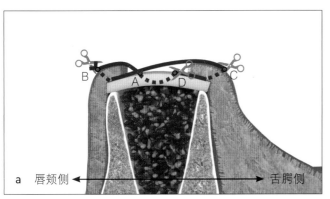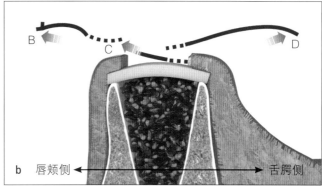

图2-3-44 双向缝合拆线示意图

a. 于B点、C点和D点剪断缝线。

b. 牵拉暴露于口内的3个线头B、C和D，使缝线的有菌部分不会通过组织内部。

视频2-40
双向单侧垂直褥
式缝合口内实操

参考文献

[1] Kabir L, Stiesch M, Grischke J. The effect of keratinized mucosa on the severity of peri-implant mucositis differs between periodontally healthy subjects and the general population: A cross-sectional study[J]. Clin Oral Investig, 2021, 25(3):1183-1193.

[2] Wennström JL, Derks J. Is there a need for keratinized mucosa around implants to maintain health and tissue stability[J]? Clin Oral Implants Res, 2012, 23(Suppl 6):136-146.

[3] Tavelli L, Barootchi S, Avila-Ortiz G, et al. Peri-implant soft tissue phenotype modification and its impact on peri-implant health: A systematic review and network meta-analysis[J]. J Periodontol, 2021, 92(1):21-44.

[4] Zucchelli G, Tavelli L, McGuire MK, et al. Autogenous soft tissue grafting for periodontal and peri-implant plastic surgical reconstruction[J]. J Periodontol, 2020, 91:9-16.

4

第4节 | 交叉8字缝合
CROSS SUTURE

在上一个章节中，我们介绍了多种褥式缝合方法，其通过灵活变化可以实现在不同临床情境中的应用。仔细观察不难发现，不论是水平褥式缝合还是垂直褥式缝合，其经过切缘处的缝线都是相互平行的，而在临床上常用的另一类缝合方法，其特点是经过切缘处的缝线间形成交叉，故此类缝合方法称为交叉8字缝合。与褥式缝合一样，交叉8字缝合可以根据缝线经过切缘时位于切缘外侧还是内侧分为交叉外8字缝合（图2-4-1）与交叉内8字缝合（图2-4-2）。

一、交叉外8字缝合及其临床应用

交叉外8字缝合在种植及相关手术中应用十分广泛，最常见的应用是在种植二期手术中，缝线在愈合帽一侧形成交叉，起到固定角化黏膜的作用；此外，交叉外8字缝合可以起到类似于水平外褥式缝合的作用，在固定创口表面软组织移植物或生物材料的同时，形成黏膜瓣的内卷。让我们一起来看看这些都是如何操作的呢？

（一）创口的关闭

在第3节的上前牙即刻种植病例I中，笔者描述了在位点保存术或即刻种植手术时，由于对拔牙窝直接进行关创存在一定困难，常需要借助生物材料或软组织移植物来辅助关创。回顾该病例，采用了水平外褥式缝合搭配交叉外8字缝合的方法对创口表面的生物材料或软组织移植物进行固定。其中交叉外8字缝合主要对生物材料的中间部分进行固定，水平外褥式缝合对其近中和远中的部分进行额外固定。术后1周拆线时，生物材料吸收降解，创口整体基本愈合，获得了临床可接受的愈合效果（图2-4-3）。那么对于交叉外8字缝合我们该如何进行操作呢？

缝针首先从唇颊侧黏膜瓣距离创口边缘3～5mm的位置穿入A点，从创口同侧D点出针，形成了与水平外

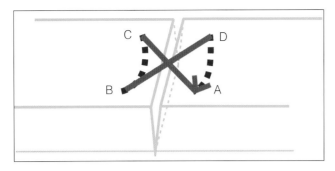

图2-4-1 交叉外8字缝合示意图

A点到C点以及B点到D点的缝线经过切缘时形成交叉，且缝线位于切缘的外侧，肉眼可见，故称之为交叉外8字缝合。

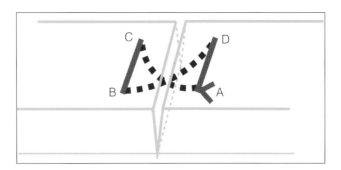

图2-4-2 交叉内8字缝合示意图

A点到C点以及B点到D点的缝线经过切缘时形成交叉，且缝线位于切缘的内侧，肉眼不可见，故称之为交叉内8字缝合。

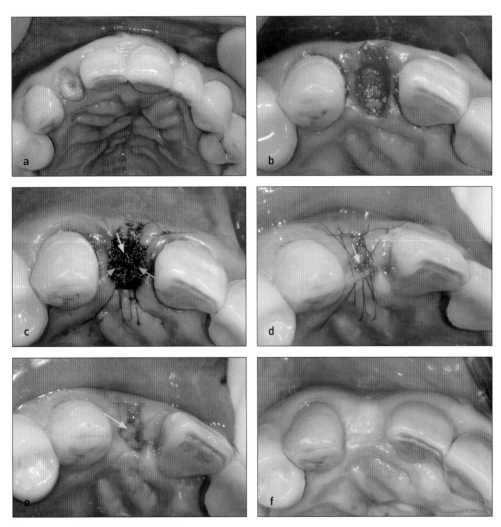

图2-4-3 上前牙即刻种植病例I

a. 术前𬌗面观，12残根，唇侧断端位于龈下。b. 拔除残根，12位点植入1颗种植体，跳跃间隙填入骨代用材料。c. 水平外褥式缝合搭配交叉外8字缝合固定生物材料，辅助关闭拔牙创（黄色箭头示交叉外8字缝合固定生物材料中央，蓝色箭头示水平外褥式缝合固定生物材料近远中边缘）。d. 术后1周拆线前，创口整体基本愈合，缝线在位，箭头示交叉外8字缝合在切缘外侧形成缝线交叉。e. 术后1周拆线后，生物材料吸收降解，创口中央部分黄色假膜覆盖（箭头示）。f. 术后4个月，二期手术前复查12位点软组织愈合良好，角化黏膜充足。

褥式缝合相同的A点、D点。然后从舌腭侧黏膜瓣距离创口边缘3~5mm的B点再次进针，创口同侧的C点出针，这与水平外褥式缝合的B点、C点穿针顺序是相反的。其中从A点到C点以及从B点到D点形成了缝线的交叉，且缝线经过切缘时均位于切缘的外侧，肉眼可见，故称之为"交叉外8字缝合"。缝合的顺序依次为：A点—D点—B点—C点，打结于唇颊侧A点，完成整个交叉外8字缝合的标准过程（图2-4-4）。其与水平外褥式缝合类似，可以形成切缘的内卷，并起到加压固定创口表面移植物的作用；不同之处在于交叉外8字缝合的缝线交叉主要位于移植物中央，而水平外褥式缝合的缝线则位于移植物两侧部分。

那么拆线该如何进行，从而减少由于拆线造成感染的概率呢？

在完成消毒后，用镊子于A点提起线结，在线结和软组织之间剪线，这与间断缝合的拆线是一致的，然后拉起B点剪断缝线，将缝线分为两个部分，分别牵拉暴露于口内的两个线头A和B，使缝线的有菌部分（A

点、C点之间的缝线，B点、D点之间的缝线）不会经过软组织内部（图2-4-5）。

实际上，除了上述从水平外褥式缝合衍生而来交叉外8字缝合方法，还有另一种从水平内褥式缝合衍生而来的交叉外8字缝合方法。

缝针首先从唇颊侧黏膜瓣距离创口边缘3~5mm的位置穿入A点，从舌腭侧黏膜瓣B点出针，这与水平内褥式缝合的A点、B点保持一致。然后从唇颊侧黏膜瓣上A点的同侧距离创口边缘3~5mm的D点再次进针，从舌腭侧黏膜瓣上的C点出针，这与水平内褥式缝合的C点、D点穿针顺序是相反的。其中从A点到C点以及从B点到D点形成了缝线的交叉，且缝线经过切缘时都在切缘的外侧，肉眼可见，故也称为"交叉外8字缝合"。缝合的顺序依次为：A点—D点—B点—C点，打结于唇颊侧A点，完成第二种交叉外8字缝合的标准过程（图2-4-6）。

可见上述两种交叉外8字缝合方法从肉眼观察并无明显区别，只是穿针的顺序第一种为A点—D点—B

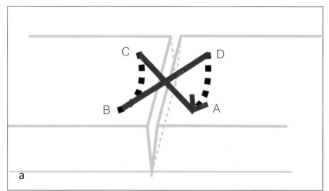
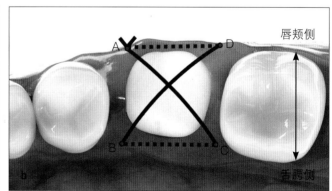

图2-4-4　交叉外8字缝合示意图1

a. A点和D点位于唇颊侧黏膜瓣上距离创缘3~5mm处，B点和C点位于舌腭侧黏膜瓣上同样距离创缘3~5mm处，缝合的顺序为A点—D点—B点—C点，打结于唇颊侧A点；缝线经过切缘时形成了交叉，且位于创口外侧，肉眼可见。

b. 交叉外8字缝合固定拔牙创表面生物材料，从A点到C点以及从B点到D点形成了缝线的交叉，经过创口表面的缝线固定生物材料的中央部分。

点一C点，第二种为A点一B点一D点一C点。临床上笔者推荐使用第一种交叉外8字缝合方法，因其仅在切缘的同一侧进行进出针操作，无须跨过切口穿针，避免了进出针操作时缝线穿入生物材料内或缝针误触导致生物材料移位的可能性，而第二种方法则需要同时在切缘的两侧进出针，缝针跨过切口时容易受到生物材料的干扰，误触造成其位置改变且缝合增加操作

难度。

那么第二种交叉外8字缝合方法拆线该如何进行呢？

在完成消毒后，用镊子于A点提起线结，在线结和软组织之间剪线，这与间断缝合的拆线是一致的，然后拉起D点剪断缝线，将缝线分为两个部分，分别牵拉暴露于口内的两个线头A和D，使缝线的有菌部分（A

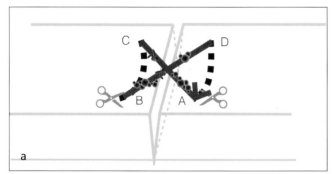 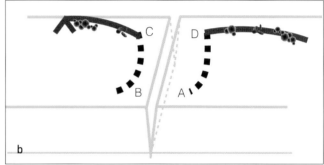

图2-4-5 交叉外8字缝合拆线示意图1

a. 图中红色部分缝线位于组织外，附着了菌斑及食物残渣，在拆线时要避免其进入组织内；蓝色部分缝线位于组织内。于A点和B点剪断缝线。

b. 牵拉暴露于口内的两个线头A和B，使缝线的有菌部分（红色部分）不会通过组织内部。

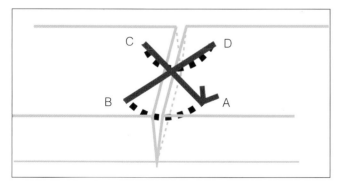

图2-4-6 交叉外8字缝合示意图2

A点和D点位于唇颊侧黏膜瓣上距离创缘3～5mm处，B点和C点位于舌腭侧黏膜瓣上同样距离创缘3～5mm处，缝合的顺序为A点一B点一D点一C点，打结于唇颊侧A点；缝线经过切缘时形成了交叉，且位于创口外侧，肉眼可见。

点、C点之间的缝线，B点、D点之间的缝线）不会经过软组织内部（图2-4-7）。

（二）种植二期手术中的应用

在种植体一期植入并完成骨结合后，我们需要对埋植式种植体进行二期手术，进行种植体周软组织轮廓成形，以获得后续修复通路，同时使种植体周软组织达到美学与功能的良好要求。那么对于种植二期手术，应该使用什么样的缝合方法，以促进软组织的良好愈合呢？

我们来看这样一个病例p-1，患者种植术后5个月，CBCT示45位点种植体骨结合良好，口内检查显示种植位点软组织愈合良好，角化黏膜充足，颊侧丰满度略有不足，选择牙槽嵴顶偏舌侧切口，切开翻瓣后将覆盖螺丝更换为适当高度及直径愈合帽后，在愈合帽近远中分别使用一针间断缝合关闭创口。那么结果如何呢？1周后患者来拆线时自诉创口不适，口内检查见种植体颊侧黏膜瓣红肿，覆盖部分愈合帽表面，并有部分角化黏膜的损失（图2-4-8）。

为何会出现二期创口愈合不佳呢？原因在于原本位于牙槽嵴顶的软组织由于愈合帽的介入被推向颊舌侧，此时颊舌侧软组织量是相对增加的，故黏膜瓣难以平坦地贴附在骨面上。尤其在种植位点唇颊侧丰满度不佳时，往往采取偏舌侧切口，此时将原本位于牙槽嵴顶的大部分软组织推向愈合帽唇颊侧，若仅使用间断缝合进行关创，一方面术后发生肿胀容易造成原本即不紧密贴合的软组织翘起甚至覆盖愈合帽冠方，另一方面创口会略微外翻，造成角化黏膜外翻贴附于愈合帽上，而角化黏膜难以和金属愈合帽之间形成紧密连接，从而导致角化黏膜在二期术后出现退缩的情况。那么我们该如何避免这样的情况发生呢？

我们来看这样一个病例p-2，患者46位点种植术后6个月，X线片示46位点种植体骨结合良好，口内检查显示种植位点软组织愈合良好，颊侧丰满度略有不足。采用偏舌侧切口，翻瓣后将覆盖螺丝更换为适当高度及直径愈合帽后，采用间断缝合及交叉外8字缝合关闭创口。术后2周拆线时患者自诉创口略有不适，口内

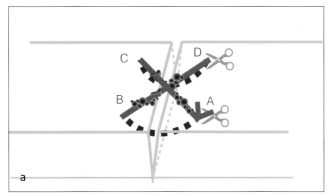
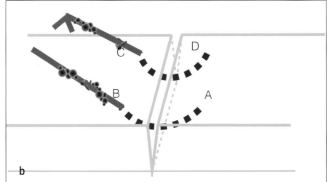

图2-4-7　交叉外8字缝合拆线示意图2
a. 图中红色部分缝线位于组织外，附着了菌斑及食物残渣，在拆线时要避免其进入组织内；蓝色部分缝线位于组织内。于A点和D点剪断缝线。
b. 牵拉暴露于口内的两个线头A和D，使缝线的有菌部分（红色部分）不会通过组织内部。

视频2-41
交叉外8字缝合模
型演示

视频2-42
交叉外8字缝合口
内实操

内检查见种植体颊侧黏膜瓣红肿并超过愈合帽表面，角化黏膜略有损失（图2-4-9）。

在病例p-2二期手术中，除了间断缝合，还搭配使用了交叉外8字缝合进行关创，目的在于通过交叉外8字缝合所形成的缝线交叉，对愈合帽颊侧的黏膜瓣起到压迫固定的作用，降低其翘起盖过愈合帽表面的可能性。但术后2周拆线时，仍然发现颊侧黏膜瓣的肿胀明显，并覆盖愈合帽表面，为何会出现这样的情况呢？

我们再来看病例p-3，患者一期手术后4个月，

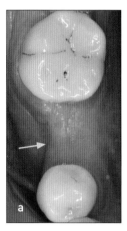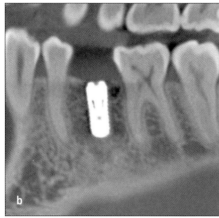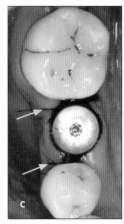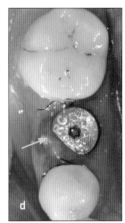

图2-4-8 单颗后牙二期手术病例p-1

a. 二期术前，45角化黏膜充足，箭头示颊侧丰满度略有不足。

b. CBCT示45种植体骨结合良好。

c. 牙槽嵴顶偏舌侧切口，切开翻瓣后更换适当高度及直径愈合帽，箭头示近远中间断缝合关创。

d. 术后1周拆线，箭头示颊侧黏膜瓣红肿，覆盖愈合帽表面，角化黏膜损失。

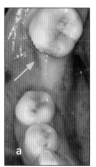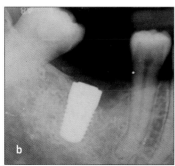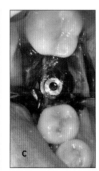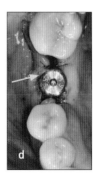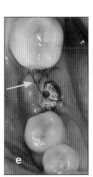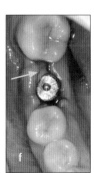

图2-4-9 单颗后牙二期手术病例p-2

a. 二期术前，46软组织愈合良好，箭头示颊侧丰满度略有不足。

b. X线片示46种植体骨结合良好。

c. 偏舌侧切口，翻瓣完整显露种植体平台。

d. 更换适当高度及直径的愈合帽，近远中间断缝合关创，箭头示交叉外8字缝合关创，交叉位于愈合帽颊侧黏膜瓣上靠近冠方边缘处。

e. 术后2周拆线前，缝线脱位失效，箭头示颊侧黏膜瓣红肿并超过愈合帽表面。

f. 术后2周拆线后，箭头示创口未完全愈合，角化黏膜略有损失。

CBCT示36位点种植体骨结合良好，口内检查显示种植位点软组织愈合良好，角化黏膜充足，但颊侧丰满度稍有不足。采用牙槽嵴顶偏舌侧切口以及近远中保护牙龈乳头切口，翻瓣，将种植体覆盖螺丝旋下，更换为适当高度与直径的愈合帽后，拉拢颊舌侧黏膜瓣，在愈合帽近远中分别使用一针间断缝合关闭创口。此外，在愈合帽周围使用一针交叉外8字缝合。术后2周拆线时，缝线交叉处依然稳定在愈合帽颊侧，颊舌侧组织瓣愈合良好，种植位点颊侧丰满度得到一定恢复（图2-4-10）。

可见交叉外8字缝合在种植二期手术中可以对被推挤向一侧的黏膜瓣起到良好的压迫固定作用，降低了其肿胀翘起超过愈合帽表面的风险，但为何病例p-2中同样使用了交叉外8字缝合，但最终愈合效果却没有达到我们希望的效果呢？

通过分析不难发现，病例p-2中交叉外8字缝合所形成的缝线交叉基本位于颊侧黏膜瓣靠近冠方边缘的位置，意味着缝线交叉仅能压迫固定颊侧黏膜瓣边缘的少量软组织，而交叉根方的较大范围软组织并未得到固定，因此术后发生肿胀时仍有较大可能性盖过愈合帽表面，造成缝线脱位失效。相比较而言，病例p-3中，交叉外8字缝合所形成的缝线交叉位于颊侧黏膜瓣偏根方的区域，从而能够控制更大的软组织范围，对整个颊侧黏膜瓣均起到较好的加压固定作用，使其紧密地贴附于骨面上，一方面避免了术后肿胀导致黏膜瓣覆盖愈合帽冠方，另一方面避免了角化黏膜的损失。那么我们该如何在二期手术中进行交叉外8字缝合的操作呢？

首先从唇颊侧黏膜瓣外侧面的A点进针，从创口同侧的D点出针，再从舌腭侧黏膜瓣外侧面的B点进针，同侧的C点出针，两侧的穿针方向保持一致，均为从近中往远中，最后打结于唇颊侧A点。由于在后牙区操作空间较为有限，有时难以通过一次进出针穿过A点、D点或B点、C点，此时可将一次穿针分解为两个步骤，

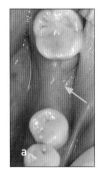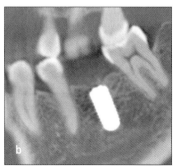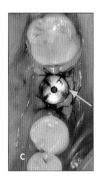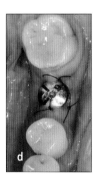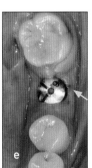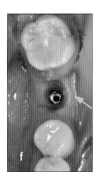

图2-4-10　单颗后牙二期手术病例p-3

a. 二期术前，36软组织愈合良好，角化黏膜充足，箭头示颊侧丰满度略有不足。

b. CBCT示36种植体骨结合良好。

c. 牙槽嵴顶偏舌侧切口及近远中牙龈乳头保护切口，更换适当高度与直径的愈合帽，愈合帽近远中间断缝合关创，箭头示交叉外8字缝合关创，交叉位于愈合帽颊侧黏膜瓣上偏根方处。

d. 术后2周拆线前，二期创口愈合良好，缝线交叉处依然稳定在愈合帽颊侧。

e、f. 术后2周拆线后，箭头示种植位点颊侧丰满度得到一定恢复，未见黏膜红肿及角化黏膜丧失。

从黏膜瓣外侧面A（B）点进出针，然后从黏膜瓣内侧面穿过D（C）点出针。需要注意的是，AC和BD两条缝线所形成的交叉，应该放置于唇颊侧还是舌腭侧呢？笔者推荐放置于最需要角化黏膜的一侧，临床上多见于唇颊侧。通过交叉的缝线对下方角化黏膜产生加压固定的效果，使其紧贴骨面，一定程度上避免了角化黏膜的损失。因此，为了尽可能多地将角化黏膜压迫于骨面，缝线所形成的交叉应偏向根方，故A点、D点应尽可能位于靠近膜龈联合处的角化黏膜范围内，从而控制更大的范围的角化黏膜，将其压迫固定于骨面上，降低损失的风险（图2-4-11）。

（三）根向复位瓣术中受区角化黏膜移植条带的固定

前文描述了当角化黏膜余留量仅为2～3mm时，无法确保愈合帽舌侧2mm的角化黏膜以及颊侧半厚瓣上1mm的角化黏膜，此时需要配合使用角化黏膜移植条带来进行根向复位瓣术。并可以采取水平外褥式缝合进行条带主体部分的压迫固定。但由于水平外褥式缝合的穿针顺序为A点—D点—C点—B点，其在条带冠方为从近中向远中穿针，而在条带根方为从远中向近中穿针，二者穿针方向是相反的；且对于角化黏膜移植条带的固定，其需要通过一次穿针穿过骨膜完成A点、D点或B点、C点的穿入穿出，而无法拆分为单独的两针。而对于后牙区位点而言，从近中向远中穿针往往更易于操作，相反从远中向近中穿针则通常较为困难。因此水平外褥式缝合在骨膜上的B点、C点穿针在后牙区的操作难度通常较高，增加了手术时间。那么我们如何在良好固定条带的同时降低操作的难度呢？

笔者推荐采用交叉外8字缝合方法进行条带主体部分的压迫固定。其中A点与D点位于紧贴条带冠方的骨膜上的近远中处，B点和C点位于紧贴条带根方的骨膜上的近远中处，从而限制住条带的移动空间，避免其

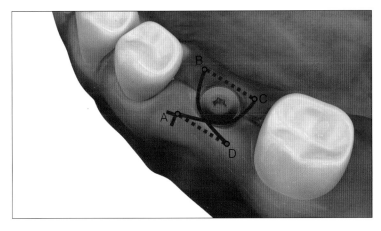

图2-4-11　交叉外8字缝合在二期手术中的应用示意图

A点和D点位于唇颊侧黏膜瓣上靠近膜龈联合处的角化黏膜范围内，B点和C点位于舌腭侧黏膜瓣上，缝线形成的交叉位于唇颊侧黏膜瓣偏根方处，打结于唇颊侧A点。

视频2-43
交叉外8字缝合在二期手术中的应用动画演示

视频2-44
交叉外8字缝合在二期手术中的应用模型演示

冠根向运动。缝合的顺序依次为：A点—D点—B点—C点，打结于A点（图2-4-12）。此时在条带的冠方及根方均为从近中往远中穿针，在后牙区大大简化了操作的难度。A点与C点、B点与D点间的缝线呈交叉状跨过条带上方，对条带产生压迫固定作用，使其稳定贴合于骨膜。而对于前牙区，水平外褥式缝合和交叉外8字缝合的操作难度和固定效果相当，二者均可采用。

二、交叉内8字缝合及其临床应用

与交叉外8字缝合形成创口的内卷不同，交叉内8字缝合的缝线经过创口时位于其内侧，从而形成创口的外翻，并在创口下方形成缝线的交叉，可用于固定生物材料。虽然交叉内8字缝合在临床中使用较少，但其缝合该如何进行操作呢？

缝针首先从唇颊侧黏膜瓣距离切缘3~5mm的位置穿入A点，斜行穿过切口，从舌腭侧黏膜瓣距离切缘3~5mm的C点出针，回转针头，从舌腭侧黏膜瓣上B点再次进针，斜行穿至切缘对侧的D点出针，缝合的顺序依次为：A点—C点—B点—D点，打结于唇颊侧A点，完成整个交叉内8字缝合的标准过程（图2-4-13）。其中从A点到C点以及从B点到D点形成了缝线的交叉，且缝线经过切缘时都在切缘的内侧，

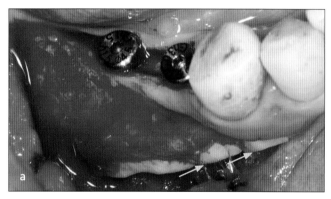 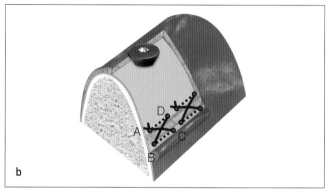

图2-4-12　交叉外8字缝合固定角化黏膜移植条带主体示意图

a. 箭头示交叉外8字缝合固定条带主体于受区骨膜表面。

b. A点与D点位于紧贴条带冠方的骨膜上的近远中，B点和C点位于紧贴条带根方的骨膜上的近远中，缝合的顺序为A点—D点—B点—C点，打结于A点。

视频2-45
交叉外8字缝合固定角化黏膜
移植条带主体口内实操

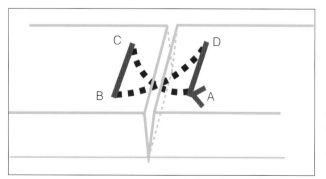

图2-4-13　交叉内8字缝合示意图

A点和D点位于唇颊侧黏膜瓣上距离切缘3~5mm处，B点和C点位于舌腭侧黏膜瓣上同样距离切缘3~5mm处，缝合的顺序为A点—C点—B点—D点，打结于唇颊侧A点；缝线经过切缘时形成了交叉，且位于创口内侧，肉眼不可见。

肉眼不可见，故称之为"交叉内8字缝合"。其外观上与水平内褥式缝合一致，且二者均能形成创口的外翻，区别在于交叉内8字缝合在切缘的下方形成了缝线的交叉。

那么拆线该如何进行，从而减少由于拆线造成感染的概率呢？

在完成消毒后，用镊子于A点提起线结，在线结和软组织之间剪线，这与间断缝合的拆线是一致的，然后拉起B点剪断缝线，将缝线分为两个部分，分别牵拉暴露于口内的两个线头A和B，使缝线的有菌部分（A点、C点之间的缝线，B点、D点之间的缝线）不会经过软组织内部（图2-4-14）。

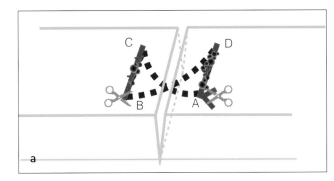

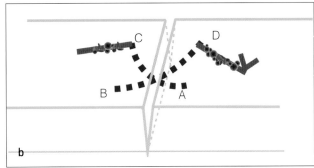

图2-4-14 交叉内8字缝合拆线示意图

a. 图中红色部分缝线位于组织外，附着了菌斑及食物残渣，在拆线时要避免其进入组织内；蓝色部分缝线位于组织内。于A点和B点剪断缝线。

b. 牵拉暴露于口内的两个线头A和B，使缝线的有菌部分（红色部分）不会通过组织内部。

视频2-46
交叉内8字缝合模型演示

5

第5节 | 悬吊缝合
SLING SUTURE

在前面的章节我们介绍了间断缝合、连续缝合、褥式缝合、交叉8字缝合在种植及相关手术中的应用，其通过灵活多变的进出针方法，以及丰富多样的穿针位点和绕线方式，能够实现固定、减张、压迫、内卷、外翻等多种不同的功能，在不同的临床情境下为创口的良好愈合提供合适的条件，为种植及相关手术效果提供保障。但对于口内软组织存在退缩或缺损的情况，尤其是在前牙美学区，我们希望通过手术能够恢复理想的软组织丰满度、龈缘及牙龈乳头高度，且在手术后的软组织愈合期，患者的软组织高度能够维持在术中所复位的理想水平，以提供其愈合的稳定期。因此，我们需要使用能够对软组织持续施加向某一方向牵拉力量的缝合方法来避免软组织的回退，即悬吊缝合。根据悬吊目标的不同、悬吊数目的差异以及悬吊方式的区别可分为单乳头悬吊缝合、双乳头悬吊缝合、双交叉悬吊缝合及龈缘悬吊缝合，我们将在本节为大家具体介绍其操作方法及应用场景。

一、单乳头悬吊缝合及其临床应用

前文描述了对于种植区周围天然牙牙龈乳头完整，非RT2型或RT3型缺损，且术中仅翻开唇颊侧牙龈乳头的情况，笔者推荐用单侧垂直内褥式缝合的方法进行牙龈乳头复位。那么对于种植区周围天然牙唇颊侧单个牙龈乳头丰满度欠佳，存在一定退缩，具有冠向复位需求，且术中仅翻开唇颊侧牙龈乳头时，我们该采用何种缝合方法以促进牙龈乳头恢复良好的美学效果呢？

我们来看这样一个病例q-1，患者11缺失，12近中牙龈乳头略有退缩，21为烤瓷冠修复体，半年前曾于外院行骨增量术，现计划行11位点种植手术。术中取出骨膜钉后在导板全程引导下行种植体植入术，采用间断缝合及单侧垂直内褥式缝合关创，并采用单乳头悬吊缝合对12、21近中牙龈乳头进行冠向复位。术后1周拆线时，可见12近中牙龈乳头略微往冠向复位，

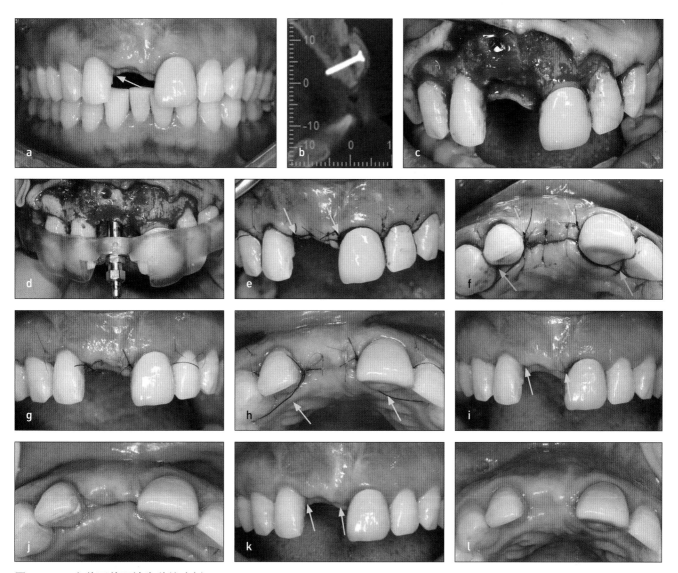

图2-5-1 上前牙单颗缺失种植病例q-1

a. 患者11缺失，箭头示12近中牙龈乳头略有退缩，21为烤瓷冠修复体。b. CBCT示11位点牙槽骨宽度及高度充足，可见骨膜钉高密度影像。c. 翻瓣显露骨膜钉并取出。d. 全程导板引导下植入11位点种植体。e、f. 黄色箭头示12、21近中牙龈乳头采用单乳头悬吊缝合进行冠向复位，蓝色箭头示缝线通过邻近两颗天然牙对目标牙龈乳头施加冠向悬吊力量。g、h. 术后1周拆线前，缝线在位，箭头示缝线通过邻近两颗天然牙对12、21近中牙龈乳头进行悬吊。i、j. 术后1周拆线后，箭头示12近中牙龈乳头略微往冠向复位，21近中牙龈乳头无明显退缩。k、l. 术后4个月复查，箭头示12、21近中牙龈乳头高度未发生明显变化。

21近中牙龈乳头无明显退缩。术后4个月复查，可见12、21近中牙龈乳头高度未发生明显变化，获得了临床可接受的愈合效果（图2-5-1）。

可见对于天然牙一侧单个牙龈乳头存在一定退缩、有冠向复位需求时，单乳头悬吊缝合可以在一定程度上对目标牙龈乳头持续施加冠向悬吊的力量，在手术后的软组织愈合期，将牙龈乳头高度维持在术中所复位的理想水平，尽可能达到良好的美学效果。此外，为了避免翻瓣对修复体周围微生态环境造成干扰，从而引起牙龈乳头的退缩，采用悬吊缝合对修复体周围牙龈乳头进行冠向复位可以有效降低术后其退缩的风险。那么具体对于单乳头悬吊缝合我们该如何进行操作呢？

首先从计划悬吊的唇颊侧牙龈乳头基底部A点穿针，使用针尾穿过外展隙至腭侧，然后从邻近天然牙的外展隙处使用针尾从腭侧穿回唇颊侧。继续使用针尾从远离一个牙位的天然牙唇颊侧外展隙穿至腭侧，然后回到目标牙龈乳头处使用针尾穿回唇颊侧，调转针头，从唇颊侧牙龈乳头基底部穿针，于位于A点冠方，离开牙龈乳头尖1~2mm的D点出

针，打结于唇颊侧A点，完成整个单乳头悬吊缝合的标准过程（图2-5-2）。这时通过邻近的两颗天然牙对其产生悬吊力量，使目标牙龈乳头具有冠向复位的能力，从而减少将来在外展隙出现"黑三角"的可能性。

那么拆线该如何进行，从而减少由于拆线造成感染的概率呢？

在完成消毒后，用镊子于A点提起线结，在线结和软组织之间剪线，这与间断缝合的拆线是一致的，然后拉起D点剪断缝线，将缝线分为两个部分，分别牵拉暴露于口内的两个部分缝线，使缝线的有菌部分不会经过软组织内部（图2-5-3）。

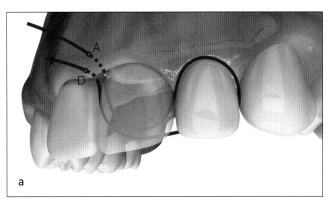
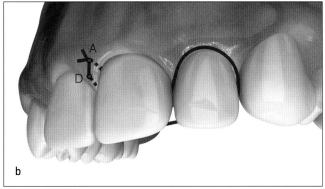

图2-5-2　单乳头悬吊缝合示意图1
a. A点位于目标牙龈乳头基底部，缝线绕邻近天然牙舌隆突至远离一个牙位的天然牙一周，随后经邻近天然牙舌隆突回到牙龈乳头基底部从D点穿出。b. 打结于目标牙龈乳头唇颊侧A点。

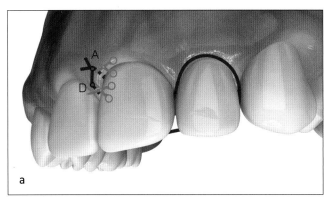
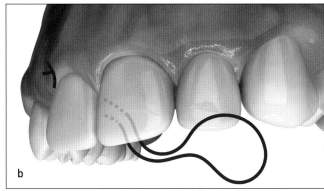

图2-5-3　单乳头悬吊缝合拆线示意图1
a. 于A点和D点提起线结，在线结和软组织之间剪线。b. 牵拉暴露于口内的线，使缝线的有菌部分不会经过软组织内部。

实际上，除了上述通过邻近两颗天然牙对目标牙龈乳头进行悬吊的方法外，还可以通过相邻天然牙另一侧牙龈乳头对目标牙龈乳头施加冠向悬吊力量的单乳头悬吊缝合方法。

我们来看病例q-2，患者22缺失，种植手术后6个月口内检查显示相邻天然牙21、23的龈缘均存在退缩，其位于对侧同名牙11、13的根方。故术者计划完成22二期手术的同时行21、23冠向复位瓣术及游离结缔组织移植术，以改善其龈缘位置。术中切开翻瓣后行22种植体支持式临时义齿的制作，随后于患者腭部

获取带上皮游离结缔组织移植物，并去上皮化，固定在21、22唇侧以增加软组织轮廓丰满度，22种植位点就位临时修复体，将唇侧黏膜瓣向冠向复位并缝合固定，其中21近中牙龈乳头及23远中牙龈乳头均采用单乳头悬吊缝合进行固定。术后2周拆线时可见创口愈合良好，21、23龈缘高度基本恢复至理想水平，21近中牙龈乳头及23远中牙龈乳头丰满度良好。最终修复后4个月复查，可见21、23龈缘高度，21近中牙龈乳头及23远中牙龈乳头丰满度相较于术后无明显变化，22近中及远中牙龈乳头丰满度增加（图2-5-4）。

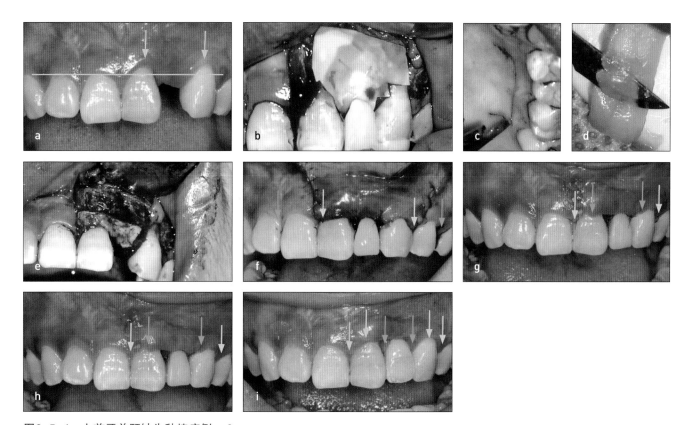

图2-5-4　上前牙单颗缺失种植病例q-2

a. 22种植手术后6个月唇侧观，箭头示21、23龈缘退缩，位于对侧同名牙龈缘根方。b. 术中就位临时基台，进行22种植体支持式临时义齿的制作。c. 于患者腭部获取带上皮游离结缔组织移植物。d. 对游离结缔组织进行去上皮化。e. 将去上皮化的游离结缔组织固定于21、22唇侧以增加软组织轮廓丰满度。f. 冠向复位唇侧黏膜瓣并缝合关创，黄色箭头示21近中牙龈乳头及23远中牙龈乳头采用单乳头悬吊缝合进行固定，蓝色箭头示缝线经过相邻天然牙另一侧牙龈乳头对目标牙龈乳头施加冠向悬吊力量。g、h. 术后2周拆线前后，创口愈合良好，蓝色箭头示21、23龈缘高度基本恢复至理想水平，黄色箭头示21近中牙龈乳头及23远中牙龈乳头丰满度良好。i. 最终修复后4个月复查，黄色箭头示21、23龈缘高度，21近中牙龈乳头及23远中牙龈乳头丰满度无明显变化；蓝色箭头示22近中及远中牙龈乳头丰满度增加。

可见通过相邻天然牙另一侧牙龈乳头对目标牙龈乳头施加冠向悬吊力量的单乳头悬吊缝合方法在临床中同样可以获得可接受的愈合效果，那么它与第一种悬吊缝合方法的区别是什么呢？我们应如何进行该缝合方法的操作呢？

首先从计划悬吊的唇颊侧牙龈乳头基底部A点穿针，使用针尾穿过外展隙至腭侧，从相邻天然牙另一侧牙龈乳头的外展隙处使用针尾从腭侧穿回唇颊侧，然后从该牙龈乳头唇颊侧基底部B点进针，舌腭侧牙龈乳头基底部C点出针，回到目标牙龈乳头处使用针尾穿回唇颊侧，调转针头从唇颊侧牙龈乳头基底部穿针，位于A点冠方、离开牙龈乳头尖1~2mm的D点出针，打结于唇颊侧A点，完成整个单乳头悬吊缝合的标准过程（图2-5-5）。

与第一种单乳头悬吊缝合方法不同在于该方法仅通过相邻天然牙另一侧牙龈乳头施加悬吊力量，缝线无须完整绕过邻近两颗天然牙，避免了对邻牙牙周造成损伤的可能性，降低了其远期牙龈退缩的风险。但其缺点在于需要穿针进入邻近牙龈乳头，当存在基础性病变的情况下可能对邻近牙龈乳头造成进一步的损伤。

那么拆线该如何进行，从而减少由于拆线造成感染的概率呢？

在完成消毒后，用镊子于A点和D点之间提起线结，在A点、D点线结和软组织之间剪线，然后拉起B点剪断缝线，将缝线分为3个部分，分别牵拉暴露于口内的3个部分缝线，使缝线的有菌部分不会经过软组织内部（图2-5-6）。

二、双乳头悬吊缝合及其临床应用

前文描述了对于天然牙一侧单个牙龈乳头退缩，有冠向复位需求，且术中仅翻开唇颊侧牙龈乳头时，我们可以采用单乳头悬吊缝合对其施加冠向悬吊的力量，从而使目标牙龈乳头在愈合期稳定在理想的高度。那么对于天然牙一侧同时存在两个牙龈乳头退缩，均具有冠向复位需求，且术中仅翻开唇颊侧牙龈乳头时，我们该采用什么样的缝合方法呢？

回顾病例q-2，术中冠向复位唇侧黏膜瓣后，除了采用单乳头悬吊缝合固定21近中牙龈乳头及23远中牙龈乳头，对于22种植位点的近中及远中牙龈乳头采用了双乳头悬吊缝合的方法进行固定。术后2周拆线时21、23龈缘高度基本恢复至理想水平，22近中及远中牙龈乳头略微往冠向复位，但仍可见丰满度欠佳（图2-5-7）。

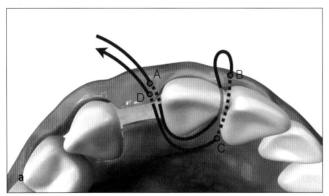
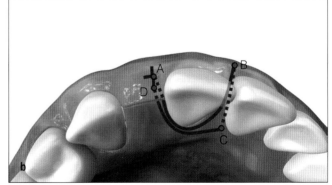

图2-5-5　单乳头悬吊缝合示意图2

a. A点位于目标牙龈乳头基底部，B点位于相邻天然牙另一侧唇颊侧牙龈乳头基底部，C点位于邻近舌腭侧牙龈乳头基底部，缝线两次经过邻牙舌隆突，回到目标牙龈乳头基底部，从D点出针。

b. 打结于目标牙龈乳头唇颊侧A点。

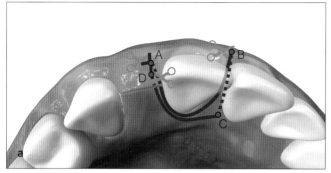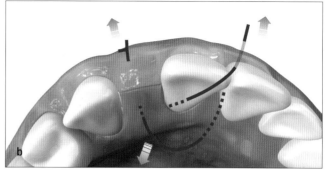

图2-5-6 单乳头悬吊缝合拆线示意图2

a. 分别于A点、B点和D点剪断缝线，将缝线分为3个部分。

b. 牵拉暴露于口内的3个线头A、B和D，使缝线的有菌部分不会通过组织内部。

视频2-47
单乳头悬吊缝合动
画演示

视频2-48
单乳头悬吊缝合模
型演示

视频2-49
单乳头悬吊缝合口
内实操1

视频2-50
单乳头悬吊缝合口
内实操2

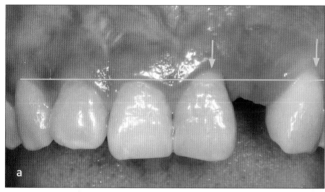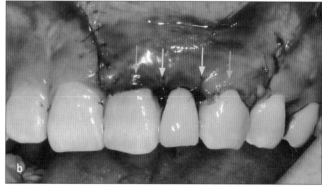

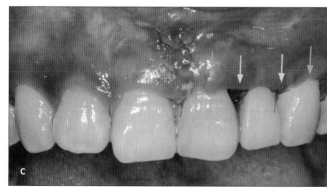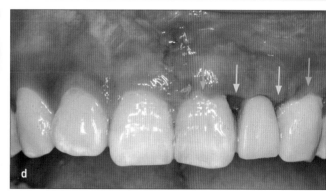

图2-5-7 上前牙单颗缺失种植病例q-2

a. 22种植手术后6个月唇侧观，箭头示21、23龈缘退缩，位于对侧同名牙龈缘根方。

b. 冠向复位唇侧黏膜瓣并缝合关创，黄色箭头示22近中及远中牙龈乳头采用双乳头悬吊缝合进行固定，蓝色箭头示21、23龈缘往冠向复位。

c、d. 术后2周拆线前后，创口愈合良好，蓝色箭头示21、23龈缘高度基本恢复至理想水平，黄色箭头示22近中及远中牙龈乳头略微往冠向复位，丰满度欠佳。

可见对于天然牙一侧同时存在两个牙龈乳头退缩，且均具有冠向复位需求时，双乳头悬吊缝合可以在一定程度上对目标牙龈乳头持续施加冠向悬吊的力量，在手术后的软组织愈合期，将牙龈乳头高度维持在术中所复位的理想水平，尽可能达到良好的美学效果。那么具体对于双乳头悬吊缝合我们该如何进行操作呢？

首先从计划悬吊的初始牙龈乳头唇颊侧基底部A点穿针，使用针尾穿过外展隙至腭侧，从另一侧牙龈乳头的外展隙处使用针尾从腭侧穿回唇颊侧，然后从该牙龈乳头唇颊侧基底部B点穿针，使用针尾穿过外展隙至腭侧，回到初始目标牙龈乳头处外展隙使用针尾穿回唇颊侧，打结于唇颊侧A点，完成整个双乳头悬吊缝

合的标准过程（图2-5-8）。需要注意的是，在整个绕线过程中使用针尾从外展隙通过时是不会进入组织内部的。

那么拆线该如何进行，从而减少由于拆线造成感染的概率呢？

在完成消毒后，用镊子于A点提起线结，在线结和软组织之间剪线，然后拉起B点剪断缝线，将缝线分为两个部分，分别牵拉暴露于口内的两个线头A和B，使缝线的有菌部分不会经过软组织内部（图2-5-9）。

在上述病例q-2中，虽然双乳头悬吊缝合对22近中及远中牙龈乳头施加了冠向复位的力量，术后牙龈乳头高度也得到了一定的恢复，但其丰满度欠佳仍然较为明显。分析原因可能是在该双乳头悬吊缝合中，

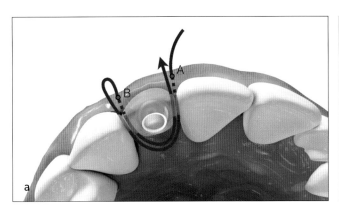
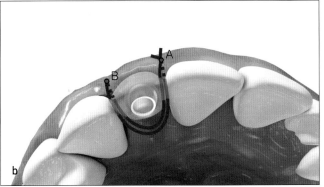

图2-5-8　双乳头悬吊缝合示意图1

a. A点和B点均位于两个目标牙龈乳头基底部，缝线两次经过邻牙舌隆突。b. 打结于初始目标牙龈乳头唇颊侧A点。

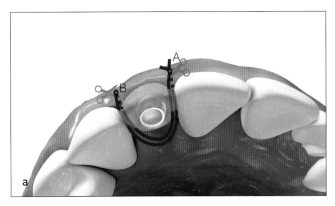
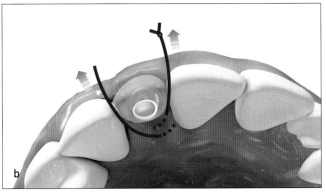

图2-5-9　双乳头悬吊缝合拆线示意图1

a. 于A点和B点剪断缝线，将缝线分为两个部分。b. 牵拉暴露于口内的两个线头A和B，使缝线的有菌部分不会通过组织内部。

缝线会从牙龈乳头表面经过，一方面会对牙龈乳头产生向下方推挤的力量；另一方面当缝线没有位于牙龈乳头正中位置时，缝线可能对其施加向近中或远中推挤的力量，造成牙龈乳头退缩的可能性。那是否有方法能够避免缝线从牙龈乳头表面经过时对其带来的不利影响呢？

我们来看病例q-3，患者11缺失，12近中及远中牙龈乳头略退缩，前牙区可见散在间隙，计划行11种植修复及后期12、21、22贴面修复。术中在全程导板引导下行种植体植入术，并行GBR，随后复位唇侧黏膜瓣并缝合关创，其中12近中及远中牙龈乳头采用双乳头悬吊缝合。术后2周拆线时，见创口愈合良好，12近中及远中牙龈乳头往冠向复位，丰满度良好。术后9个月完成11种植体最终修复及12、21、22天然牙贴面修复，可见12近中及远中牙龈乳头高度无明显变化，获得了较好的美学效果（图2-5-10）。

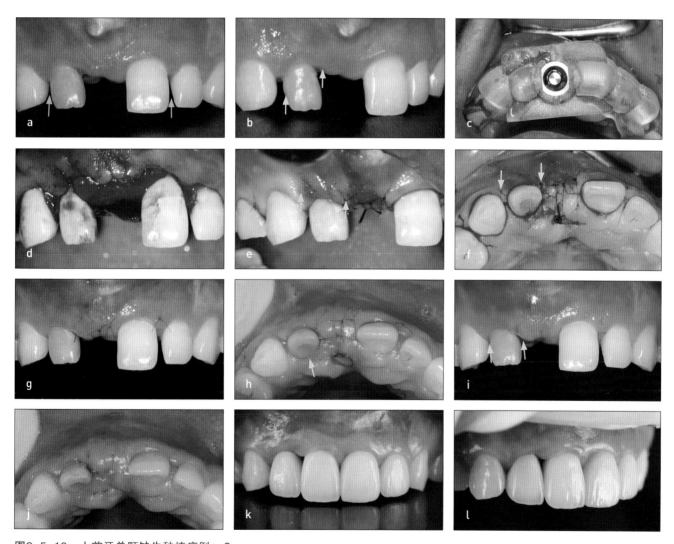

图2-5-10　上前牙单颗缺失种植病例q-3

a、b. 11缺失，蓝色箭头示前牙区散在间隙，黄色箭头示12近中及远中牙龈乳头略退缩。c. 全程导板引导下行11位点种植体植入术。d. 行GBR。e、f. 12近中及远中牙龈乳头采用双乳头悬吊缝合进行固定，箭头示缝线未经过牙龈乳头顶部。g、h. 术后2周拆线前，缝线在位，箭头示缝线经过天然牙舌隆突对两个目标牙龈乳头施加冠向悬吊力量。i、j. 术后2周拆线后，创口愈合良好，箭头示12近中及远中牙龈乳头相较术前略往冠向复位，丰满度良好。k、l. 术后9个月，11种植体最终修复及12、21、22天然牙贴面修复后，12近中及远中牙龈乳头高度无明显变化，美学效果较好。

仔细观察不难发现，在病例q-3中针对12近中及远中牙龈乳头使用的双乳头悬吊缝合方法与病例q-2有所区别，缝线始终未从牙龈乳头顶部经过，从而避免了缝线对牙龈乳头产生向近中或远中推挤的力量及缝线压迫产生瘢痕的可能性。那么我们应如何进行该缝合方法的操作呢？

首先从计划悬吊的初始牙龈乳头唇颊侧基底部A点穿针，使用针尾从天然牙外展隙处穿至腭侧，从另一侧牙龈乳头处外展隙使用针尾穿回唇颊侧，然后从该牙龈乳头基底部内侧面的B点进针，随后从B点冠方距离牙龈乳头顶端约1mm处的C点进针，使用针尾穿过外展隙至腭侧，再回到初始目标牙龈乳头处外展隙使用针尾穿回唇颊侧，接着从A点冠方距离牙龈乳头顶端1mm处的D点穿针，打结于唇颊侧A点，完成整个双乳头悬吊缝合的标准过程（图2-5-11）。需要注意的是，在整个绕线过程中使用针尾从外展隙通过时是不会进入组织内部的。

此外，该双乳头悬吊缝合的穿针顺序与垂直内褥式缝合是一致的，计划悬吊的两个牙龈乳头均穿针两次，通过一颗天然牙对其施加了悬吊力量，使牙龈乳头具有冠向复位的作用，并紧密贴合于外展隙减少将来出现"黑三角"的可能性。

那么拆线该如何进行，从而减少由于拆线造成感染的概率呢？

在完成消毒后，用镊子于A点提起线结，在线结和软组织之间剪线，然后拉起D点剪断缝线，同理拉起B点、C点剪断缝线，将唇侧肉眼可见的两段缝线游离，然后从腭侧整体抽出两根缝线，使缝线的有菌部分不会经过软组织内部（图2-5-12）。

三、双交叉悬吊缝合及其临床应用

前文描述了对于天然牙仅唇颊侧牙龈乳头翻起，且牙龈乳头退缩具有冠向复位需求时，我们可以采用单乳头悬吊缝合或双乳头悬吊缝合的方法对其施加冠向悬吊的力量，那么对于天然牙唇颊侧及舌腭侧牙龈

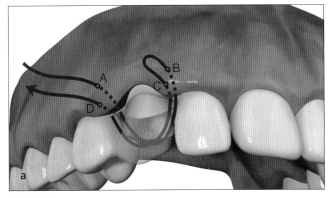
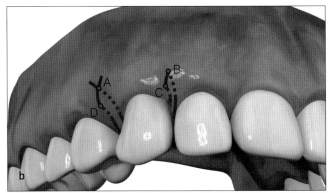

图2-5-11 双乳头悬吊缝合示意图2

a. A点和B点位于两个目标牙龈乳头基底部，C点和D点位于两个目标牙龈乳头距离顶端1mm处，缝线两次经过舌隆突。

b. 打结于初始目标牙龈乳头唇颊侧A点。

乳头同时翻起，且均具有冠向复位需求时我们该采用什么样的缝合方法呢？

我们来看病例q-4，患者11、21、22曾行根管治疗，未行冠修复，现CBCT示22根折，口内22近中牙龈乳头丰满度欠佳，23龈缘退缩，高度位于对侧同名牙根方。计划行22即刻种植即刻修复手术，同时行冠向复位瓣术配合游离结缔组织移植物，以改善及22牙龈乳头丰满度及23龈缘位置。术中拔除22后，在全程导板引导下行种植体植入术，并制作种植体支持式临时牙。术中在21、23及24位点做龈沟内切口，潜行剥离唇侧黏膜瓣，在唇侧软组织内形成一个隧道。从腭侧获取游离结缔组织移植物置于22及23唇侧黏膜瓣下方，采用双交叉悬吊缝合固定隧道内游离结缔组织移植物的同时起到冠向复位22牙龈乳头的作用，借助舌钮采用龈缘悬吊缝合复位23龈缘至理想水平。术后2周拆线时创口愈合良好，22牙龈乳头及23龈缘高度相较术前往冠向复位。术后3个月复查，22牙龈乳头丰满度良好，23龈缘高度未发生明显变化。术后6个月完成22种植体最终修复及11、21天然牙牙冠修复，可见22牙龈乳头及23龈缘高度无明显变化，美学效果良好（图

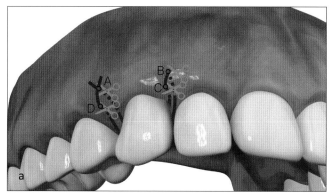
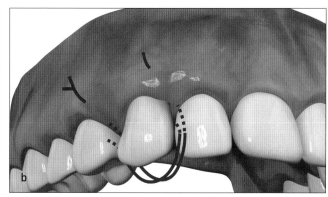

图2-5-12　双乳头悬吊缝合拆线示意图2

a. 于A点、B点、C点、D点剪断缝线。

b. 将唇侧肉眼可见的两段缝线游离，抽出腭侧两根缝线，使缝线的有菌部分不会经过软组织内部。

视频2-51
双乳头悬吊缝合动画演示

视频2-52
双乳头悬吊缝合模型演示

视频2-53
双乳头悬吊缝合口内实操1

视频2-54
双乳头悬吊缝合口内实操2

2-5-13）。

在上述病例中，由于22近中牙龈乳头丰满度欠佳，23龈缘退缩且为薄龈生物型，考行虑冠向复位

瓣术搭配游离结缔组织移植物预后更佳，选择较为微创的隧道技术。由于隧道位于唇侧黏膜瓣下方，可操作范围较小，采用前文描述的水平内褥式缝合或单侧

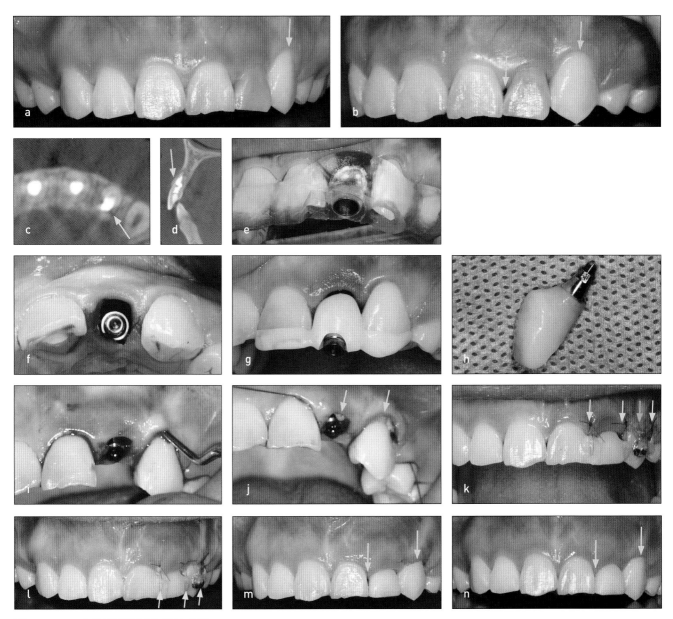

图2-5-13　上前牙单颗缺失种植病例q-4

a、b. 箭头示22近中牙龈乳头丰满度欠佳，23龈缘退缩，高度位于对侧同名牙根方。c. CBCT示22根折，箭头示22根内低密度影。d. 箭头示22唇侧骨壁完整。e、f. 拔除22，在全程导板引导下行种植体植入术。g、h. 制作种植体支持式临时牙。i. 于21、23及24位点做龈沟内切口，潜行剥离唇侧黏膜瓣，在唇侧软组织内形成一个隧道。j. 箭头示将游离结缔组织移植物置于22及23唇侧黏膜瓣下方。k. 黄色箭头示双交叉悬吊缝合固定22、23牙龈乳头及隧道内游离结缔组织移植物，蓝色箭头示龈缘悬吊缝合固定23龈缘。l. 术后2周拆线前，缝线在位，箭头示缝线经过邻牙之间树脂突对唇腭侧牙龈乳头施加冠向悬吊力量。m. 术后2周拆线后，创口愈合良好，箭头示22牙龈乳头及23龈缘高度相较术前往冠向复位。n. 术后3个月，箭头示22牙龈乳头丰满度良好，23龈缘高度未发生明显变化。

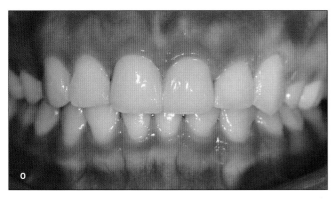

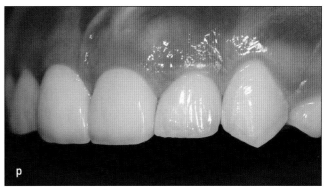

图2-5-13（续）

o、p. 术后6个月，22种植体最终修复及11、21天然牙牙冠修复后，22牙龈乳头及23龈缘高度无明显变化，美学效果良好。

水平内褥式缝合进行游离结缔组织的固定较难实现。对于双交叉悬吊缝合而言，一方面其缝线穿行于下方软组织内部，可以将游离结缔组织锚定于理想的位置上，避免其出现移动影响存活率；另一方面缝线经过树脂突对唇腭侧牙龈乳头施加冠向悬吊力量，使牙龈乳头能够维持在理想高度上。那么对于双交叉悬吊缝合我们该如何进行操作呢？

　　首先于待悬吊的牙龈乳头处两邻牙接触区附近，通常为牙冠方1/3处制作树脂突连接，然后再开始缝合操作。从唇颊侧牙龈乳头基底部A点进针，从腭侧牙龈乳头距离顶部1mm处C点出针，绕树脂突冠方回到唇颊侧，使用针尾从唇颊侧穿过树脂突根方外展隙至腭侧。此时完成第一圈的交叉悬吊，产生了对唇颊侧牙龈乳头的冠向复位作用；调转针头，从腭侧牙龈乳头基底部B点进针，从唇颊侧牙龈乳头距离顶部1mm处D点出针，绕树脂突冠方回到腭侧，使用针尾从腭侧再次穿过树脂突根方外展隙至唇颊侧。此时完成第二圈的交叉悬吊，将腭侧的牙龈乳头向冠方进行悬吊，打结于唇颊侧A点，完成整个双交叉悬吊缝合的标准过程（图2-5-14）。

　　那么拆线该如何进行，从而减少由于拆线造成感染的概率呢？

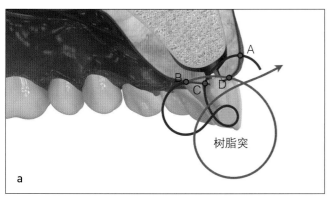

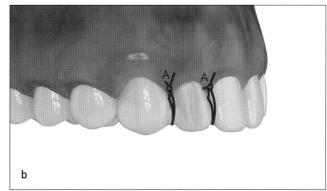

图2-5-14　双交叉悬吊缝合示意图

a. A点和B点位于目标牙龈乳头基底部，C点和D点位于目标牙龈乳头距离顶端1mm处，缝线两次绕过树脂突。

b. 打结于牙龈乳头唇颊侧A点，通过树脂突对颊腭侧牙龈乳头施加冠向悬吊的力量。

消毒后于A点提起线结，在线结和软组织之间剪线，然后拉起B点剪断缝线，将缝线分为两个部分，分别牵拉暴露于口内的两个线头A和B，使缝线的有菌部分不会经过软组织内部（图2-5-15）。

四、龈缘悬吊缝合及其临床应用

前文描述了对于牙龈乳头的冠向悬吊可以采取单乳头悬吊缝合、双乳头悬吊缝合或双交叉悬吊缝合的方法，有时为了使唇侧黏膜瓣整体获得良好的冠向复位效果，除去对牙龈乳头的悬吊外，我们还需要对龈缘进行悬吊，以增加黏膜瓣整体冠向复位的稳定性，在软组织愈合期中能够维持在术中复位的理想水平上。那么对于龈缘我们应该采用什么方法进行冠向悬吊呢？

我们来看病例q-5，患者22缺失，23龈缘退缩约3mm，术前CBCT示22位点牙槽骨宽度不足，21根尖周可见低密度影。计划22位点行骨增量术同期行21显微根尖外科手术，并行23冠向复位瓣术，5~6个月后再行22种植手术。术中行21根尖切除术及根管倒充填术，并在数字化导板引导下行原位骨块移植术，填入骨代用材料，骨膜钉固定胶原膜，缝合关闭创口。其中23龈缘通过舌钮行龈缘悬吊缝合。术后CBCT示22位点牙槽骨宽度充足，21根尖周低密度影完全去除。术后2周拆线时，创口愈合良好，23龈缘高度较术后即刻略有退缩，但相较于术前明显往冠向复位。术后6个月复查，23龈缘高度无明显变化，美学效果良好（图2-5-16）。

通过龈缘悬吊缝合可以对天然牙龈缘持续施加冠向牵拉的力量，在整个软组织愈合时期内，使龈缘高度稳定在理想水平上，利于冠向复位瓣的愈合效果。那么我们该如何进行龈缘悬吊缝合的具体操作呢？

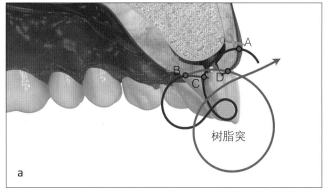
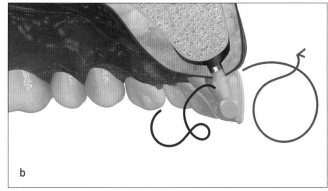

图2-5-15 双交叉悬吊缝合拆线示意图

a. 于A点和B点剪断缝线，将缝线分为两个部分。

b. 牵拉暴露于口内的两个线头A和B，使缝线的有菌部分不会经过软组织内部。

视频2-55
双交叉悬吊缝合动画演示

视频2-56
双交叉悬吊缝合模型演示

视频2-57
双交叉悬吊缝合口内实操

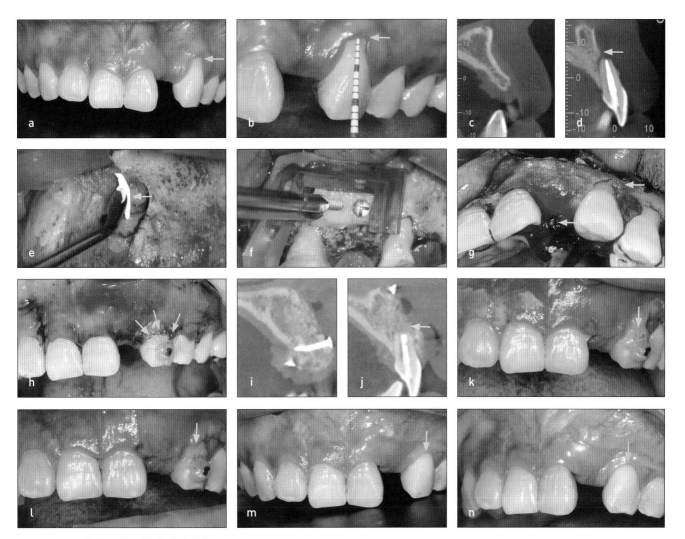

图2-5-16　上前牙单颗缺失种植病例q-5

a、b. 22缺失，箭头示23龈缘退缩约3mm。

c、d. 术前CBCT示22位点牙槽骨宽度不足，箭头示21根尖周低密度影。

e. 箭头示21行根管倒充填术。

f. 数字化导板引导下行原位骨块移植术。

g. 填入骨代用材料，箭头示骨膜钉固定胶原膜。

h. 箭头示23龈缘通过舌钮行龈缘悬吊缝合。

i、j. 术后CBCT示22位点牙槽骨宽度充足，箭头示21根尖周低密度影完全去除。

k、l. 术后2周拆线前后，创口愈合良好，箭头示23龈缘高度较术后即刻略有退缩，但相较于术前明显往冠向复位。

m、n. 术后6个月复查，箭头示23龈缘高度无明显变化，美学效果良好。

首先于目标天然牙唇颊面粘接一个舌钮，再开始缝合操作。从距离龈缘1～2mm处A点进针，穿入龈缘软组织内，B点出针，其中A点、B点连线与龈缘平行，A点、B点间距约1/3个牙位，随后绕舌钮一圈进行打结。此时缝线已经对龈缘形成了一定的冠向悬吊作用，但对于一个牙位而言，常常需要采用3针左右的缝合来保证龈缘悬吊缝合的效果。故不剪线，继续从距离龈缘1～2mm处C点进针，D点出针，C点、D点连线与龈缘平行，间距约1/3个牙位，绕舌钮两圈；再次从距离龈缘1～2mm处E点进针，F点出针，E点、F点连线与龈缘平行，间距约1/3个牙位，再次绕舌钮两圈，使用流体树脂涂布于舌钮周围，光固化成型，完成对缝线的固定（图2-5-17）。

需要注意的是，在缝合过程中由于仅第一次绕圈打结，后续围绕舌钮绕线时，助手应该使用镊子辅助术者将缝线稳定在舌钮上，避免缝线滑脱，失去对龈缘的悬吊作用。笔者推荐首先在龈缘的正中部分进行悬吊，即A点、B点位于龈缘的中间部分，随后依次在龈缘近中及远中部分进行穿针完成龈缘的整体的悬吊。此外，由于龈缘处软组织厚度往往较薄，采用7-0缝线既能够对龈缘施加足够的冠向悬吊力量，也通常不会造成龈缘的撕裂。

那么拆线该如何进行呢？

消毒后于A点或B点任意一点剪断缝线，将缝线分为两个部分，分别牵拉暴露于口内的两段缝线A和B，使缝线的有菌部分不会经过软组织内部。同理完成CD段及EF段的拆线（图2-5-18）。

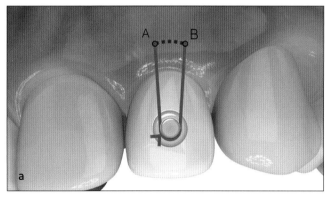 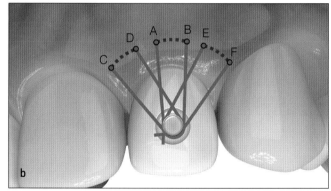

图2-5-17　龈缘悬吊缝合示意图

a. A点与B点均位于距离龈缘1～2mm处，A点、B点连线与龈缘平行，A点、B点间距约1/3个牙位，打结于舌钮上。

b. 在距离龈缘1～2mm处的C点、D点再次穿针，缝线绕舌钮2圈，继续完成E点、F点的穿针，绕舌钮2圈后用流体树脂在舌钮周围堆塑固化，完成缝线的固定。

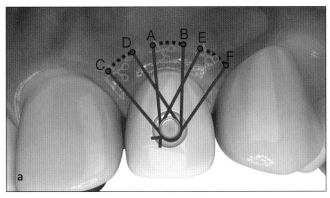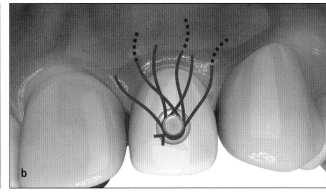

图2-5-18 龈缘悬吊缝合拆线示意图

a. 图中红色部分缝线位于组织外，附着了菌斑及食物残渣，在拆线时要避免其进入组织内；蓝色部分缝线位于组织内。于A点或B点任意一点剪断缝线，同理完成CD段及EF段的剪线。

b. 牵拉暴露于口内的两段缝线A和B，使缝线的有菌部分（红色部分）不会通过组织内部，同理完成CD段及EF段的拆线。

视频2-58
龈缘悬吊缝合模型
演示

视频2-59
龈缘悬吊缝合口内
实操

119

6

第6节 | 临时缝合
TEMPORARY SUTURE

前面的章节所介绍的各种缝合方法都需要在术后维持一段时间，从而发挥促进创口愈合、应力阻断及稳定软组织等作用。除此之外，在术中操作时常常也需要借助一些缝合方法来达到暴露术野、方便操作等目的，这类缝合一般仅在术中临时使用，在完成相关操作后会被拆除，故称之为临时缝合。具体操作方法及应用场景将在本节进行介绍。

一、临时固定缝合及其临床应用

在软组织增量手术中，我们常常需要配合使用游离结缔组织移植物，而游离结缔组织移植物的固定是十分关键的一步，若其固定位置不佳则会导致我们所希望增量的目标区域无法获得理想的美学效果；若其固定不稳定，则会降低游离结缔组织的存活率，导致软组织增量效果大打折扣。前文描述了对于完整显露术区的软组织增量手术我们可以在直视下将游离结缔组织放置于目标区域，并通过水平内褥式缝合或单侧水平内褥式缝合进行固定；而对于视野较为受限的软组织增量手术，如隧道技术，其牙龈乳头并未翻起，唇颊侧黏膜瓣为潜行剥离，在目标牙位及相邻牙位形成贯通的隧道，其可操作空间较小，那么我们该如何将游离结缔组织准确地放置于制备好的受区隧道中，并调整至需要增量的位置呢？

笔者推荐采用临时固定缝合。首先用针尾从目标牙位邻近天然牙唇颊侧龈缘处进入隧道，从目标牙位唇颊侧龈缘穿出隧道，然后用针尖从距离游离结缔组织根方边缘约3mm处的A点穿透移植物，回转针头从B点再次穿透移植物，B点距离移植物冠方边缘同样约3mm，A点和B点均位于移植物的同一端，A点、B点形成了类似水平内褥式缝合的两点。继续用针尾从目标牙位龈缘经隧道穿回到初始进针的邻牙龈缘处，此时通过缝线仅能够对游离结缔组织移植物的一端进行牵拉固定。使用第二根缝线的针尾，再次重复上述进出针步骤，在游离结缔组织移植物上的另一端形成类似于水平内褥式缝合的A1、B1两个牵拉点，完成临时固定缝合的标准过程（图2-6-1）。

此时通过两条缝线对移植物近中和远中的牵引，可以自由地调整其在隧道内的位置，将游离结缔组织放置于需要增量的目标牙位处。随后可以采用双交叉悬吊缝合对移植物进行固定，完成固定后便可以拆除缝线。由于手术环境是无菌的状态，可以直接牵拉线头的一端，将缝线整体抽出即可。

二、临时牵拉缝合及其临床应用

在临床种植及相关手术中，术者与助手的配合是十分重要的，为了使术者能够实现种植操作的精准性，助手需要进行良好的术区管理，一方面需要将术区完整显露出来，另一方面需要将唾液、血液及生理

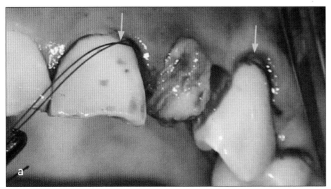
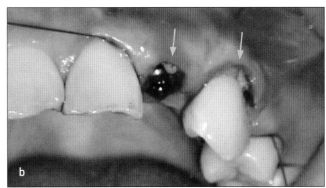
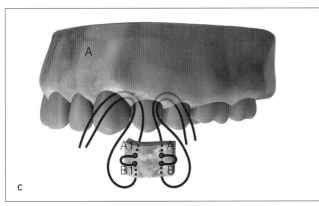
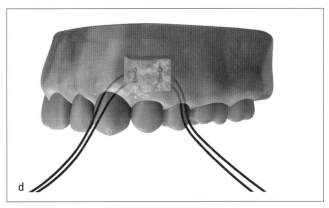

图2-6-1 临时固定缝合示意图

a. 箭头示临时固定缝合牵拉游离结缔组织移植物的近中端和远中端。

b. 通过临时固定缝合调整移植物在隧道内的位置，箭头示游离结缔组织位于目标增量区域内。

c. A点位于距离游离结缔组织根方边缘约3mm处，B点位于距离移植物冠方边缘约3mm处，A点和B点位于移植物的同一端，A点、B点形成了类似水平内褥式缝合的两点；A1、B1同理。

d. 通过临时固定缝合调整移植物在隧道内的位置，直至其位于目标增量区域内。

视频2-60
临时固定缝合标本
模型演示

视频2-61
临时固定缝合口内
实操

盐水吸去，保证视野清晰。那么临床中助手是否都能够高效地进行术区管理呢？

我们来看病例r-1，患者46缺失，术前种植体轴向设计对准对颌牙功能尖功能斜面，定点位于牙槽嵴中点。但术中备孔后检查发现定点偏颊侧，种植体轴向偏舌侧，超出了对颌牙功能尖的腭侧面（图2-6-2）。

为何会出现术中备孔及轴向出现与设计不符的情况呢？仔细观察可以发现，在预备种植窝洞时，舌侧黏膜瓣仍然覆盖于骨面上，此时真正的牙槽嵴舌侧边缘不可见，导致术者误判视野中可视的牙槽嵴中点为理想定点，造成定点偏颊侧。那是否有能够尽可能完整显露术区，避免误判定点造成种植误差的方法吗？

我们来看病例r-2，患者46缺失，术前种植体轴向设计对准对颌牙功能尖功能斜面，定点位于牙槽嵴中点。术中切开翻瓣后采用临时牵拉缝合牵开舌侧黏膜瓣，备孔后检查定点及轴向正确，正对对颌牙功能尖

功能斜面，术后CBCT示种植体植入位置与术前设计基本一致（图2-6-3）。

分析上述两个病例可以发现，在下颌种植及相关手术中，由于下颌舌侧黏膜瓣常常受到舌头的阻挡，助手牵拉不便，术野暴露有限；而在上颌种植及相关手术中，由于腭侧黏膜瓣往往较致密，且直接使用器械牵拉角度受限，也较难充分显露术野。因此，笔者推荐采用临时牵拉缝合对舌腭侧黏膜瓣进行术中牵拉。相比于使用器械牵拉，该方法通过缝线的牵拉以及针持的悬吊，可以节约操作人手，且术野暴露更加稳定和清晰，从而提高术者及助手的操作效率。那么我们该如何进行临时牵拉缝合的具体操作呢？

首先从舌腭侧黏膜瓣外侧面距离切缘1~2mm处的A点穿针，回转针头，从舌腭侧黏膜瓣另一端的内侧面的B点穿透黏膜瓣，B点同样距离切缘1~2mm。将针从A点和B点之间预留的线圈中绕过，类似于Gottlow缝合，收紧缝线，使用持针器钳夹缝线悬挂于

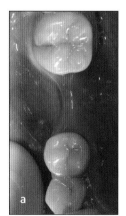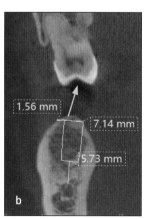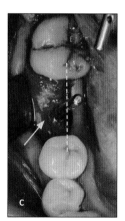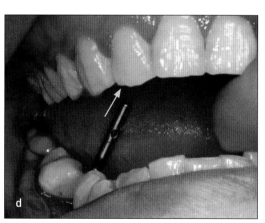

图2-6-2　下后牙单颗种植病例r-1

a、b. 46缺失，箭头示种植体轴向设计对准对颌牙功能尖功能斜面，定点位于牙槽嵴中点。

c. 虚线示种植体定点偏颊侧，箭头示舌侧黏膜瓣覆盖于骨面上，牙槽嵴舌侧边缘不可见。

d. 箭头示植体轴向偏舌侧，超出了对颌牙功能尖的腭侧面。

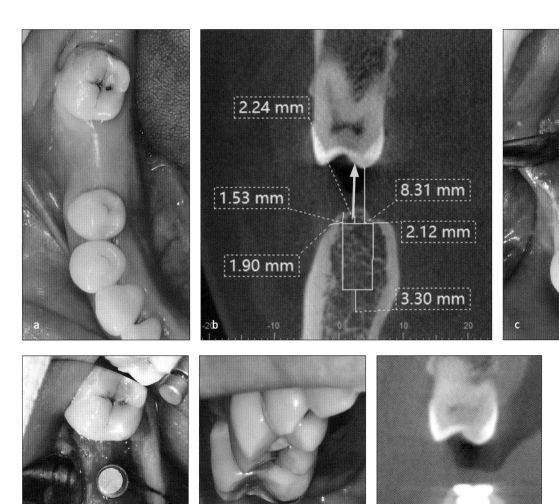

图2-6-3 下后牙单颗种植病例r-2

a、b. 46缺失，箭头示种植体轴向设计对准对颌牙功能尖功能斜面，定点位于牙槽嵴中点。

c. 箭头示临时牵拉缝合牵开舌侧黏膜瓣，牙槽嵴舌侧边缘清晰。

d、e. 种植体定点及轴向正确，正对对颌牙功能尖功能斜面。

f. 术后CBCT示种植体植入位置与术前设计基本一致。

患者身侧，完成临时牵拉缝合的标准过程（图2-6-4）。通过绕圈，在A点和B点之外增加了第三个牵拉点，其位于A点、B点之间的中线与黏膜瓣边缘的交界处，将"两点成线"的牵拉变为"三点成面"的牵拉方式，有效增加了牵拉效率。

需要注意的是，临时牵拉缝合的目的在于尽可能完整地显露牙槽骨边缘，若A点、B点距离切缘过远，则容易导致黏膜瓣边界处张力较低，易牵拉不全，故

缝线越接近切缘牵拉效果越好。但距离切缘越近，黏膜瓣越可能被撕裂，故需要根据黏膜瓣厚度选择进针的位置，笔者推荐软组织较厚时，A点、B点距离切缘约1mm；软组织较薄时，A点、B点距离切缘约2mm。

那么对于拆线该如何进行呢？

由于手术环境是整体无菌的状态，故于A点和B点之间剪断缝线，分别牵拉暴露在口内两个线头A和B，即可完成拆线（图2-6-5）。

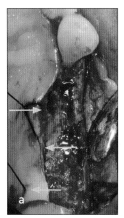
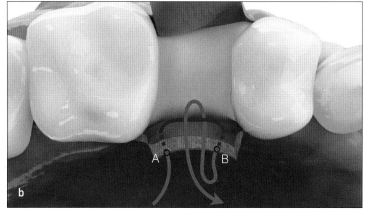
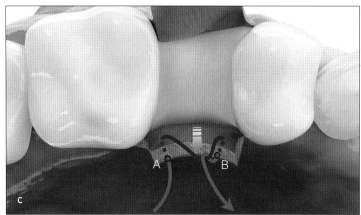

图2-6-4　临时牵拉缝合示意图

a. 箭头示临时牵拉缝合对腭侧黏膜瓣形成"三点成面"的牵拉力量。

b. A点位于舌腭侧黏膜瓣距离切缘1~2mm处，B点位于舌腭侧黏膜瓣另一端同样距离切缘1~2mm处，缝针从A点和B点之间预留的线圈中绕过。

c. 收紧缝线，箭头示A点和B点之外的第三个牵拉点，其位于A点、B点之间的中线与黏膜瓣边缘的交界处，形成"三点成面"的牵拉。

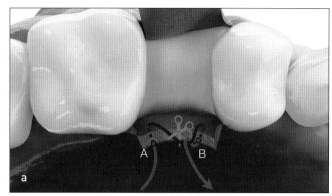
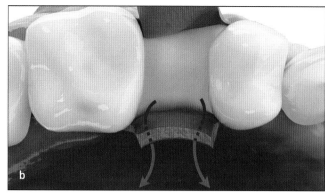

图2-6-5 临时牵拉缝合拆线示意图

a. 于A点和B点之间剪断缝线。

b. 分别牵拉暴露在口内两个线头A和B，完成拆线。

视频2-62
临时牵拉缝合模型
演示

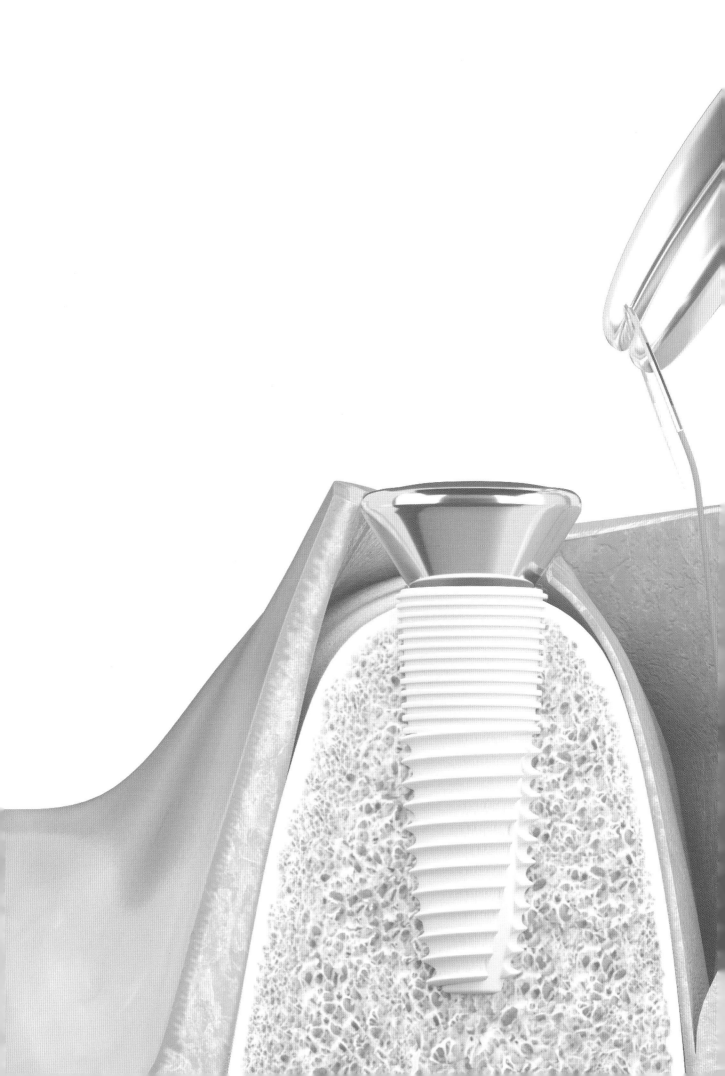

METHOD SELECTION AND DEVIATION PREVENTION OF SUTURE IN DIFFERENT CLINICAL SITUATIONS

不同临床情境的缝合抉择与误差防范

在前面的章节中，我们介绍了不同缝合方法及其各自的临床应用场景，而面对种植及其相关手术中各种不同的临床情境，我们具体应该做出什么样的缝合抉择呢？如何实现各种缝合方法在不同临床情境中灵活、恰当的综合运用？不同的缝合方法应该按照什么样的合理顺序进行？在实际操作中，又有哪些误差需要注意防范呢？我们将在本章内容中进行讨论。

在种植手术中，术区常因骨量不足、原有感染范围较大、伴有邻牙牙周软硬组织缺损等问题而不能实现一期直接种植，而是需要一期前的相应处理来为后续的种植手术创造有利条件。那么在这些手术中，我们需要选择什么缝合方法来保证最终的临床效果呢？下面我们将对不同一期前手术中的各种缝合操作进行介绍。

一、骨增量手术中缝合的有序组合

在临床上，由于失牙后没有进行及时干预，牙槽骨失去功能性刺激，发生明显吸收；或者由于原本的炎症病变比较严重，造成牙槽骨破坏性吸收。这些情况使得一些病例不能满足种植的骨量要求。因此，临床上比较常见的一类一期前手术就是骨增量。

病例a-1，患者因慢性牙周炎拔除11、21，同时口内检查12、22 II 度松动（图3-1-1a），CBCT示缺牙区骨缺损范围较大，且12、22牙槽骨吸收至根中1/3

（图3-1-1b～f）。计划为该患者行一期前骨增量，同时处理邻牙牙周缺损。那么当我们完成上述处理之后（图3-1-1g），该如何通过缝合维持创口稳定，促进愈合，从而保证最终骨增量的效果呢？下面我们将依次进行介绍。

（一）固定胶原膜

在骨增量手术中，常需要使用可吸收胶原膜作为屏障膜来发挥维持空间、隔离软组织等作用。胶原膜的稳定和不暴露是骨增量成功的重要条件之一，那么我们如何实现胶原膜的固定呢？

目前认为最稳定的方法是使用骨膜钉固定（图3-1-2），但是该方法存在需要二次取出、可能损伤重要结构等缺点，而稳定性稍次于骨膜钉的方法就是缝合固定。

首先，为了使缝线能够发挥较长时间的固定作用，有效对抗患者唇颊肌运动的力量，需要选择创口

支持时间（缝线张力降至初始张力22%的时间）和吸收时间较长的可吸收缝线，如笔者常使用的4-0普迪

思（PDS）缝线，其创口支持时间约为56天，吸收时间为180～240天。

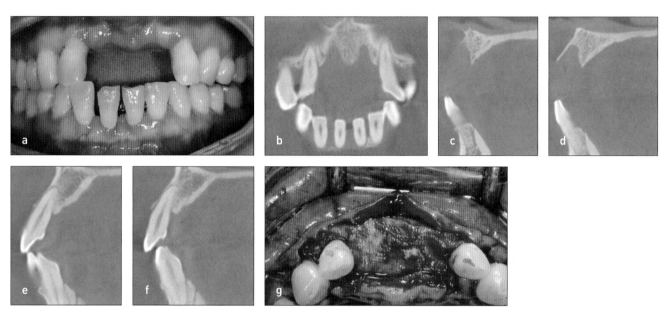

图3-1-1　一期前骨增量病例a-1

a. 唇侧观，11、21缺失，12、22Ⅱ度松动。

b. CBCT（冠状面）示11、21牙槽骨明显缺损，12、22牙槽骨水平吸收至根中1/3。

c. CBCT（矢状面）示11骨缺损范围较大。

d. CBCT（矢状面）示21骨缺损范围较大。

e. CBCT（矢状面）示12牙槽骨吸收至根中1/3。

f. CBCT（矢状面）示22牙槽骨吸收至根中1/3。

g. 完成骨增量及牙周处理，盖膜。

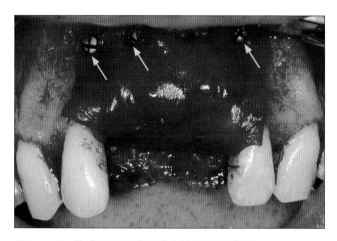

图3-1-2　骨膜钉固定胶原膜（箭头示骨膜钉）

在缝合方法上，可以选择水平内褥式缝合来固定胶原膜。水平内褥式缝合的A点和D点位于腭侧黏膜瓣上，B点和C点位于减张切口根方的骨膜上（图3-1-3a）。其中B点和C点的位置较为特殊，同时也很关键，那么如何很好地保证B点和C点可以缝合在骨膜上呢？首先，在翻瓣时，计划进行骨增量的区域翻起全厚瓣，然后在超过此区域的根方做减张切口，在减张切口的根方形成半厚瓣，将骨膜保留在骨面上，从而借助骨膜贴合于骨面的稳定性来固定胶原膜。其次，助手的配合也很重要，助手要注意牵拉唇侧黏膜瓣，充分暴露根方骨膜，便于术者进出针。而对于A点和D点，由于在腭侧黏膜瓣上还有后续其他缝合操作，笔者建议这两点距离切缘5~10mm，从而为后面的缝合预留位置（图3-1-3b）。单个水平内褥式缝合的顺序依次为：A点—B点—C点—D点，此处需要注意，与常规水平内褥式缝合相比，特殊的一点是：位于骨膜上的B点、C点间仅进行一次进出针操作，即从B点进针，直接从C点出针（图3-1-3c），最后在腭侧A点、D点间完成打结。

明确了单个水平内褥式缝合的进出针顺序之后，对于整张胶原膜的固定，往往需要多个水平内褥式缝合，那么整体的缝合顺序又该怎样安排呢？我们先来看病例a-2，前牙连续缺失，翻瓣见骨量不佳。按计划完成一系列骨增量操作后，盖膜，准备进行缝合固定。选择先固定胶原膜的中间部分，然后再向两侧缝合。完成缝合后，发现有部分骨代用材料从胶原膜边缘挤出，甚至接触到了邻牙（图3-1-4）。术后，患者诉一直有"白色颗粒"从创口漏出。由此可见，从中间开始向两侧进行的缝合顺序容易向边缘不断推挤骨代用材料，可能造成骨代用材料损失以及感染风险增加等不良后果。因此，固定胶原膜的整体缝合顺序应该从两侧向中间，从而将骨代用材料稳定和集中在术区。

那么当我们从两侧开始缝合时，最靠近胶原膜边缘的缝线，也就是A点、B点间的缝线，具体应该在什么位置呢？我们再来看病例a-3，患者11缺失，骨量不足，计划一期前进行骨增量。在进行胶原膜的固定时，水平内褥式缝合的缝线仅随意地压在胶原膜上，且距离胶原膜两侧边缘较远（图3-1-5）。这样的水平内褥式缝合并没有对胶原膜起到有效地固定，胶原膜及其下方的骨代用材料极有可能发生移动，特别是边缘处，作为薄弱点，骨代用材料可能从此处漏出。为了避免上述误差，笔者建议最靠近胶原膜两侧边缘的A点、B点间的缝线应该距离边缘约2mm（图3-1-6），并且在术者准备打结前，助手要辅助整理缝线稳定、平整地压在胶原膜上。

最后，我们小结一下固定胶原膜的缝合方法及要点。采用4-0可吸收缝线进行水平内褥式缝合，其中A点、D点位于腭侧黏膜瓣上，距离切缘5~10mm；

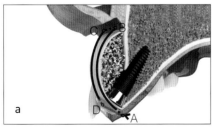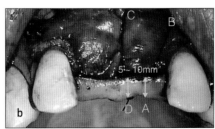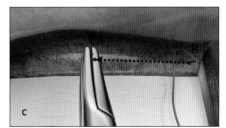

图3-1-3　水平内褥式缝合固定胶原膜示意图

a. 水平内褥式缝合固定胶原膜模型示意图，A点和D点位于腭侧黏膜瓣上，B点和C点位于减张切口根方的骨膜上。b. 水平内褥式缝合固定胶原膜口内示意图，A点和D点位于腭侧黏膜瓣上，距离切缘5~10mm；B点和C点位于减张切口根方的骨膜上。c. B点、C点间仅进行一次进出针操作，即从B点进针，直接从C点出针。

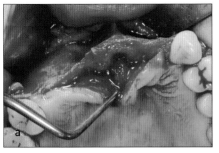
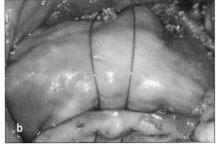
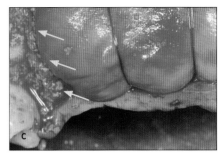

图3-1-4 一期前骨增量病例a-2

a. 前牙连续缺失，骨量不佳。

b. 从胶原膜的中间开始缝合固定胶原膜。

c. 骨代用材料从胶原膜边缘挤出（箭头示）。

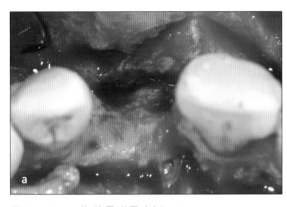
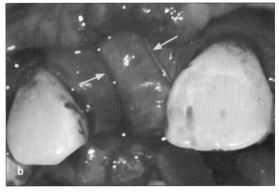

图3-1-5 一期前骨增量病例a-3

a. 11缺失，骨量不足。

b. 水平内褥式缝合未能良好固定胶原膜，挤压下方的骨代用材料向胶原膜两侧溢出（箭头示缝线位置）。

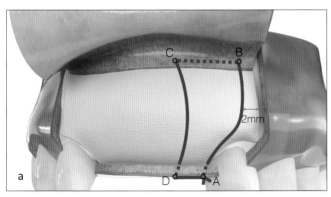
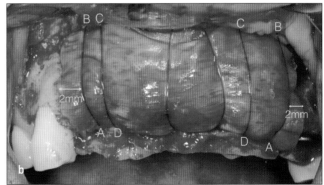

图3-1-6 A点、B点间缝线位置示意图

a. 模型示意图，A点、B点间缝线应距离胶原膜边缘约2mm。

b. 口内示意图，A点、B点间缝线应距离胶原膜边缘约2mm。

B点、C点位于减张切口根方的骨膜上。单个缝合顺序为：A点—B点—C点—D点，其中B点、C点间为一次进出针，最后在腭侧的A点、D点间完成打结。而胶原膜整体的缝合顺序应从两侧向中间，且最靠近胶原膜边缘的A点、B点间的缝线应距离边缘约2mm，以此来实现对胶原膜及骨代用材料的良好固定。

视频3-1
水平内褥式缝合固定胶原膜（病例a-1）

（二）减张缝合

那么在固定胶原膜之后，是否可以直接进行关创缝合呢？我们来看病例a-4，患者牙槽突裂伴12缺失，骨量条件较差，利用Fence技术进行了骨增量。从增量前后的轮廓可以看出，骨增量范围较大。完成胶原膜固定后，采用水平内褥式加间断缝合直接进行创口关闭，最终结果如何呢？拆线记录显示缝合失效，创口愈合并不理想（图3-1-7）。

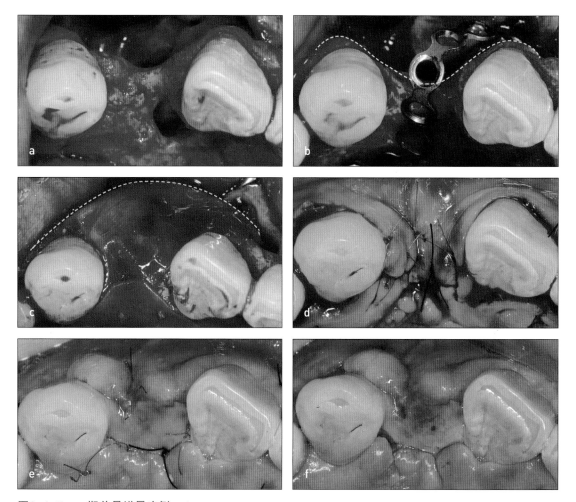

图3-1-7　一期前骨增量病例a-4

a. 牙槽突裂伴12缺失，骨量条件较差。b. Fence技术进行骨增量（虚线示增量前轮廓）。c. Fence技术进行骨增量（虚线示增量后轮廓）。d. 水平内褥式缝合加间断缝合直接进行创口关闭。e. 拆线前，缝线部分脱落，缝合失效。f. 拆线后，创口裂开，愈合不佳。

对于上述现象我们进行分析：此处在经过较大范围骨增量后，尽管我们对黏膜瓣进行了减张操作，但是术后软组织肿胀会比较明显，直接关创缝合后牙槽嵴顶处张力可能会增加；加之这是一个前牙位点，患者术后的各种唇颊活动会对黏膜瓣造成影响，产生应力，影响其稳定愈合。因此，此时直接进行创口关闭缝合较难以抵抗唇颊活动的牵拉力量。那么有没有什么方法既可以缓冲术后软组织的肿胀，又可以阻断唇颊活动所产生的应力传导呢？

我们尝试使用4-0可吸收缝线进行水平内褥式缝合。与固定胶原膜的水平内褥式缝合相同，A点和D点位于腭侧黏膜瓣上，并且距离切缘5~10mm；不同的是，这里的B点和C点位于唇侧黏膜瓣上，具体的位置是在减张切口创面冠方边缘的根方约1mm处（图3-1-8），并且这两点为单独进出针，都要穿过唇侧黏膜瓣。其目的是打结后通过A点、D点向B点、C点的牵拉，由于B点、C点穿过黏膜瓣，可使整个黏膜瓣冠向复位，起到缓冲和减张的作用，减少牙槽嵴顶处创口裂开的风险，同时也可以阻断唇颊活动所传导的应力。缝合顺序为：A点—B点—C点—D点，最后在腭侧A点、D点间完成打结。

上面介绍的水平内褥式缝合是否可以保证黏膜瓣

图3-1-8　水平内褥式缝合作为减张缝合示意图
a. A点和D点位于腭侧黏膜瓣上，B点和C点位于唇侧黏膜瓣上。
b. B点和C点的具体位置是在减张切口创面冠方边缘的根方约1mm处。

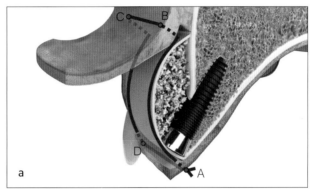

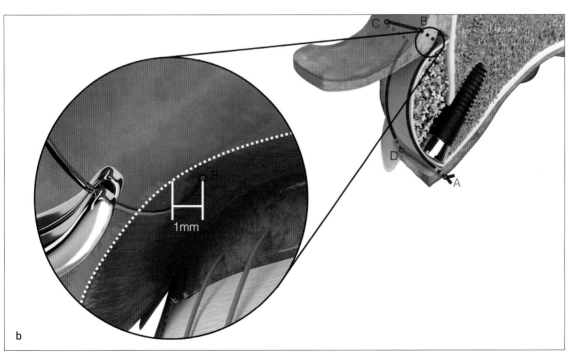

的顺利愈合呢？是否忽略了什么细节呢？在病例a-5中，进行了水平内褥式缝合，目的是阻断此处唇系带活动所产生的应力以及缓冲术后软组织肿胀，但是从拆线记录来看，唇侧黏膜瓣发生了退缩（图3-1-9b），这是什么原因造成的呢？笔者认为最有可能的原因是唇侧黏膜瓣上的水平内褥式缝合一定程度上阻断了血供，加之该医生打结于唇侧，这更加导致了黏膜瓣在愈合过程中血供不足，可以看到打结后减张切口冠方的黏膜明显发白（图3-1-9a）。因此，为了减少对血供的影响，笔者将唇侧黏膜瓣上的水平内褥式缝合改良为垂直内褥式缝合，使缝线与血供方向平行，改良后的缝合方法称为水平垂直内褥式缝合。

水平垂直内褥式缝合中，A点和D点的位置与前述水平内褥式缝合相同，B点也同样位于减张切口创面冠方边缘的根方约1mm处，而C点则位于B点根方约3mm处，B点、C点间改良为垂直内褥式缝合（图3-1-10），尽量避免对唇侧黏膜瓣血供的影响。同时，与前述水平内褥式缝合原理相同，B点和C点需要穿过黏膜瓣，从而实现减张和应力阻断作用。那么助手则需要注意：当术者进行B点和C点处的缝合时，助

手要牵开患者嘴唇，暴露黏膜瓣的唇侧，方便术者穿入和穿出黏膜瓣；在术者准备打结时，助手要向冠方牵拉复位唇侧黏膜瓣，确保可以复位到理想状态。

（三）创口关闭缝合

完成减张缝合后，我们就可以进行创口关闭缝合了。那么我们需要关闭哪几处创口呢？这些创口的关闭应该按照什么样的顺序进行呢？

病例a-1中需要关闭的创口包括：牙槽嵴顶切口、垂直切口以及牙龈乳头切口（图3-1-11）。对于创口的关闭顺序需要综合考虑术区是否可以达到无张力关创，而这与骨增量的范围以及是否为健康的黏骨膜瓣等因素有关。

对于病例a-1来说，术区骨缺损范围较大，且邻牙存在牙周缺损，所进行的是较大范围的骨增量。我们最终的目的是实现无张力缝合，在牙槽嵴顶切口处形成"饺子皮样"的轻微外翻外观，缓冲术后软组织肿胀。如果先缝合垂直切口，则很难保证牙槽嵴顶切口的外翻程度以及创口对位的准确。因此，通过分析，我们应先关闭牙槽嵴顶切口，然后是牙龈乳头切口，而最后关闭垂直切口。

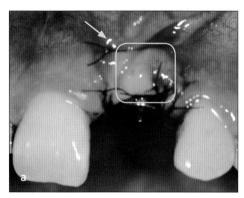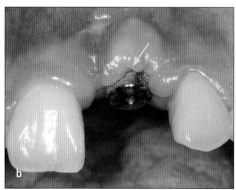

图3-1-9　水平内褥式缝合作为减张缝合病例a-5

a. 水平内褥式缝合进行减张缝合（箭头示打结于唇侧，框内示减张切口冠方的黏膜发白）。

b. 拆线记录（箭头示唇侧黏膜瓣退缩）。

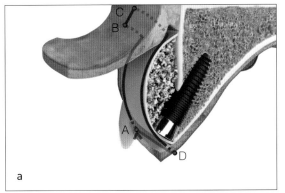

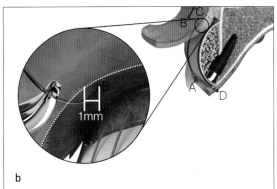

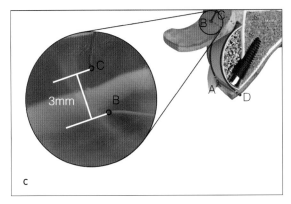

图3-1-10 水平垂直内褥式缝合作为减张缝合示意图

a. A点和D点位于腭侧黏膜瓣上，A点、D点间为水平内褥式缝合；B点和C点位于唇侧黏膜瓣上，B点、C点间为垂直内褥式缝合。

b. B点位于减张切口创面冠方边缘的根方约1mm处。

c. C点位于B点根方约3mm处。

视频3-2
水平垂直内褥式缝合作为减张缝合（病例a-1）

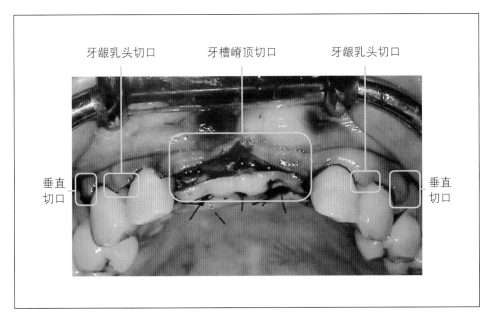

图3-1-11 病例a-1需要关闭的创口

1. 牙槽嵴顶切口

如前所述，牙槽嵴顶切口处张力较大，而且通常切口较长，首先我们需要对黏膜瓣进行充分减张，其次在缝合上又该注意什么呢？我们先来看病例a-6，前牙连续缺失伴骨缺损，利用Fence技术进行了骨增量。在完成固定胶原膜以及减张缝合后，采用了水平内褥式加间断缝合关闭牙槽嵴顶切口。拆线后，创口愈合并不理想。仔细观察可以发现，创口对位不佳，且创缘内卷（图3-1-12）。这是什么原因造成的呢？又该如何避免呢？

选择水平内褥式加间断缝合并没有原则性错误，在前面的章节中我们介绍过，水平内褥式缝合可以使创缘轻微外翻，增加创面间接触面积，促进愈合；并且缓冲软组织肿胀，降低创口裂开风险。但是由于操作时的误差，在病例a-6中并没有完全发挥其优势；加之此处切口较长，造成创口对位难度增加。

结合上面的分析，在进行牙槽嵴顶切口缝合时，笔者建议先在牙龈乳头等解剖标志点处采用垂直内褥式缝合帮助对位。此处使用6-0不可吸收缝线。A点和D点位于唇侧黏膜瓣上，B点和C点位于腭侧黏膜瓣上，缝合顺序为：A点—B点—C点—D点，最后在唇侧A点、D点间打结（图3-1-13）。

在保证基本对位之后，再采用水平内褥式加间断缝合来关闭整个牙槽嵴顶切口。首先是水平内褥式缝合，使用6-0不可吸收缝线，A点和D点位于唇侧黏膜瓣上，B点和C点位于腭侧黏膜瓣上，缝合顺序为：A点—B点—C点—D点，最后在唇侧A点、D点间打结（图3-1-14a）。那么如何才能避免前述病例a-6的误差，保证水平内褥式缝合可以形成理想的创缘外翻呢（图3-1-14b）？众所周知，腭侧组织相对比较致密，减张难度较大，且在缝合时外翻也较为困难。因此，在最初切开时笔者建议牙槽嵴顶切口应稍偏唇侧，可位于两侧邻牙唇轴角连线处（图3-1-14c），保留较多的腭侧组织，降低减张难度，同时为水平内褥式缝合的外翻创造条件。此外，在缝合时，助手需要使用镊子辅助腭侧黏膜瓣实现外翻，确保在打结时，两侧黏膜瓣为创面对创面接触（图3-1-14d）。

接下来，采用较细的7-0不可吸收缝线进行缓冲间断缝合，进一步缓冲软组织肿胀，同时获得较好的美观效果。从唇侧黏膜瓣上的A点进针，到腭侧黏膜瓣

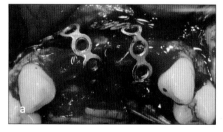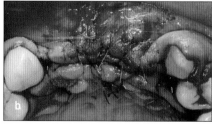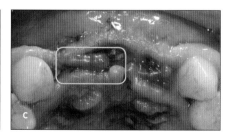

图3-1-12　一期前骨增量病例a-6

a. 前牙连续缺失伴骨缺损，利用Fence技术进行骨增量。

b. 水平内褥式加间断缝合关闭牙槽嵴顶切口。

c. 拆线后，创口愈合不理想（框内示创口对位不佳，创缘内卷）。

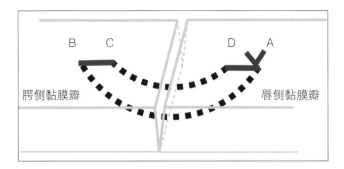

图3-1-13　垂直内褥式缝合示意图

A点和D点位于唇侧黏膜瓣上，B点和C点位于腭侧黏膜瓣上，缝合顺序为：A点—B点—C点—D点，最后在唇侧A点、D点间打结。

视频3-3
垂直内褥式缝合辅助牙槽嵴顶切口对位（病例a-1）

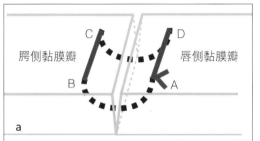

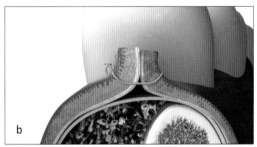

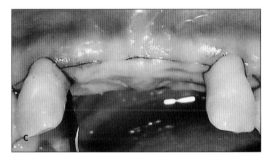

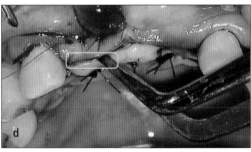

图3-1-14　水平内褥式缝合关闭牙槽嵴顶切口

a. 水平内褥式缝合示意图，A点和D点位于唇侧黏膜瓣上，B点和C点位于腭侧黏膜瓣上，缝合顺序为：A点—B点—C点—D点，最后在唇侧A点、D点间打结。

b. 水平内褥式缝合形成创缘外翻。

c. 牙槽嵴顶切口稍偏唇侧，可位于两侧邻牙唇轴角连线处。

d. 助手辅助腭侧黏膜瓣外翻（框内示两侧黏膜瓣为创面对创面接触）。

视频3-4
水平内褥式缝合关闭牙槽嵴顶切口（病例a-1）

137

上的B点出针，打结时，第一个结绕3圈，拉紧但不压结；第二个结绕2圈，与第一个结之间留出2~3mm线圈，最后剪线时留线头约5mm（图3-1-15）。

总的来说，牙槽嵴顶切口的缝合，首先采用垂直内褥式缝合在牙龈乳头等解剖标志点处实现基本对位，接着用水平内褥式缝合实现创缘轻微外翻，然后用缓冲间断缝合完成最终的对位和关创。从拆线记录来看，这种缝合方法的有序组合有利于牙槽嵴顶切口的稳定关闭，创口愈合效果良好（图3-1-16）。

2. 牙龈乳头切口

牙龈乳头切口处的缝合应考虑恢复牙龈乳头的健康形态，从而保证良好的美观效果，这就需要明确术前是否存在牙龈退缩以及所对应的切口设计和翻瓣范围。那么牙龈退缩是如何分类的呢？临床上较为经典的分类方法为1985年提出的米勒（Miller）分型[1]，即：Ⅰ型：患牙牙龈退缩不超过膜龈结合，患牙邻面无牙槽骨或软组织的丧失；Ⅱ型：患牙牙龈退缩达到或超过膜龈结合，但患牙邻面无牙槽骨或软组织的丧失；Ⅲ型：患牙牙龈退缩达到或超过膜龈结合，同时患牙邻面有牙槽骨或软组织的丧失，但其高度仍位于退缩龈缘的冠方；Ⅳ型：患牙牙龈退缩超过膜龈结合，同时

患牙邻面有严重的牙槽骨或软组织的丧失，且丧失已达到唇侧退缩龈缘的水平。除了经典的米勒分型，Cairo等于2011年提出了RT（recession type）分型[2]。RT1型：唇侧牙龈退缩，无近远中附着丧失；RT2型：唇侧牙龈退缩，存在近远中附着丧失，近远中邻面附着丧失小于或等于唇侧附着丧失；RT3型：唇侧牙龈退缩，存在近远中附着丧失，近远中邻面附着丧失大于唇侧附着丧失。美国牙周病学会（American Academy of Periodontology，AAP）与欧洲牙周病学联盟（European Federation of Periodontology，EFP）于2018年联合发布的《牙周与种植体周疾病和状况的新分类》中也采用了这一分类方法。它克服了米勒分型的一些局限性，比如难以在Ⅰ类和Ⅱ类之间进行识别，同时又涵盖了米勒分型的基本内容，即：RT1型相当于米勒Ⅰ型和Ⅱ型；RT2型相当于米勒Ⅲ型；RT3型相当于米勒Ⅳ型。在本书中笔者将统一采用RT分类方法。

病例a-1中12和22存在RT2型软硬组织缺损，术中采用微创外科技术（minimally invasive surgical technique，MIST）切口[3]，在这两颗牙远中牙龈乳头的唇腭侧均进行翻瓣，暴露缺损区，进行清理和植

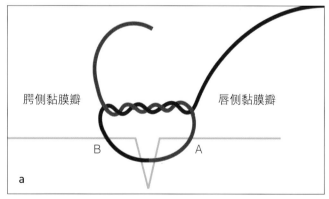
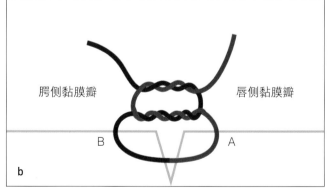

图3-1-15 缓冲间断缝合示意图

a. 从唇侧黏膜瓣上的A点进针，到腭侧黏膜瓣上的B点出针，第一个结绕3圈，拉紧但不压结。

b. 第二个结绕2圈，与第一个结之间留出2~3mm的线圈，剪线时留下约5mm线头。

视频3-5
缓冲间断缝合关闭牙槽嵴顶切口（病例a-1）

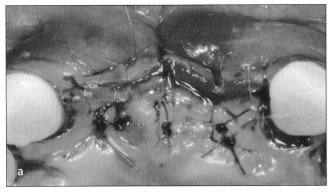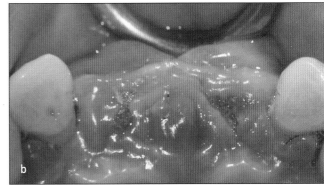

图3-1-16 牙槽嵴顶切口缝合

a. 完成牙槽嵴顶切口缝合。

b. 拆线后，牙槽嵴顶切口愈合良好。

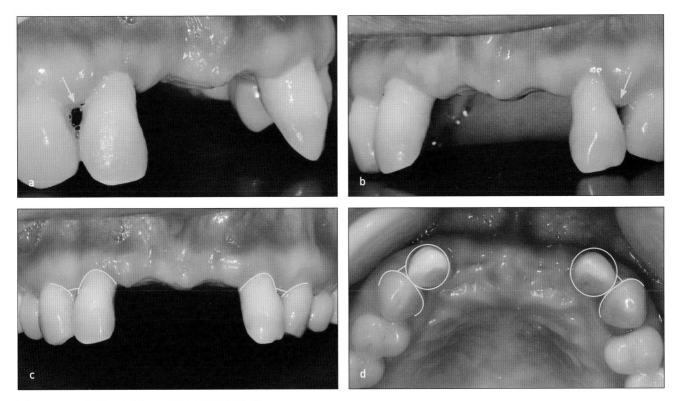

图3-1-17 病例a-1中12、22存在RT2型缺损

a. 右唇侧观，12存在RT2型缺损（箭头示远中牙龈乳头退缩，但未超过唇侧牙龈退缩）。

b. 左唇侧观，22存在RT2型缺损（箭头示远中牙龈乳头退缩，但未超过唇侧牙龈退缩）。

c. MIST切口示意图（唇侧观，黄色线示切口）。

d. MIST切口示意图（殆面观，黄色线示切口）。

骨（图3-1-17）。那么我们应该选择什么样的缝合方法关闭牙龈乳头切口呢？前面我们讨论过，使用水平内褥式缝合可以使创缘外翻，缓冲骨增量术后软组织肿胀，减轻张力。而与牙槽嵴顶切口所不同的是，笔者认为对于牙龈乳头切口，两侧黏膜瓣对位的要求更高，同时其下方植骨的范围仅局限在邻面附着丧失的部位，张力一般不会过大。因此，在牙龈乳头切口处，对创缘外翻的要求并不如牙槽嵴顶切口处高，而是更需要满足良好对位，甚至可以形成轻微的内卷，创造一个类似于"顶棚"的结构，从而为其下方提供相对封闭和稳定的成骨环境。那么如何对水平内褥式缝合进行改良来满足上述要求呢？可以使用6-0不可

吸收缝线进行Gottlow缝合，其特点是在水平内褥式缝合的基础上，让缝线由D点从B点、C点间穿过，再于A点进行打结（图3-1-18a）。通过增加切口上方的缝线来促进两侧对位，防止创缘过度外翻。此外，牙龈乳头切口还存在另一特殊性，即唇侧牙龈乳头较宽，而腭侧牙龈乳头较窄（图3-1-18b）。因此，我们进一步进行改良，在唇侧牙龈乳头处即A点、D点间采用水平内褥式缝合，而在腭侧牙龈乳头处即B点、C点间采用垂直内褥式缝合（图3-1-18c）。这样的Gottlow缝合更加符合牙龈乳头切口的解剖形态，有利于两侧黏膜瓣的对位愈合（图3-1-18d~f）。

视频3-6
Gottlow缝合关闭牙龈乳头切口（病例a-1）

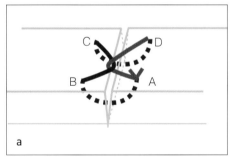

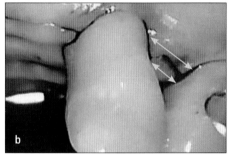

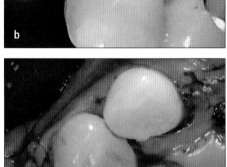

图3-1-18 Gottlow缝合关闭牙龈乳头切口

a. Gottlow缝合示意图，在水平内褥式缝合的基础上，让缝线由D点从B点、C点间穿过，再于A点进行打结。

b. 牙龈乳头切口特点是唇侧牙龈乳头较宽，而腭侧牙龈乳头较窄（箭头示切口宽度不同）。

c. 牙龈乳头切口处Gottlow缝合示意图，唇侧牙龈乳头处即A点、D点间采用水平内褥式缝合，腭侧牙龈乳头处即B点、C点间采用垂直内褥式缝合。

d. Gottlow缝合关闭牙龈乳头切口。

e. 拆线前，牙龈乳头切口愈合良好。

f. 拆线后，牙龈乳头切口两侧黏膜瓣对位愈合。

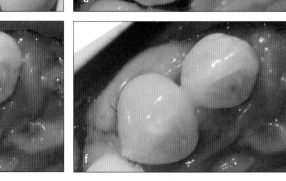

3. 垂直切口

最后我们进行垂直切口处的缝合，这里又有哪些细节需要注意呢？在前面的章节中我们分析过垂直切口中短切口的特点，靠近冠方的固定侧软组织较为狭窄，特别在天然牙轴角处，余留的牙龈乳头会形成一条狭长薄弱的软组织。由于此处组织强度低、对位难度高，如果直接采用间断缝合，会有很大可能造成软组织撕裂，笔者建议借助腭侧的组织进行加强，即采用单侧加强间断缝合（图3-1-19）。使用6-0不可吸收缝线，从位于唇侧游离黏膜瓣上靠近天然牙轴角处的A点进针，出针后并不与固定侧直接进行间断缝合，而是穿到腭侧C1点，接着调转针头再从腭侧C2点进

针，穿回到唇侧固定侧狭长牙龈乳头上所对应的B点，最后打结于游离黏膜瓣上的A点。

完成了轴角处关键部位的缝合，垂直切口的剩余部分应该选择什么缝合方法呢？如果采用常规间断缝合，可以实现垂直切口的对位和关创，但是否可以在关闭垂直切口的同时使得唇侧黏膜瓣获得一定程度的冠向复位，从而进一步减轻牙槽嵴顶处的张力，同时减少愈合后龈缘处软组织发生退缩的概率呢？可以采用斜向下间断缝合，与常规间断缝合不同的是，其从黏膜瓣游离侧A点进针后，不是常规的垂直于切口的方向，而是斜向下方向，或者说是斜向冠方，笔者建议该角度为30°～45°，再到固定侧B点出针，最后在A

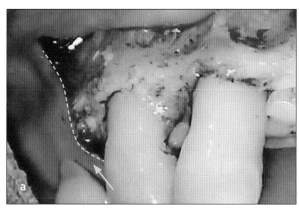 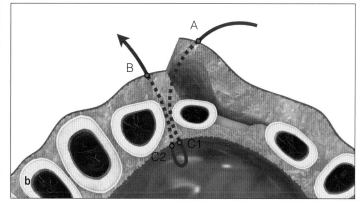

图3-1-19　单侧加强间断缝合关闭垂直切口中短切口

a. 垂直切口（虚线示）中短切口特点，靠近冠方的固定侧软组织较为狭窄（箭头示天然牙轴角处狭长薄弱的软组织）。

b. 单侧加强间断缝合示意图，从位于唇侧游离黏膜瓣上靠近天然牙轴角处的A点进针，出针后并不与固定侧直接进行间断缝合，而是穿到腭侧C1点，接着调转针头再从腭侧C2点进针，穿回到唇侧固定侧狭长牙龈乳头上所对应的B点。

视频3-7
单侧加强间断缝合关闭垂直
切口中短切口（病例a-1）

点打结。依次从根方向冠方完成所有的缝合。需要特别注意的是，要确保B点在固定侧的角化黏膜上，或者穿透骨膜，才能达到将游离侧冠向复位的作用（图3-1-20）。这里可以使用6-0不可吸收缝线，也可以视张力大小情况使用7-0不可吸收缝线，结合缓冲间断缝合，获得更理想的美观效果。

综上所述，在垂直切口的缝合上，首先在短切口靠近天然牙轴角处，使用单侧加强间断缝合借助腭侧组织增加强度，避免狭长牙龈乳头的撕裂；然后使用斜向下间断缝合关闭垂直切口的其余部分，辅助黏膜瓣冠向复位和牙槽嵴顶处创口减张。拆线记录显示垂直切口处缝合对位良好，愈合情况理想（图3-1-21）。

我们对病例a-1骨增量部分的缝合方法进行回顾和小结。当完成骨增量的相关操作后，首先，使用水平内褥式缝合由两侧向中间固定胶原膜，在关闭创口前需要先使用水平垂直内褥式缝合进行减张缝合。接着，创口关闭缝合需要考虑骨增量的范围，对于较大范围的骨增量，为了实现最终的无张力关创，应先进行牙槽嵴顶切口的缝合。先用垂直内褥式缝合在牙龈乳头等解剖标志点处实现基本对位，接着使用水平内褥式缝合实现黏膜瓣"饺子皮样"外翻，有效缓冲软组织肿胀，结合缓冲间断缝合完成最后的对位关创。对于接下来的牙龈乳头切口的缝合，需要先明确缺损分型，如存在邻面附着丧失的RT2型或者RT3型，需要使用唇侧为水平内褥式，腭侧为垂直内褥式的牙龈乳头处Gottlow缝合实现良好对位，并形成"顶棚"结构。最后，进行垂直切口的缝合，先使用单侧加强间断缝合，借助腭侧组织的强度减少轴角处狭长薄弱软组织撕裂的风险，然后用斜向下间断缝合完成剩余垂直切口的缝合，实现一定程度的冠向复位。综合有序地使用上述缝合方法有利于创口愈合，而创口的稳定对骨增量效果的重要性是不言而喻的。最终病例a-1在骨增量6个月后，获得理想骨增量的条件下，完成了种植体植入（图3-1-22）。

视频3-8
斜向下间断缝合关闭垂直切口剩余部分（病例a-1）

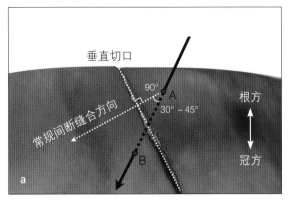
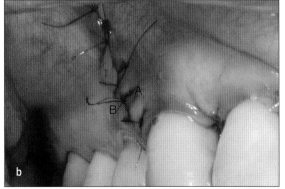

图3-1-20　斜向下间断缝合关闭垂直切口剩余部分

a. 斜向下间断缝合模型示意图，从黏膜瓣游离侧A点进针后，不是常规的垂直于切口的方向，而是斜向下方向，或者说是斜向冠方，笔者建议该角度为30°～45°，再到固定侧B点出针。

b. 斜向下间断缝合口内示意图，依次从根方向冠方完成所有的缝合。A点位于游离侧，B点要在固定侧的角化黏膜上，或者穿透骨膜，才能达到将游离侧冠向复位的作用。

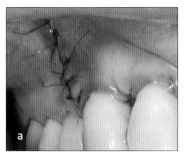
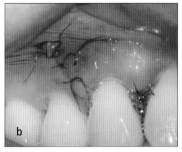
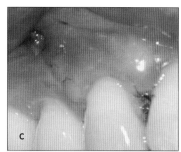

图3-1-21　单侧加强间断缝合和斜向下间断缝合关闭垂直切口

a. 单侧加强间断缝合和斜向下间断缝合关闭垂直切口。

b. 拆线前，垂直切口愈合良好。

c. 拆线后，垂直切口对位良好，愈合理想。

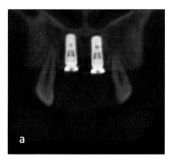
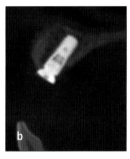
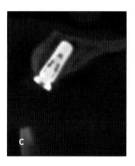

图3-1-22　病例a-1骨增量效果理想，完成种植体植入

a. CBCT（冠状面）示11、21骨增量效果良好，植入种植体；12、22无进展性骨吸收。

b. CBCT（矢状面）示11种植体周骨量充足。

c. CBCT（矢状面）示21种植体周骨量充足。

二、位点保存如何关创：不同术式及缝合方法选择

位点保存是另一类临床常见的一期前手术，它是通过采取一定的措施来减少或限制拔牙后牙槽骨的吸收，为后期种植提供足够的骨量和良好的骨质。在位点保存术中，由于对拔牙窝直接进行关创存在一定困难，常需要借助生物材料或患者自体组织来辅助关创，那么在这些情境中又该使用哪些缝合方法呢？下面我们将分别进行介绍。

（一）生物材料辅助关创

在位点保存关创时，我们常会使用到不同的生物材料，那么这些材料需要用什么缝合方法来进行固定呢？愈合效果又如何呢？我们先来看病例b-1，患者11、12缺失，11-13临时桥修复，21烤瓷冠修复，

Ⅱ～Ⅲ度松动，根方可见瘘道溢脓，CBCT示21内外吸收伴根尖周暗影（图3-1-23）。计划先拔除21行位点保存。

术中完成拔牙及填入骨代用材料后，选择明胶海绵辅助关闭创口，使用6-0不可吸收缝线进行交叉外8字缝合固定明胶海绵的中间部分，并附加水平外褥式缝合对其边缘进行加固，防止边缘翘起。拆线时，明胶海绵降解，创口上有黄色假膜覆盖，并未完全愈合（图3-1-24）。这是什么原因造成的呢？明胶海绵是一种质地轻软且表面多孔的海绵状物，笔者推测，由于此类材料表面结构不够致密，术后暴露于口腔时抗菌及创口维持作用相对较差，从而可能导致愈合不佳。那么在辅助关创时是否有更好的选择呢？

在病例b-2中，我们使用了另一种生物材料，胶原蛋白海绵。患者34Ⅲ度松动，CBCT示牙槽骨吸收至根尖1/3，且存在根尖周暗影（图3-1-25），计划先进行位点保存。拔牙和填入骨代用材料后，在拔牙创上覆盖胶原蛋白海绵。首先我们需要初步固定胶原

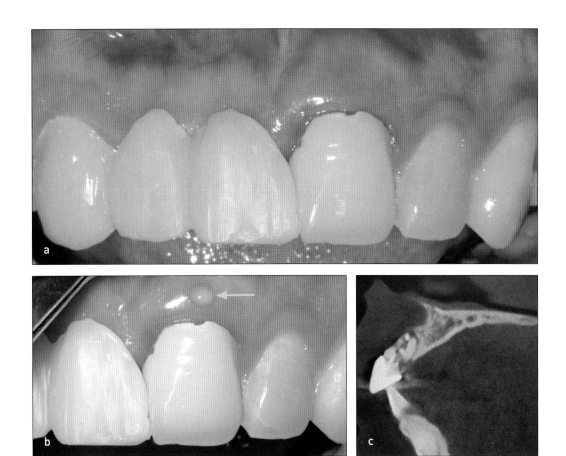

图3-1-23　一期前位点保存病例b-1

a. 唇侧观，11、12缺失，11-13临时桥修复，21烤瓷冠修复，Ⅱ～Ⅲ度松动。

b. 21根方可见瘘道溢脓（箭头示）。

c. CBCT（矢状面）示21内外吸收伴根尖周暗影。

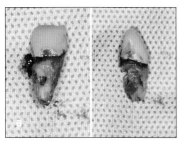
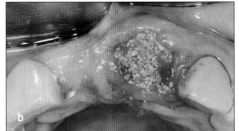
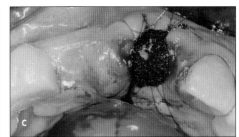
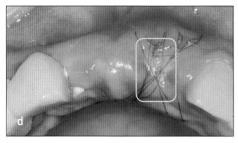
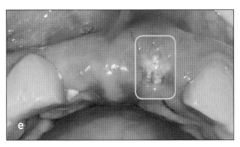

图3-1-24 一期前位点保存病例b-1

a. 拔除21。

b. 填入骨代用材料。

c. 交叉外8字加水平外褥式缝合固定明胶海绵。

d. 拆线前，明胶海绵降解（框内示）。

e. 拆线后，创口上方黄色假膜覆盖（框内示），未完全愈合。

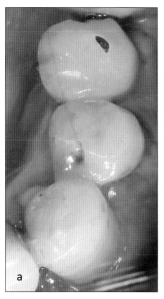
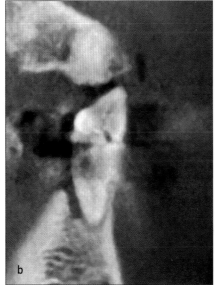

图3-1-25 一期前位点保存病例b-2

a. 𬌗面观，34Ⅲ度松动。

b. CBCT（冠状面）示34牙槽骨吸收至根尖1/3，存在根尖周暗影。

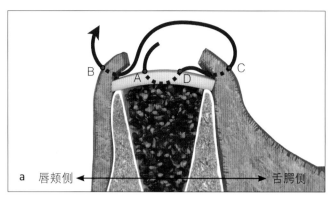 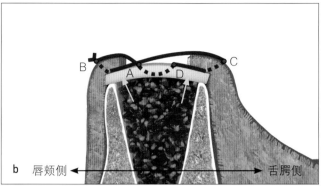

图3-1-26 双向缝合固定胶原蛋白海绵

a. 双向缝合示意图，A点和D点位于胶原蛋白海绵上，C点和B点分别位于舌侧和颊侧黏膜瓣上。从A点进针到D点出针，然后分别向两侧的C点和B点进出针，C点、B点的进出针均是从创缘的内侧至外侧，从而形成外褥式缝合。

b. 双向缝合示意图，打结于颊侧黏膜瓣上的B点；打结后可以防止创缘过度外翻，并固定胶原蛋白海绵于创缘下方（箭头示）。

蛋白海绵，可以使用6-0不可吸收缝线进行双向单侧垂直外褥式缝合（简称双向缝合，图3-1-26）。A点和D点位于胶原蛋白海绵上，C点和B点分别位于舌侧和颊侧黏膜瓣上。从A点进针到D点出针，然后分别向两侧的C点和B点进出针。此处需要注意，这两点的进出针均是从创缘的内侧至外侧，从而形成外褥式缝合，结合前面胶原蛋白海绵上的A点、D点，既可以固定胶原蛋白海绵，外褥式缝合的特点又可以防止创缘过度外翻，并且使得胶原蛋白海绵稳定在创缘下方，作为"支架"利于两侧黏膜瓣的愈合。最后打结时，如果打结于胶原蛋白海绵上的A点，虽然可以增加一定的固定作用，但由于胶原蛋白海绵是直接暴露在口腔中的，在其上方的线结可能会增加菌斑堆积和引起感染的风险，因此，笔者更推荐此处打结于颊侧黏膜瓣上的B点。

除了双向缝合，还需要附加什么缝合对胶原蛋白海绵进一步固定呢？在前面的章节中我们讨论过，水平外褥式和交叉外8字缝合的缝线从整个创口上方通过，没有建立创缘和生物材料的上下位置关系，并不能很好地固定生物材料在创缘下方，缝合后生物材料仍可能会翘起或移动，不利于两侧黏膜瓣的稳定愈合；而水平内褥式缝合的缝线在创缘下方并且通过生物材料上方，可以将生物材料固定在创缘下方，但是打结后创缘可能会外翻；Gottlow缝合相比于水平内褥式缝合，由于增加了通过创口上方的缝线，可以避免创缘过度外翻。因此，通过分析，此处我们可以采用Gottlow缝合。A点和D点位于颊侧黏膜瓣上，B点和C点位于舌侧黏膜瓣上，先进行水平内褥式缝合，缝合顺序为：A点—B点—C点—D点，然后将缝线由D点穿过B点、C点之间，最后于颊侧的A点打结（图3-1-27）。

视频3-9
双向缝合固定胶原蛋白海绵

视频3-10
Gottlow缝合固定胶原蛋白海绵

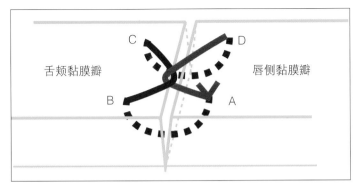

图3-1-27 Gottlow缝合示意图

A点和D点位于颊侧黏膜瓣上，B点和C点位于舌侧黏膜瓣上，先进行水平内褥式缝合，缝合顺序为：A点—B点—C点—D点，然后将缝线由D点穿过B点、C点之间，最后于颊侧的A点打结。

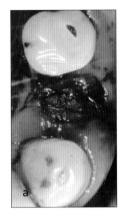
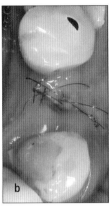
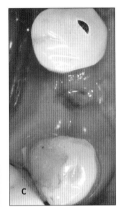

图3-1-28 双向缝合和Gottlow缝合固定胶原蛋白海绵

a. 完成双向缝合和Gottlow缝合。

b. 拆线前，胶原蛋白海绵降解。

c. 拆线后，创口愈合良好，无假膜覆盖。

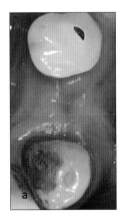
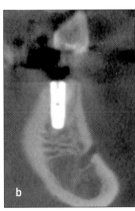

图3-1-29 病例b-2术后6个月软硬组织愈合理想，完成种植体植入

a. 术后6个月殆面观，34软组织愈合理想。

b. CBCT（冠状面）示34完成种植体植入，种植体周骨量充足。

综上所述，在病例b-2中使用了胶原蛋白海绵，相对病例b-1中使用的明胶海绵来说比较致密，前者可能会在一定程度上阻止愈合过程中来自口腔环境的细菌等的干扰，并且支持上方软组织生长。同时使用双向缝合和Gottlow缝合对胶原蛋白海绵进行了良好固定，使其稳定于创缘下方。拆线记录显示创口处没有明显的肉芽组织，愈合理想（图3-1-28）。位点保存术后6个月，口内检查和CBCT示患者软硬组织情况均比较理想，完成种植体植入（图3-1-29）。

（二）帽兜技术辅助关创

传统观点认为，牙槽窝内受损部位由肉芽组织和长结合上皮组成的反应性软组织应完全去除，而相关临床研究显示牙槽窝内反应性软组织作为初级关创可能有助于软硬组织增量，相关技术称为帽兜技术（hood technique）[4]。

病例c-1，患者11Ⅲ度松动，无法保留，12Ⅱ度松动，且存在RT2型牙龈退缩。CBCT示11唇侧骨壁缺如，腭侧有牙槽窝内反应性软组织，12腭侧存在骨缺损（图3-1-30）。计划拔除无保留价值的11，行位点保存，并同期处理12的牙周缺损。

那么在关创时，应该如何缝合牙槽窝内反应性软组织与黏膜瓣呢？在另一个病例c-2中，使用6-0不可吸收缝线进行了间断缝合。拆线记录显示创口基本愈合，但是进一步观察可以发现，部分缝合失效，有3针颊侧缝线脱出了软组织内部。当拆除缝线后，缝合失效的地方相比于没有失效的地方，软组织上存在勒痕，愈合也稍欠佳（图3-1-31）。这是什么原因造成的呢？反应性软组织质地较为脆弱，且存在术后肿胀反应，6-0不可吸收缝线间断缝合后并没有预留出足够的空间，极可能造成软组织肿胀后缝线将软组织拉裂，继而从中脱出的情况。

因此，为了使反应性软组织与黏膜瓣缝合后的

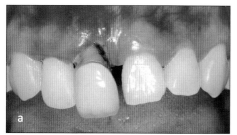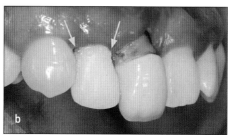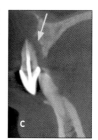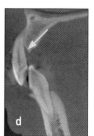

图3-1-30　一期前位点保存病例c-1

a. 正唇侧观，11Ⅲ度松动，无法保留，12Ⅱ度松动。b. 右唇侧观，12存在RT2型缺损（箭头示近远中牙龈乳头退缩，但未超过唇侧牙龈退缩）。c. CBCT（矢状面）示11唇侧骨壁缺如，腭侧有牙槽窝内反应性软组织（箭头示）。d. CBCT（矢状面）示12腭侧存在骨缺损（箭头示）。

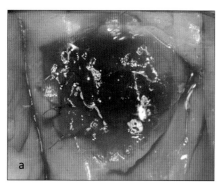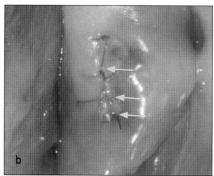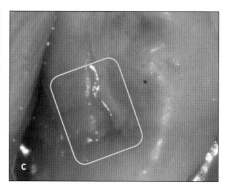

图3-1-31　反应性软组织辅助关创病例c-2

a. 6-0不可吸收缝线间断缝合反应性软组织与黏膜瓣。b. 拆线前，创口基本愈合，但部分缝合失效（箭头示3针颊侧缝线脱出软组织内部）。c. 拆线后（框内示缝合失效的地方软组织上有勒痕，愈合稍欠佳）。

愈合效果更理想，笔者建议使用7-0不可吸收缝线进行缓冲间断缝合，避免出现病例c-2中缝合失效的情况。从位于反应性软组织上的A点进针，到位于腭侧黏膜瓣上的B点出针，打结时，第一个结绕3圈，拉紧但不压结；第二个结绕2圈，与第一个结之间留出2～3mm线圈，最后剪线时留线头约5mm。拆

线记录显示7-0缓冲间断缝合的缝线没有明显松动、滑脱或断裂，软组织愈合良好（图3-1-32）。位点保存术后6个月，11位点的反应性组织与腭侧黏膜瓣愈合良好，同时，CBCT示11位点保存术后骨量维持效果理想（图3-1-33），在此基础上完成了种植体植入。

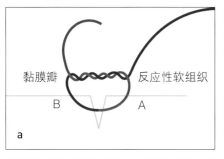
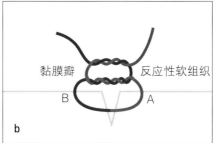

视频3-11
缓冲间断缝合，缝合反应性
软组织与黏膜瓣（病例c-1）

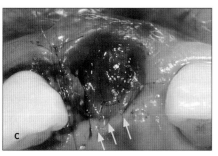
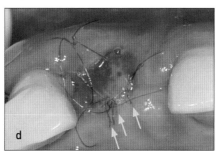
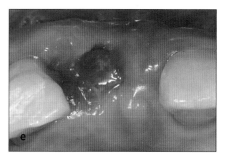

图3-1-32　缓冲间断缝合，缝合反应性软组织与黏膜瓣

a. 缓冲间断缝合示意图，从反应性软组织上的A点进针，到腭侧黏膜瓣上的B点出针，第一个结绕3圈，拉紧但不压结。b. 第二个结绕2圈，与第一个结之间留出2～3mm的线圈，剪线时留下约5mm线头。c. 7-0缓冲间断缝合，缝合反应性软组织与腭侧黏膜瓣（箭头示）。d. 拆线前，7-0缓冲间断缝合的缝线没有明显松动、滑脱或断裂（箭头示）。e. 拆线后，软组织愈合良好。

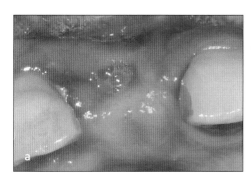
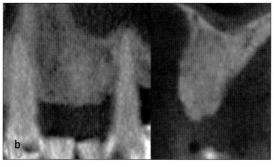

图3-1-33　病例c-1术后6个月软硬组织愈合理想，完成种植体植入

a. 术后6个月殆面观，11位点的反应性组织与腭侧黏膜瓣愈合良好。b. CBCT（冠状面和矢状面）示11拔牙窝位点恢复良好。

同时，在病例c-1中，对于12的牙周缺损，采用MIST切口，翻瓣暴露腭侧骨缺损，进行清理以及植骨。那么此处的牙龈乳头切口，我们应该采用什么样的缝合方法呢？前面我们介绍过，使用Gottlow缝合可以防止创缘过度外翻，促进创口对位，并形成一个类似于"顶棚"的结构，为其下方创造相对封闭和稳定的成骨环境。并且对于牙龈乳头切口，我们在较宽的唇侧牙龈乳头处即A点、D点间采用水平内褥式缝合，而在较狭长的腭侧牙龈乳头处即B点、C点间采用垂直内褥式缝合，缝合顺序为：A点—B点—C点—D点，然后将缝线由D点穿过B点、C点之间，最后于唇侧的A点打结。完成缝合后，对12行松牙固定。拆线记录显示12牙龈乳头对位愈合（图3-1-34）。术后6个月复查，12牙龈乳头愈合良好，同时CBCT示12腭侧骨高度得到一定程度恢复（图3-1-35）。

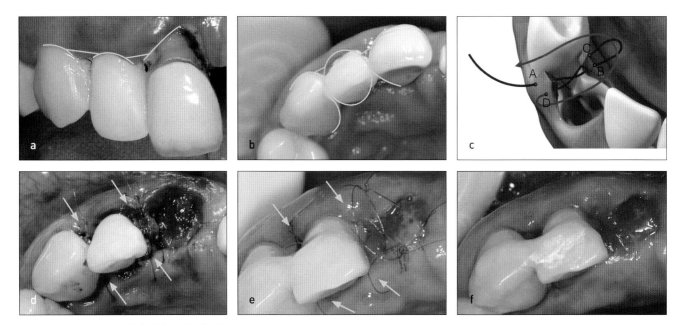

图3-1-34　Gottlow缝合关闭牙龈乳头切口

a. MIST切口示意图（唇侧观，黄色线示切口）。

b. MIST切口示意图（𬌗面观，黄色线示切口）。

c. 牙龈乳头切口处Gottlow缝合示意图，唇侧牙龈乳头处即A点、D点间采用水平内褥式缝合，腭侧牙龈乳头处即B点、C点间采用垂直内褥式缝合，缝合顺序为：A点—B点—C点—D点，然后将缝线由D点穿过B点、C点之间。

d. Gottlow缝合关闭牙龈乳头切口（箭头示Gottlow缝合）。

e. 拆线前，牙龈乳头切口愈合良好（箭头示Gottlow缝合）。

f. 拆线后，牙龈乳头切口两侧黏膜瓣对位愈合。

视频3-12
Gottlow缝合关闭牙龈乳头切口（病例c-1）

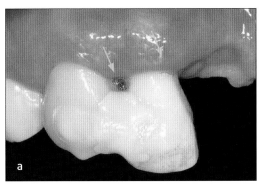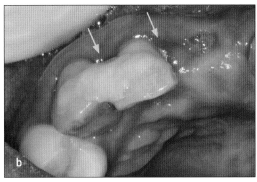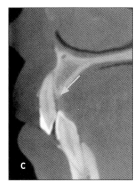

图3-1-35 病例c-1术后6个月12软硬组织愈合良好

a. 唇侧观，12牙龈乳头愈合良好（箭头示）。

b. 殆面观，12牙龈乳头愈合良好（箭头示）。

c. 术后6个月CBCT（矢状面）示12腭侧骨高度得到一定程度恢复（箭头示）。

参考文献

[1] Miller PDJ . A classification of marginal tissue recession. [J]. Int J Perio Rest Dent, 1985, 2(2):8–13.

[2] Cairo F, Nieri M, Cincinelli S, et al. The interproximal clinical attachment level to classify gingival recessions and predict root coverage outcomes: an explorative and reliability study[J]. J Clin Periodontol, 2011, 38(7):661–666.

[3] Cortellini P, Tonetti MS. Minimally invasive surgical technique and enamel matrix derivative in intra–bony defects. I: Clinical outcomes and morbidity[J]. J Clin Periodontol, 2010, 34(12):1082–1088.

[4] Liu YY, Chen YL, Chu CY, et al. A prospective cohort study of immediate implant placement into posterior compromised sockets with or without primary wound closure of reactive soft tissue[J]. Clin Implant Dent Relat Res, 22(1):13–20.

2

第2节 | 种植体周手术
PERI-IMPLANT SURGERY

面对临床上种植体周炎等并发症，其处理方法之一就是进行种植体周手术。那么在这些相关手术中，需要配合哪些缝合方法来实现最终的临床效果呢？我们将在本节中进行介绍。

一、种植体周再生性手术：如何维持稳定的成骨空间

病例d-1，患者14种植修复后5年，BOP（+），PD=3～4mm，CBCT示14种植体周骨吸收（图3-2-1）。计划进行种植体周再生性手术，设计MIST切口，翻瓣暴露种植体周骨缺损，清理种植体周感染，并填入骨代用材料（图3-2-2）。

我们应该选择什么方法缝合牙龈乳头处的MIST切口呢？在前面的章节中我们讨论过，当对天然牙牙周

缺损进行处理后，在牙龈乳头处可以采用Gottlow缝合，该缝合方法在水平内褥式缝合的基础上增加了通过创口上方的缝线，可以防止创缘过度外翻，促进牙龈乳头处创口对位，并且形成一个类似于"顶棚"的轻微内卷结构，为下方创造良好的成骨环境。此处在种植体周牙龈乳头处，我们同样可以采用Gottlow缝合，对于进出针位置的选择，较宽的唇侧牙龈乳头处即A点、D点间，笔者采用水平进出针，而在较狭长的腭侧牙龈乳头处即B点、C点间采用垂直进出针，使用6-0不可吸收缝线，缝合顺序为：A点—B点—C点—D点，然后将缝线由D点从B点、C点间穿过，最后于唇侧的A点打结（图3-2-3a、b）。拆线记录显示14牙龈乳头基本愈合（图3-2-3c、d）。术后即刻CBCT示14种植体周有骨代用材料包绕（图3-2-3e、f）。术后3个月复查，牙龈乳头愈合良好，探诊无出血，

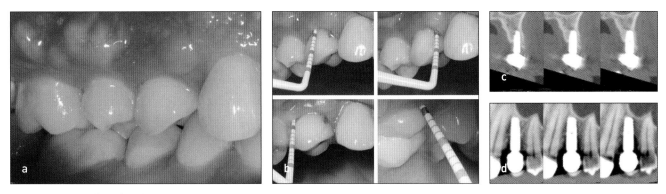

图3-2-1　种植体周炎病例d-1

a. 颊侧观，14种植修复。b. 14探诊检查，BOP（＋），PD=3～4mm。c. CBCT（冠状面连续截图）示14种植体颊腭侧骨吸收。
d. CBCT（矢状面连续截图）示14种植体近远中骨吸收。

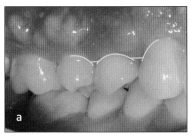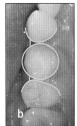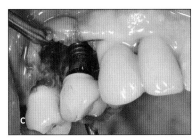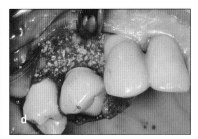

图3-2-2　病例d-1种植体周再生性手术

a. MIST切口设计（唇侧观，黄色线示切口）。b. MIST切口设计（殆面观，黄色线示切口）。c. 翻瓣暴露种植体周骨缺损，清理
种植体周感染。d. 填入骨代用材料。

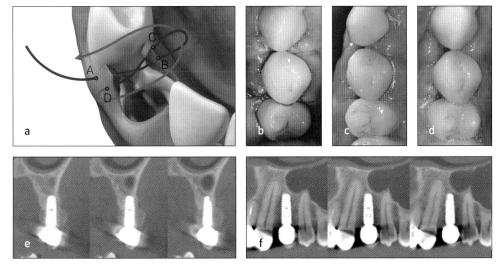

图3-2-3　Gottlow缝合关闭牙龈乳头切口

a. 牙龈乳头切口处Gottlow缝合示意图，唇侧牙龈乳头处即A点、D点间采用水平内褥式缝合，腭侧牙龈乳头处即B点、C点间
采用垂直内褥式缝合，缝合顺序为：A点—B点—C点—D点，然后将缝线由D点穿过B点、C点之间。b. 完成牙龈乳头切口处
Gottlow缝合。c. 拆线前，牙龈乳头基本愈合。d. 拆线后，牙龈乳头基本愈合。e. CBCT（冠状面连续截图）示14种植体颊腭侧
有骨代用材料包绕。f. CBCT（矢状面连续截图）示14种植体近远中有骨代用材料包绕。

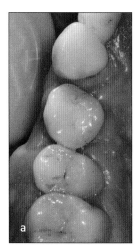
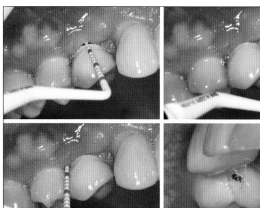
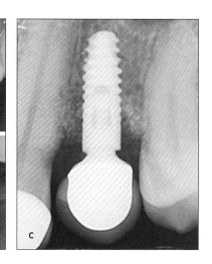

图3-2-4　病例d-1术后3个月复查

a. 14牙龈乳头愈合良好。

b. 探诊无出血，PD=2～3mm。

c. X线片示14种植体周骨吸收较术前改善。

PD=2～3mm，X线片示种植体周骨吸收较术前改善（图3-2-4）。

二、种植体周软组织移植手术：如何固定软组织

对于种植体周炎的处理，除了上述种植体周再生性手术，有时还会采用软组织移植，那么在相关手术中又会用到什么样的缝合方法呢？我们来看病例d-2。患者21种植修复，11单冠修复。21牙龈退缩，

探诊出血，溢脓，PD=2～3mm；11龈缘红肿，探诊出血，PD=3mm。CBCT示21种植体颊侧约有8mm骨缺损，而近远中和腭侧，以及种植体根尖周均未见明显异常（图3-2-5）。通过对软硬组织缺损的分析，计划采用结缔组织平台技术来改善种植体唇侧的软组织退缩问题[1]。

术前取下21种植体支持的修复冠。术中完成CTG制取与21种植体周感染清理后，将获取的CTG分为两部分，分别置于平台上方（种植体冠方-牙槽嵴顶顶偏唇侧）和种植体颊侧（图3-2-6a、b）。那么如何

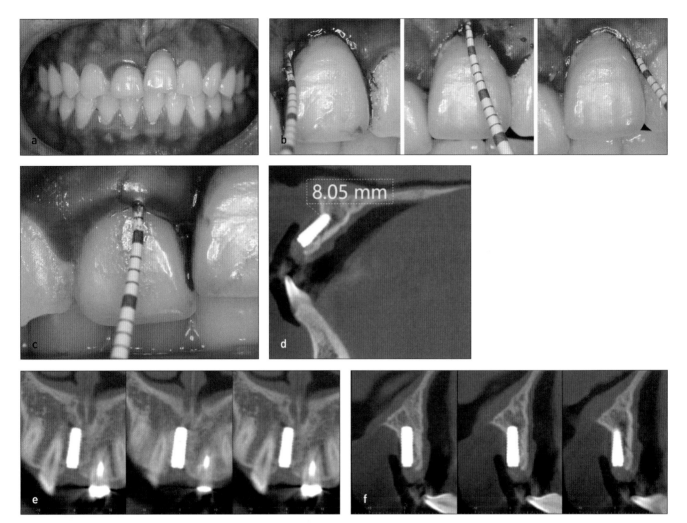

图3-2-5　种植体周炎病例d-2

a. 唇侧观，21种植修复，牙龈退缩；11单冠修复，龈缘红肿。

b. 21探诊出血，溢脓，PD=2~3mm。

c. 11探诊出血，PD=3mm。

d. CBCT（矢状面）示21种植体颊侧约有8mm骨缺损。

e. CBCT（冠状面连续截图）示21种植体近远中无明显骨吸收，种植体根尖周无明显异常。

f. CBCT（矢状面连续截图）示21种植体颊侧骨吸收，腭侧无明显骨吸收，种植体根尖周无明显异常。

通过缝合固定CTG呢？对于平台上方的CTG，在其4个角上采用间断缝合，可以将其固定在平台上。使用6-0可吸收缝线，间断缝合的A点位于CTG上，B点位于平台上（图3-2-6c），由A点进针，B点出针，最后打结于CTG上的A点，可以起到辅助固定CTG的作用。此外，为了便于操作，笔者建议在完成第一个间断缝合后，第二个间断缝合应该在第一个间断缝合的对角线处，这样在完成两个间断缝合后，CTG基本稳定，可以相对减轻剩余部分的固定难度。而对于种植体颊侧的CTG，首先，同样可以采用间断缝合将其冠方的两个角固定在平台上，间断缝合的A点位于CTG上，B点位于平台上（图3-2-6d），由A点进针，B点出针，最后打结于CTG上的A点。而对于根方的两个角，我们需要将其固定在骨膜上，此时可以采用单侧水平外褥式缝合，A点位于CTG上，B点和C点位于骨膜上（图3-2-6e）。完成在CTG上A点的进出针后，在骨膜上由B点到C点，最后A点、C点间打结，并且将结留在A点，以辅助固定CTG。分别完成两块CTG的固定后，在两块CTG之间增加一针间断缝合（图3-2-6f），使两块CTG之间更加贴合，并且辅助增强稳定性。

最后，在充分减张的基础上，采用不可吸收缝线进行间断缝合完成牙槽嵴顶以及垂直切口的关闭（图3-2-7a、b）。拆线记录显示创口愈合良好（图3-2-7c～f）。术后3个月复查，软组织无明显异常，戴临时冠进行进一步的软组织塑形（图3-2-8a）。临时冠调改塑形3个月后，完成了最终修复（图3-2-8b）。

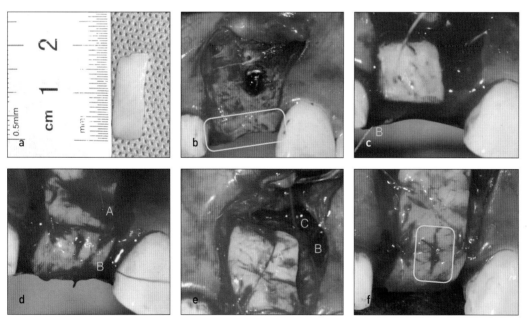

图3-2-6　病例d-2结缔组织平台技术

a. 完成CTG制取。b. 完成21种植体周感染清理（框内示平台）。c. 间断缝合固定平台上方CTG4个角，A点位于CTG上，B点位于平台上。d. 间断缝合固定种植体颊侧CTG冠方两个角，A点位于CTG上，B点位于平台上。e. 单侧水平外褥式缝合固定种植体颊侧CTG根方两个角，A点位于CTG上，B点和C点位于骨膜上。f. 两块CTG之间间断缝合（框内示）。

视频3-13
结缔组织平台技术CTG固定
（病例d-2）

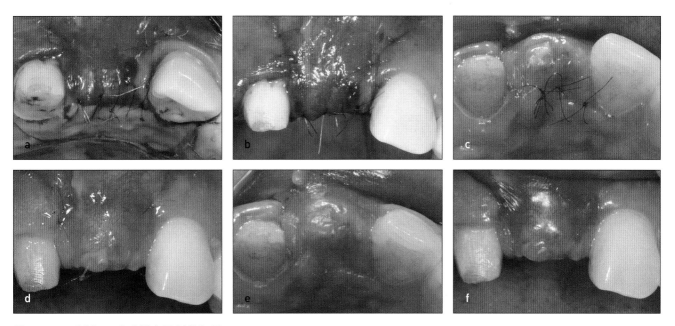

图3-2-7　病例d-2完成缝合及拆线记录

a. 间断缝合关闭牙槽嵴顶切口。b. 间断缝合关闭垂直切口。c. 牙槽嵴顶切口拆线前，创口愈合良好。d. 垂直切口拆线前，创口愈合良好。e. 牙槽嵴顶切口拆线后，创口愈合良好。f. 垂直切口拆线后，创口愈合良好。

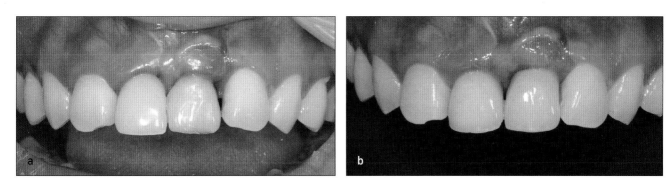

图3-2-8　病例d-2临时修复及最终修复

a. 术后3个月复查，软组织无明显异常，戴临时冠。b. 临时冠调改塑形3个月后，完成最终修复。

参考文献

[1] Zucchelli G, Tavelli L, Stefanini M, et al. Classification of facial peri-implant soft tissue dehiscence/deficiencies at single implant sites in the esthetic zone[J]. J Periodontol, 2019, 90(10):1116-1124.

3 第3节 | 早期及延期种植手术
EARLY AND DELAYED IMPLANT SURGERY

一、不伴骨增量的种植手术：避免"想当然"

不伴随植骨的常规种植手术是临床医生们常遇到的场景之一。其中，缝合的目的相对单纯，主要是关闭创口，引导良好的软组织愈合，为种植体的骨结合创造稳定的环境。缝合方式也相对简单，可以直接使用常规间断缝合关闭创口。以病例e为例，患者16缺失，缺牙位点的软硬组织状态良好，常规植入1颗种植体（图3-3-1a、b）。使用6-0不可吸收缝线，先在切口的中间完成1针间断缝合，以达到颊腭侧瓣的良好对位，然后依次向近中和远中完成4针间断缝合（图3-3-1c）。这种从切口中间起始，向两侧进行的缝合顺序，有助于避免从单侧开始缝合时组织瓣对位不准确的情况。术后1周拆线，可以观察到创口愈合良好（图3-3-1d）。

不伴植骨种植手术的间断缝合通常选用不可吸收缝线。缝线粗细选择则比较灵活，通常从3-0到8-0都

可使用，临床医生可以根据实际情况进行选择。但需要留意，不同的缝线规格在操作细节、手术器械上有一定区别，对创口愈合的影响也不同。本节中主要以5-0到8-0缝线为例进行介绍。

1. 5-0缝线

强度大，打结时使用外科结或三叠结。缝线粗，可以裸眼观察，操作器械使用常规持针器即可，因此对显微持针器、头镜、显微镜等显微缝合相关器械限制少，在多种临床场景下均可选用。但缝线较容易在软组织留下压痕（病例f-1，图3-3-2）。

2. 6-0缝线

强度中等，打结时使用外科结或三叠结。缝线较细，可以裸眼观察或使用头镜等设备，由于缝针及缝线更细，笔者建议使用显微持针器夹持操作（病例f-2，图3-3-3）。

3. 7-0缝线

强度较低，打结时，可以使用外科结或三叠结，也可以使用缓冲间断缝合，即先绕3圈拉紧，然后绕

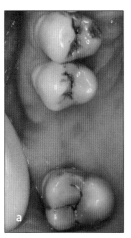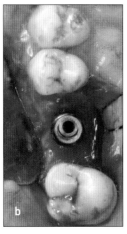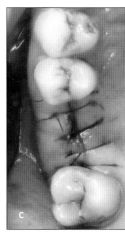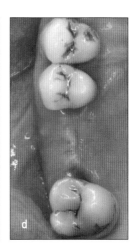

图3-3-1　上后牙单颗种植病例e

a. 16缺失，缺牙位点的软硬组织状态良好。b. 常规植入1颗种植体。c. 6-0不可吸收缝线行间断缝合。d. 术后1周拆线时创口愈合良好。

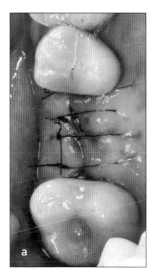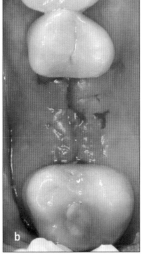

图3-3-2　5-0缝线间断缝合病例f-1

a. 16位点不伴植骨的常规种植手术，5-0缝线间断缝合关闭创口，外科结打结。

b. 手术后拆线记录，可见缝线在软组织上留下压痕。

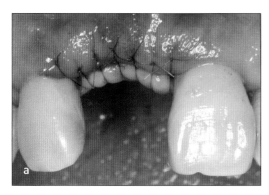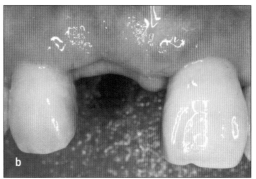

图3-3-3　6-0缝线间断缝合病例f-2

a. 11位点不伴植骨的常规种植手术，6-0缝线间断缝合关闭创口，外科结打结。b. 手术后拆线记录，可见软组织上有少量压痕。

2圈不拉紧，由此，两次拉结之间留一个空圈作为缓冲，在术后创口周围软组织反应性肿胀时，这个空圈将作为缓冲，给软组织肿胀预留空间，由此在保持缝合稳定的同时给软组织施加最小的压力。缝线较细，需要借助头镜、显微镜等设备，操作器械需要选择显微持针器（病例f-3，图3-3-4）。

4. 8-0缝线

强度较低，打结时可以使用常规外科结或三叠结，也可以使用缓冲间断缝合。缝线细，几乎无法裸眼观察，必须借助头镜、显微镜等设备，操作器械需要选择显微持针器（病例f-4，图3-3-5）。

总的来说，使用缝线的规格越细，间断缝合用于不伴植骨的种植手术时操作难度越大，对术者的操作要求越高，但同时对软组织压迫越小，对位效果越好。在实际临床使用中，笔者倾向于在前牙美学区使用更细的缝线。

常规间断缝合的操作步骤比较简单，但也因此，术者容易忽视缝合的规范性，出现各种缝合误差，导致创口的愈合不良。病例g，患者26缺失，术中常规植入种植体，使用6-0不可吸收缝线间断缝合关闭创口（图3-3-6a）。术后10天拆线时，发现创口软组织红肿，表面可见缝线压痕，且有局部裂开，愈合帽

部分暴露，切口处有假膜覆盖。观察缝线的状态，可见近中3针缝线从颊侧软组织脱出，已经失去关闭创口的效果，仅余留远中1针缝线仍然位于颊腭侧瓣内（图3-3-6b、c）。

回顾术中的缝合记录，该病例的间断缝合存在多个误差：缝合针距不当，4针间断缝合分别聚集在近中和远中，而切口中间没有缝线；进针点到创缘的距离不当，颊侧的进针点与腭侧的进针点相比，距离创缘过近；缝合过紧，缝线嵌入软组织中，而黏膜发白的状态也提示了来自缝线的过大张力。过紧的缝线压迫创缘，影响血供，导致边缘坏死和术后遗留缝线压迹，可造成组织撕裂。

不规范的间断缝合无法引导创口的良好恢复，可能导致创口早期裂开、炎症，带给患者不良的术后体验，更是种植体失败的危险因素之一。因此，笔者在这里再次强调常规种植手术的间断缝合的基本原则：

（1）缝合应从游离侧至固定侧。

（2）垂直进针、出针。

（3）进针点和出针点至切口的距离应该一致。

（4）进针点和出针点至切口的距离至少3mm，建议为进针、出针深度的2倍。

（5）缝合间隔密度（针距）均匀。

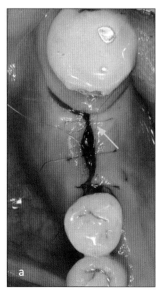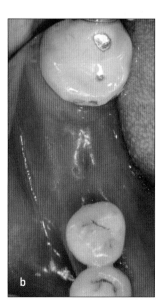

图3-3-4　7-0缝线间断缝合病例f-3

a. 46位点不伴植骨的常规种植手术，7-0缝线间断缝合关闭创口，线结处留有空圈（箭头示）作为缓冲。

b. 手术后拆线记录，可见软组织上仅有少量压痕。

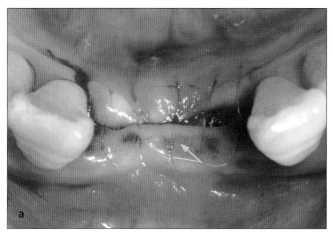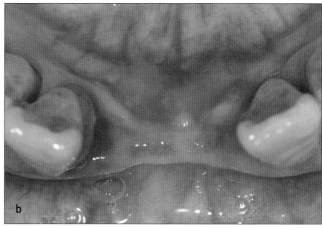

图3-3-5　8-0缝线间断缝合病例f-4

a. 31、41位点不伴植骨的常规种植手术，8-0缝线间断缝合关闭创口，线结处留有空圈（箭头示）作为缓冲。

b. 手术后拆线记录，可见软组织上基本没有压痕。

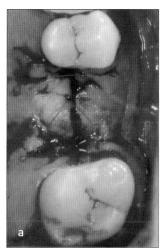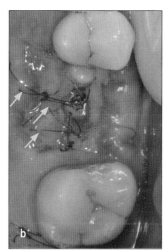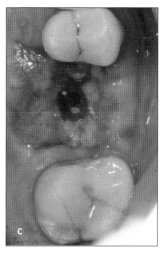

图3-3-6　上后牙种植病例g

a. 26常规种植手术，6-0不可吸收缝线间断缝合关闭创口。

b. 术后10天拆线前，软组织红肿，表面可见缝线压痕，创口局部裂开，假膜覆盖，愈合帽部分暴露，近中3针缝线从颊侧软组织脱出（箭头示）。

c. 术后10天拆线后，软组织红肿，表面可见缝线压痕，拆线过程中少量出血。

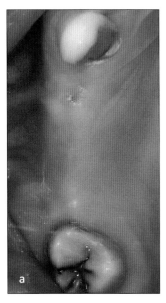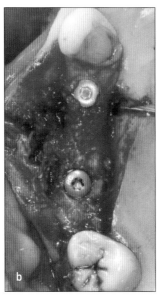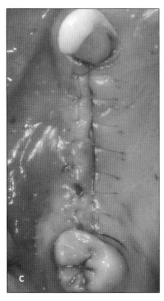

图3-3-7 上后牙连续缺失病例h

a.15-17缺失，做牙槽嵴顶切口和邻牙龈沟内切口。

b.常规植入2颗种植体。

c.连续锁边缝合关闭创口。

（6）缝线应在引导组织瓣良好对位的前提下保持最小张力。

（7）缝合区应该在角化黏膜内。

在临床实践中，医生也常常遇到多颗牙连续缺失的病例，需要缝合的切口较长。以病例h为例，患者15-17缺失，做牙槽嵴顶切口和邻牙龈沟内切口，翻瓣后常规植入2颗种植体（图3-3-7a、b）。对于嵴顶延伸3个牙位的长切口，可以选择间断缝合。但是由于间断缝合需要每一针分别打结、剪线，操作相对耗时、耗力，从手术效率的角度考虑，选择做连续锁边缝合，在良好关闭创口的同时节省了手术时间（图3-3-7c）。

连续锁边缝合可以视为多个间断缝合的组合，借助锁边结构代替了打结。因此，间断缝合的基本原则，包括进出针的方式、位置等，也同样适用于连续锁边缝合。理论上，连续锁边缝合只需要在第一针和最后一针进行打结，简化了操作步骤，缩短了操作时间，也是常规种植手术的合适选择之一。

但是，连续锁边缝合也有一定的弊端：由于缝合从切口的一端起始，向另一端进行，当操作者对针距把握不当时，可能导致创口对位不佳；由于线结少，一旦缝线断裂，可能导致整个缝合松动失效。为了提升连续锁边缝合的可靠性，笔者推荐以下两种方法。

1. 中间打结法

连续锁边缝合由多个"间断缝合"组成，可以在穿3~5针"间断缝合"之后，进行一次打结。打结时将整个线圈视为一个线头，与带针的缝线打结。剪线时只剪断线圈的2根，而保留带针的1根缝线。接下来继续连续锁边缝合即可。使用这种方式，如果缝线中间断裂，只会影响2次打结之间的3~5针，而不会导致整个切口的缝合全部失效（病例i-1，图3-3-8）。

2. 结合间断缝合法

对于长切口，可以在中间先完成一针普通的间断缝合，然后再使用连续锁边缝合。一方面，间断缝合可以帮助组织瓣正确对位；另一方面，间断缝合作为一道保险，在连续锁边缝合缝线断裂时维持切口的关闭（病例i-2，图3-3-9）。

二、种植同期GBR：灵活又严谨的缝合组合

在临床工作中，也常遇到缺牙位点仅有小范围的骨缺损，原位骨足够保证种植体植入后的初期稳定性，但从种植体的长期存留和使用效果考虑，需要进行小范围骨增量的情况。

在病例j-1中，患者21缺失，牙槽骨水平吸收，导致种植位点唇侧轮廓略有塌陷（图3-3-10a、b）。考虑在种植位点行小范围骨增量。由于目标位点仅一个牙位，且位于前牙区，做长切口，从21位点向近远中各延伸一个牙位，不做垂直切口。翻瓣，植入种植体后，使用骨代用材料在种植体颈部唇侧进行骨增量，

然后直接拉拢唇腭侧组织瓣，进行间断缝合关闭牙槽嵴顶创口，同时配合垂直内褥式缝合固定邻近天然牙11、22远中翻起的牙龈乳头（图3-3-10c～e）。术后2周拆线时，发现创口虽然实现了初步愈合，但种植位点软组织退缩，并波及了邻牙牙龈乳头和龈缘（图3-3-10f）。

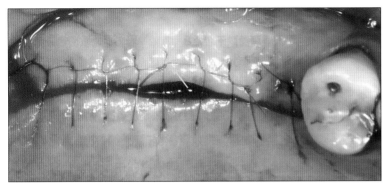

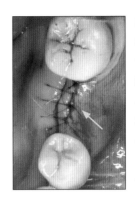

图3-3-9　单颗后牙连续锁边缝合结合间断缝合病例i-2

36位点不伴植骨的种植手术后，先在切口中间进行一针间断缝合（箭头示），然后从近中向远中，对整个切口进行连续锁边缝合。

图3-3-8　连续锁边缝合中间打结病例i-1

对于上颌后牙区种植手术的长切口进行连续锁边缝合。4次锁边缝合后进行一次中间打结（箭头示），剪线时只剪断线圈的2根，而保留带针的1根缝线。接下来继续4次锁边缝合，最终打结。

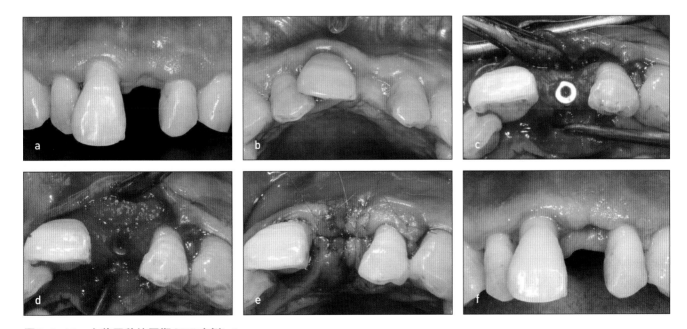

图3-3-10　上前牙种植同期GBR病例j-1

a. 21缺失。b. 21缺失，牙槽骨水平吸收，种植位点唇侧轮廓塌陷。c. 21位点植入种植体。d. 使用骨代用材料在种植位点唇侧进行骨增量。e. 直接拉拢唇腭侧组织瓣，间断缝合关闭牙槽嵴顶创口，单侧垂直内褥式缝合对位邻近天然牙牙龈乳头。f. 术后2周拆线后，21位点近远中牙龈乳头退缩，累及22龈缘。

在该病例中，由于仅进行小范围骨增量，手术位点仅做牙槽嵴顶切口与延伸一个牙位的邻牙龈沟内切口，未行垂直切口，软组织瓣的可动度有限。骨代用材料放置在种植体颈部后，将挤占软组织的空间，对组织瓣、邻近牙龈乳头，甚至邻牙龈缘的复位产生不良影响。尤其在前牙区，这是一个需要重视的美学风险。因此，对于伴小范围骨增量的种植手术，缝合还需要增加美学方向的考量，不仅关注牙槽嵴顶切口，还应该关注牙龈乳头的缝合。

在病例j-2中，患者21缺失，牙槽嵴顶偏唇侧存在小范围骨缺损。同样进行了牙槽嵴顶切口，向近远中各延伸一个牙位的龈沟内切口，翻开唇侧组织瓣后，植入种植体（图3-3-11a）。使用骨代用材料在种植体颈部唇侧进行骨增量（图3-3-11b）。类似的，此时虽然仅进行小范围骨增量，种植位点及邻牙牙龈乳头和龈缘的复位会受到影响。因此，在牙槽嵴顶使用间断缝合关闭创口。然后使用单乳头悬吊缝合分别悬吊种植位点近中和远中的牙龈乳头：从目标唇侧的A点进针，穿出后从邻牙腭侧绕行至相邻一个牙位的龈外展隙即B区，不穿软组织，通过龈外展隙至唇侧，然后再从相邻两个牙位的龈外展隙即C区，不穿软组织回到腭侧，返回目标牙龈乳头完成打结。由此借助邻牙对目标牙龈乳头产生向冠方的悬吊作用（图3-3-11c）。

而对于邻近天然牙的牙龈乳头，即11、22远中牙龈乳头，应该怎样缝合呢？此时，牙龈乳头距离骨增量的位点较远，其冠方复位不会受到显著影响，因此可不进行悬吊缝合，只要实现唇腭侧牙龈乳头良好对位即可。但如果直接行间断缝合，缝线将从软组织上方压过，不利于牙龈乳头高度的维持和恢复。此时，选择单侧垂直内褥式缝合，从距离唇侧牙龈乳头尖端约3mm处的A点进针，穿至腭侧，接着从腭侧牙龈乳头上的B点进针，从唇侧牙龈乳头上距离尖端约1mm处的D点出针，打结于A点或D点。缝线不会压在牙龈

乳头正上方，而是从组织内部拉拢，将唇腭侧牙龈乳头相贴合，利于维持牙龈乳头的高度，促进愈合（图3-3-11d）。

术后2周拆线时可以观察到，牙龈乳头以及邻牙龈缘的位置得到了良好的维持（图3-3-11e、f）。

有时，目标种植区域的骨缺损更大，不仅局限在种植体颈部。由此，骨增量的需求也更大，为了充分暴露术区，并保证骨增量后创口的无张力关闭，需要采用不同的切口与翻瓣设计。除了手术位点牙槽嵴顶切口以及邻牙龈沟内切口外，通常需要配合垂直切口以及骨膜减张切口，以松解组织瓣，使其容易复位覆盖骨增量后的区域。对于此类伴垂直切口的种植同期GBR，缝合方式又应该如何选择呢？

病例j-3，患者11、21缺失，缺牙区牙槽嵴水平吸收，骨弓轮廓塌陷（图3-3-12a、b）。术前分析显示缺牙区骨量允许种植体植入，但是从种植体的长期存留和使用，以及恢复前牙区唇侧丰满度的角度考虑，计划在种植同期行唇侧GBR。

做牙槽嵴顶偏唇侧切口，向两侧远中各延伸一个牙位的邻牙龈沟内切口，12、22远中的唇侧垂直切口。翻瓣后充分暴露术区（图3-3-12c）。在导板的引导下完成11、12种植体植入，可以观察到，此时种植体唇侧骨板是比较薄的，从骨的长期维持角度来说，同期进行唇侧引导骨再生是需要的（图3-3-12d、e）。在唇侧黏膜瓣膜龈联合根方1mm处做骨膜减张切口，分离弹性纤维，然后在唇侧放置骨代用材料，覆盖胶原膜，确保黏膜瓣可以复位，覆盖骨增量区，无张力关闭切口之后，就需要对术区进行缝合（图3-3-12f）。那么，接下来该如何通过缝合维持创口的稳定，从而保证最终骨增量的效果呢？

观察术区可以发现，伴垂直切口的种植同期GBR与种植前骨增量手术的切口组成、翻瓣设计非常接近，因此，缝合的目的也基本一致，即帮助抵抗外力

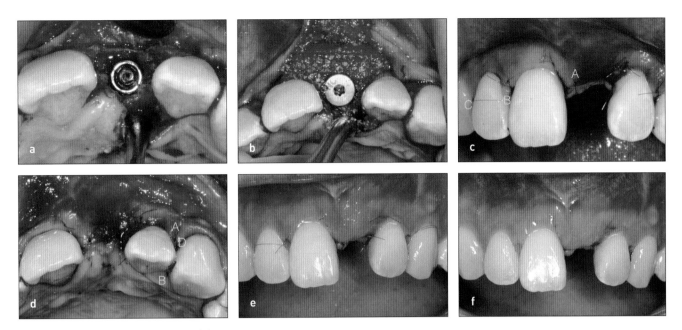

图3-3-11　上前牙种植同期GBR病例j-2

a. 21缺失，牙槽嵴顶偏唇侧小范围骨缺损，种植体植入后颈部部分暴露。b. 骨代用材料在种植体颈部唇侧进行骨增量。c. 术后即刻唇侧观，牙槽嵴顶间断缝合，种植位点近中和远中的牙龈乳头进行单乳头悬吊缝合。以21近中牙龈乳头为例，从牙龈乳头唇侧的A点进针，穿出后从11腭侧绕行，通过11远中龈外展隙B区返回唇侧，在11唇侧绕行后通过12远中龈外展隙C区至腭侧，从11、12腭侧绕行后返回21近中牙龈乳头打结，缝线通过B区、C区龈外展隙时不穿软组织。d. 术后即刻𬌗面观，单侧垂直内褥式缝合对位11、22远中牙龈乳头。从距离唇侧牙龈乳头尖端约3mm处的A点进针，穿至腭侧，从腭侧牙龈乳头上的B点进针，唇侧牙龈乳头上距离尖端约1mm处的D点出针，打结于A点或D点。e. 术后2周拆线前唇侧观，缝线在位。f. 术后2周拆线后唇侧观，种植位点近远中牙龈乳头及邻牙龈缘位置稳定。

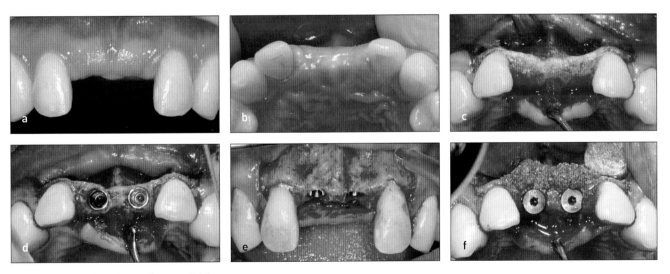

图3-3-12　上前牙种植同期GBR病例j-3

a. 11、21缺失。b. 11、21缺失，缺牙区牙槽嵴水平吸收，唇侧轮廓塌陷。c. 牙槽嵴顶偏唇侧切口，两侧远中邻牙龈沟内切口，12、22远中唇侧垂直切口，翻瓣后充分暴露术区。d. 种植后𬌗面观。e. 种植后唇侧观，11、12种植体唇侧骨板较薄。f. 唇侧放置骨代用材料进行种植同期GBR。

干扰，促进骨增量区以及切口的稳定愈合。恰当的缝合可以从以下3个方面考虑：辅助骨代用材料和胶原膜稳定在恰当的位置；帮助抵抗口轮匝肌等肌肉运动带来的外力干扰；对位组织瓣，关闭切口，促进良好愈合。

1. 辅助骨代用材料和胶原膜稳定在恰当的位置

在本例中，使用可吸收胶原膜维持空间、隔离软组织，胶原膜的稳定是骨增量成功的必要条件之一。为了使缝线能够发挥较长时间的固定作用，需要选择创口支持时间和吸收时间较长的可吸收缝线。对于病例f-3，使用4-0可吸收缝线，进行水平内褥式缝合。

水平内褥式缝合的方式与种植前骨增量手术中基本一致：A点和D点位于腭侧黏膜瓣上，B点和C点位于减张切口根方约1mm的骨膜上。由于在腭侧黏膜瓣上还有后续其他缝合操作，A点、D点应该远离切口5~10mm，为后续缝合预留位置。缝合顺序依次为：A点—B点—C点—D点，打结于腭侧（图3-3-13a）。对于种植同期GBR的病例，建议骨增量区超过种植体最根方2mm。在翻瓣时，可以根据选择的种植体长度以及植入深度进行测量。同时，建议最靠近胶原膜两侧边缘的A点到B点的缝线距离边缘约2mm，在边缘处保持骨代用材料和胶原膜的稳定。而对于种植同期GBR病例，在确定C点与D点时，建议参考种植体的位置，与A点、B点相对，设置在种植体的另一侧。由此，水平内褥式缝合跨过种植体的两侧，有利于将骨代用材料稳定在种植体唇侧，提高骨增量的准确性。

该病例中，使用两针水平内褥式，分别跨过11、21种植位点。当手术区超过两个牙位时，通常需要更多个水平褥式缝合，此时，为了防止向胶原膜的两侧边缘推挤骨代用材料，固定胶原膜的理想缝合顺序是先两侧，后中间（图3-3-13b）。

2. 帮助抵抗口轮匝肌等肌肉运动带来的外力干扰

在固定胶原膜后，是否可以直接开始关闭创口呢？在前述关于骨增量手术的缝合中已经就这个问题进行了一定讨论。该病例为上颌前牙区GBR，术后的软组织肿胀以及口周肌肉活动会对黏膜瓣造成影响，

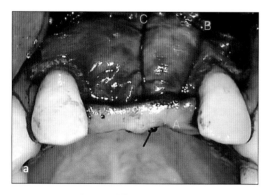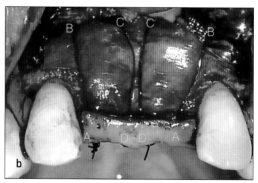

图3-3-13　病例j-3缝合固定胶原膜

a. 21位点水平内褥式固定胶原膜，A点和D点位于腭侧黏膜瓣上，B点和C点位于减张切口根方约1mm的骨膜上，按照A点—B点—C点—D点顺序穿针，打结于腭侧，AB缝线与CD缝线分别跨过种植体的远中与近中，将骨代用材料稳定在种植体唇侧。

b. 两针水平内褥式缝合，分别跨过11、21种植位点。

视频3-14
水平内褥式缝合固定骨代用
材料及胶原膜

产生应力，使其不能稳定愈合。因此，需要先进行减张缝合。此时，采用水平垂直内褥式缝合阻断口周肌肉活动所产生的应力干扰。

同样使用4-0可吸收缝线。A点和D点位于腭侧黏膜瓣上，B点和C点位于唇侧黏膜瓣上。A点与D点连线平行牙槽嵴顶切口，而考虑到唇侧黏膜瓣的血供，建议B点到C点连线垂直牙槽嵴顶切口。同样为后续缝合预留位置，A点与D点应远离切口5~10mm。缝合顺序依次为：A点—B点—C点—D点，打结于腭侧（图3-3-14）。

3. 对位组织瓣，关闭创口，促进良好愈合

完成减张缝合后，需要进行创口关闭缝合。那么我们需要关闭哪几处创口呢？这些创口的关闭应该按照什么样的顺序进行呢？

在伴垂直切口的种植同期引导骨再生手术中需要关闭的创口包括：牙槽嵴顶切口、非牙槽嵴顶切口。创口关闭顺序需要考虑术区是否容易实现无张力关创。在放置骨代用材料及胶原膜后，手术位点黏膜瓣需要延伸以完全覆盖这些材料，因此，牙槽嵴顶切口的无张力关闭相对困难，创口裂开等术后并发症多见于该切口。而非牙槽嵴顶切口，包括邻牙龈沟内切口以及垂直切口，可以增加黏膜瓣的可延伸范围，如果先将其关闭，无法充分发挥其辅助减张作用，可能影响牙槽嵴顶切口的无张力关闭。因此，应首先关闭牙槽嵴顶切口，再关闭非牙槽嵴顶切口。

对本病例，从牙槽嵴顶切口的中央开始，首先使用6-0不可吸收缝线行垂直内褥式缝合，帮助11、21位点间牙龈乳头的部位良好对位。A点和D点位于唇侧黏膜瓣，B点和C点位于腭侧黏膜瓣，A点、D点连线与B点、C点连线的方向与牙槽嵴顶切口方向垂直，缝合顺序为：A点—B点—C点—D点，打结于唇侧。然后，仍然使用6-0不可吸收缝线，在牙槽嵴顶切口的两侧行水平内褥式缝合，A点和D点位于唇侧黏膜瓣，B点和C点位于腭侧黏膜瓣，A点、D点连线与B点、C点连线的方向与牙槽嵴顶切口方向平行，缝合顺序为：A点—B点—C点—D点，打结于唇侧。内褥式缝

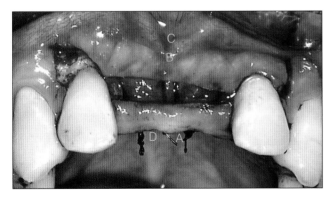

图3-3-14　病例j-3缝合阻断应力
水平垂直内褥式缝合阻断口周肌肉活动所产生的应力干扰。A点和D点位于腭侧黏膜瓣上，B点位于唇侧黏膜瓣上的减张切口冠方边缘的根方1mm处，C点位于B点根方3mm处。A点、D点连线平行牙槽嵴顶切口，B点、C点连线垂直牙槽嵴顶切口，按照A点—B点—C点—D点顺序穿针，打结于腭侧。

视频3-15
水平垂直内褥式缝合阻断口周肌肉活动所产生的应力干扰

合可以辅助唇腭侧黏膜瓣以轻微外翻的状态对位贴合（图3-3-15a）。最后，采用较细的7-0不可吸收缝线进行缓冲间断缝合，一方面将轻微外翻的切口内卷对位，一方面为术后软组织的肿胀预留空间，避免缝线对软组织造成压迫，影响最终愈合效果（图3-3-15b）。

之后，关闭非牙槽嵴顶切口。对该病例来说，即为两侧的唇侧垂直切口。相对于牙槽嵴顶切口，垂直切口更容易拉拢实现无张力关闭，对缝线的强度要求较低，因此使用较细的7-0不可吸收缝线。而在缝合方法上需要注意，为使黏膜瓣呈梯形来获得较大的基底血供，垂直切口的设计有一定的倾斜，由此，天然

牙轴角处余留的牙龈乳头会形成一条狭长薄弱的软组织，直接间断缝合可能撕裂该处软组织。因此，使用单侧加强的间断缝合，A点位于黏膜瓣上距离切口边缘3mm处，C1点与C2点均位于腭侧牙龈乳头上，B点位于唇侧未翻起的牙龈乳头上，缝合顺序为：A点—C1点—C2点—B点，打结于唇侧。这种缝合方式借助腭侧牙龈乳头，分散唇侧狭长牙龈乳头承担的牵拉力。最后，对于垂直切口的剩余部分进行斜向冠方的间断缝合。单侧加强的间断缝合与斜向冠方的间断缝合配合使用，完成了垂直切口的关闭（图3-3-15c）。

术后2周拆线，可见术区愈合良好（图3-3-15d～g）。

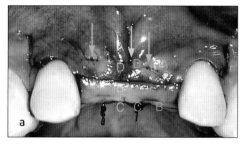 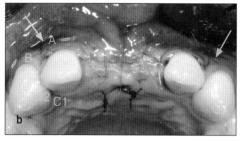

图3-3-15　病例j-3缝合关闭创口

a. 牙槽嵴顶切口中央使用1针垂直内褥式缝合（黄色箭头示），两侧使用水平内褥式缝合（绿色箭头示）。A点和D点位于唇侧黏膜瓣，B点和C点位于腭侧黏膜瓣。垂直内褥式缝合时，A点与D点、B点与C点连线与牙槽嵴顶切口方向垂直，水平内褥式缝合时，A点与D点、B点与C点连线与牙槽嵴顶切口方向平行。按照A点—B点—C点—D点顺序穿针，打结于唇侧。

b. 术后即刻𬌗面观，牙槽嵴顶切口使用缓冲间断缝合（蓝色箭头示），垂直切口使用斜向冠方的间断缝合（绿色箭头示），垂直切口邻近龈缘处使用单侧加强的间断缝合（黄色箭头示）。单侧加强的间断缝合A点位于黏膜瓣上靠近天然牙轴角处，距离切口边缘3mm，C1点与C2点均位于腭侧牙龈乳头上，B点位于唇侧未翻起的牙龈乳头上，按照A点—C1点—C2点—B点顺序穿针，打结于唇侧。

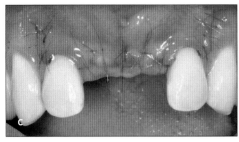
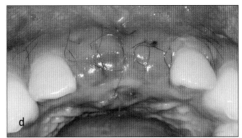

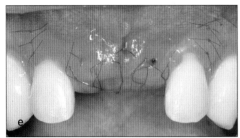
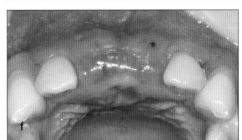

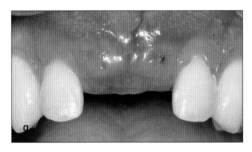

图3-3-15（续）

c. 术后即刻唇侧观，可见缝合完成。

d. 术后2周拆线前殆面观，缝线在位。

e. 术后2周拆线前唇侧观，缝线在位。

f. 术后2周拆线后殆面观，创口愈合良好。

g. 术后2周拆线后唇侧观，创口愈合良好。

视频3-16
垂直内褥式缝合

视频3-17
水平内褥式缝合

视频3-18
单侧加强的间断缝合

4

第4节 | 即刻种植手术：
多样的创口关闭与缝合
IMMEDIATE IMPLANT SURGERY:
MULTIPLE METHODS FOR WOUND SUTURE

　　即刻种植手术因其更少的手术次数、更短的治疗周期等优势，是临床上受到重视的术式之一。一般来说，唇侧骨板厚度>1mm，骨量足以支持种植体获得初期稳定性的病例，即可考虑即刻种植。由于牙槽窝这一解剖结构的存在，即刻种植手术普遍伴随着在种植体与牙槽窝骨壁间跳跃间隙内骨代用材料的植入。同时，在拔除原牙齿后，拔牙创的软组织不足。因此，如何在软组织有限的条件下，良好关创，稳定骨代用材料，为种植位点的愈合创造稳定条件，是即刻种植手术缝合步骤的主要关注点。

　　病例k-1中，患者41缺失，31、42因牙周病变Ⅲ度松动，无法保留（图3-4-1a）。拔除31、42后，清理牙槽窝，在这两个位点分别植入1颗种植体，并在跳跃间隙内植入骨代用材料（图3-4-1b、c）。基于患者依从性较好，可以维持良好的口腔卫生，且无吸烟、喝酒等影响创口愈合的习惯，选择放置愈合帽进

行非埋置式愈合。在整个牙列中，下前牙尺寸小，拔牙后余留的拔牙创也较小。此时，愈合帽恰好位于拔牙创的位置，补偿了此处的软组织不足，可以直接使用间断缝合拉拢对位创口（图3-4-1d）。

　　但是，借助愈合帽关闭拔牙创有一定限制。病例k-2中，35为残根，36缺失，37Ⅲ度松动，无法保留（图3-4-2a、b）。拔除35残根及37后，清理牙槽窝，在35、37位点分别植入1颗种植体，并在牙槽窝内植入骨代用材料（图3-4-2c~e）。那么此时，是否可以继续选用愈合帽辅助关闭创口呢？仔细分析创口，可以发现，对比前一例下前牙的手术，拔除前磨牙和磨牙后的拔牙创显然更大。目前大多数种植体系统的愈合帽最大直径不超过7mm。而人类前磨牙的宽度约为7mm，磨牙的宽度一般在10mm以上。因此，对于35位点，愈合帽辅助关创依然是可行的选择。但37位点则需要考虑其他方式。

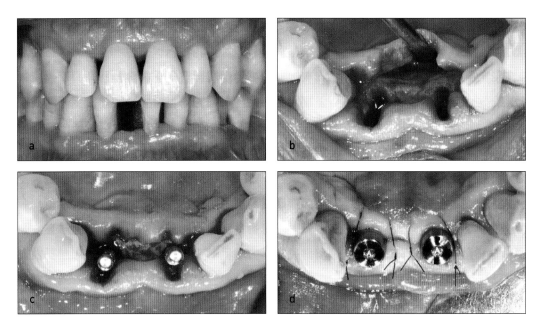

图3-4-1 下前牙即刻种植病例k-1

a. 41缺失，31、42因牙周病变Ⅲ度松动，无法保留。b. 拔除31、42，清理牙槽窝。c. 在31、42位点分别植入1颗种植体，并在跳跃间隙内植入骨代用材料。d. 放置愈合帽，使用间断缝合对位创口。

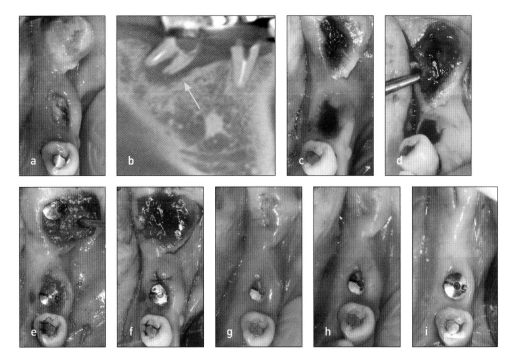

图3-4-2 下后牙即刻种植病例k-2

a. 35残根，36缺失，37Ⅲ度松动，无法保留。b. 术前CBCT示37位点牙根周围有明显增宽的低密度带（箭头示），为反应性增厚的软组织。c. 拔除35残根及37后，清理牙槽窝。d. 剥离37位点牙槽窝底部的反应性软组织，将其抬升后带蒂在颊侧。e. 在35、37位点分别植入1颗种植体，并在牙槽窝内植入骨代用材料。f. 35位点放置愈合帽，远中间断缝合关闭拔牙创，37位点反应性软组织抬升后覆盖拔牙创，与腭侧软组织对位，间断缝合关闭创口。g. 术后10天拆线前𬌗面观。h. 术后10天拆线后𬌗面观，35位点愈合帽周围拔牙创关闭，37位点的反应性软组织愈合良好。i. 二期术前𬌗面观，角化黏膜宽度维持良好。

分析术前CBCT，可以发现，由于长期牙周病变的炎症刺激，37位点牙根周围有明显增宽的低密度带，这一部分是机体应对炎症反应性增厚的软组织。现有的研究显示[1-2]，这一部分软组织由肉芽组织和长结合上皮组成，不需要在术中移除，而可以一种带蒂组织瓣的形式，帮助关闭创口，促进愈合。剥离37位点牙槽窝底部的反应性软组织，将其抬升后带蒂在颊侧，覆盖在种植位点的拔牙创上方。关闭创口时，可以直接将反应性软组织视为颊侧软组织瓣的一部分，在与腭侧软组织对位后，间断缝合关闭创口。同时，在35位点放置5mm直径愈合帽，在远中使用一针间断缝合进一步拉拢关闭拔牙创（图3-4-2f）。拆线时，可见35位点愈合帽周围拔牙创关闭，37位点的反应性软组织愈合良好（图3-4-2g、h）。术后5个月，患者复查进行二期手术，可见角化黏膜宽度维持良好（图3-4-2i）。

自体反应性软组织可以辅助关闭拔牙创，减少患者的手术费用，但其应用受到拔牙位点组织条件的限制。在病例k-3中，患者35、36残根无法保留（图3-4-3a）。术前CBCT示拔牙位点缺少反应性软组织，而患者有吸烟习惯，出于谨慎，决定选择埋置式愈合（图3-4-3b）。

对于这类局部缺少反应性软组织的病例，若拔牙创较大，或者种植体需要埋置式愈合，不能借助愈合帽，应该怎样关闭拔牙创口呢？是否可以采取位点保存时关闭创口的方式，使用生物材料辅助呢？在这个病例中，拔除残根，在35、36位点分别植入1颗种植体，跳跃间隙内填塞骨代用材料（图3-4-3c）。使用胶原蛋白海绵辅助关闭拔牙创，并使用双向单侧垂直外褥式配合Gottlow缝合对胶原蛋白海绵进行了良好的固定（图3-4-3d）。但是，在术后2周拆线时，可以发现创口的愈合并不理想，生物材料已经吸收降解，而自体软组织尚未完全覆盖创口，局部由假膜覆盖（图3-4-3e、f）。这一不良愈合效果的原因是什么呢？

在位点保存的病例中，软组织及生物材料下方为原位牙槽骨和疏松的颗粒状骨代用材料，而在即刻种植病例中，下方主要是种植体及其覆盖螺丝。由于缺少来自下方组织的血供及营养，自体软组织通常无法在生物材料降解之前完成再生和愈合，种植体上方往往由假膜覆盖，此时术区的状态更接近非埋置式愈合，增加了术后并发症的风险。因此，笔者目前不推荐直接使用生物材料关闭即刻种植的拔牙创。对于需要埋置式愈合的即刻种植病例，建议通过增加翻瓣范围或者增加减张切口等方式，充分减张后直接拉拢组织瓣，对位关闭创口。

以病例k-4为例，患者32-41缺失，42Ⅲ度松动。术前CBCT示42无法保留，且根方无可利用的反应性软组织。术中拔除42，在32、42位点分别植入1颗种植体后，在舌侧瓣上做骨膜切口减张，对位后直接间断缝合拔牙创的唇舌侧黏膜瓣。术后2周拆线，可见缝线在位，软组织初步愈合，种植位点覆盖螺丝没有暴露（3-4-4）。

参考文献

[1] Liu Y, Chen Y, Chu C, et al. A prospective cohort study of immediate implant placement into posterior compromised sockets with or without primary wound closure of reactive soft tissue[J]. Clin Implant Dent Relat Res, 2020, 22(1):13-20.

[2] Liu Y, Chen Y, Chu C, et al. Use of reactive soft tissue for primary wound closure during immediate implant placement: A two-year retrospective study[J]. Int J Oral Maxillofac Surg, 2022, 51(8):1085-1092.

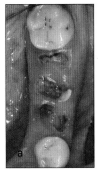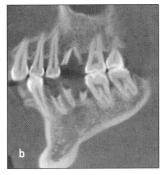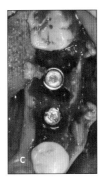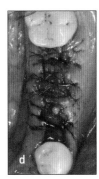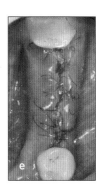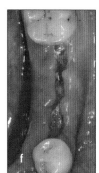

图3-4-3　下后牙即刻种植病例k-3

a. 35、36残根无法保留。

b. 术前CBCT示35、36残根，根周缺少反应性软组织。

c. 拔除残根，35、36位点分别植入1颗种植体。

d. 双向单侧垂直外褥式配合Gottlow缝合固定胶原蛋白海绵，辅助关闭拔牙创。

e. 术后2周拆线前𬌗面观。

f. 术后2周拆线后𬌗面观，胶原蛋白海绵吸收降解，假膜覆盖创口。

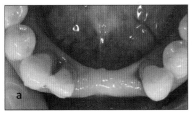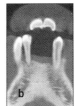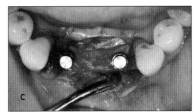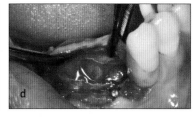

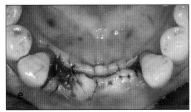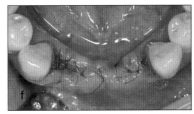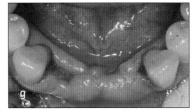

图3-4-4　下前牙即刻种植病例k-4

a. 32-41缺失，42Ⅲ度松动。

b. 术前CBCT示42无法保留，且根方无可利用的反应性软组织。

c. 拔除42，在32、42位点分别植入1颗种植体。

d. 舌侧瓣上做骨膜切口减张。

e. 唇舌侧黏膜瓣对位后间断缝合。

f. 术后2周拆线前𬌗面观，缝线在位。

g. 术后2周拆线后𬌗面观，软组织初步愈合，种植位点覆盖螺丝没有暴露。

5

第 5 节 | 种植二期手术：缝合在软组织处理中的妙用

SECOND-STAGE IMPLANT SURGERY: THE APPLICATION OF SUTURE IN SOFT TISSUE TREATMENT

种植二期手术是介于种植一期手术和种植修复之间的一项有创操作。在种植体骨结合完成之后，对于埋置式愈合的种植体，需要进行二期手术，为后续的种植修复获得入路，同时成形软组织，以获得最终修复体周围健康而美观的软组织。

二期手术时，医生需要根据口内检查、影像学检查等显示出的种植体周软硬组织愈合情况做出判断，选择合适的二期手术术式。那么，对于种类繁多的二期手术术式，应该配合什么样的缝合方式，以促进软组织良好愈合呢？

一、常规二期手术

病例中，一期种植手术后4个月，CBCT示26位点种植体骨结合良好，口内检查显示种植位点软组织愈合良好，角化黏膜及颊侧丰满度充足，一期手术时放置的低愈合帽部分暴露，可以直接据此确定种植位点

的具体位置（图3-5-1a）。此类骨组织及软组织条件良好的病例是临床上较为理想的情况。直接沿愈合帽稍暴露处，向近远中延伸做牙槽嵴顶切口，更换更高的愈合帽，使用6-0不可吸收缝线，在愈合帽近远中分别间断缝合关闭创口（图3-5-1b~d）。术后1周拆线，可见创口愈合良好，软组织袖口由愈合帽塑形（图3-5-1e~g）。

二、偏舌侧切口二期手术

病例m-1中，一期手术后5个月，CBCT示45位点种植体骨结合良好，口内检查显示种植位点软组织愈合良好，角化黏膜充足，但颊侧丰满度稍有不足（图3-5-2a、b）。为弥补颊侧丰满度，选择做牙槽嵴顶偏舌侧切口，将更多的原本位于牙槽嵴顶的软组织推向愈合帽的颊侧。翻瓣暴露种植体覆盖螺丝，将覆盖螺丝更换为适当高度愈合帽后，在愈合帽近远中分别

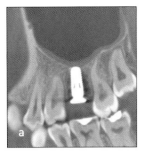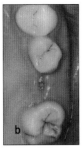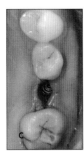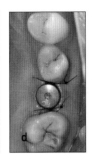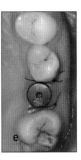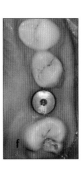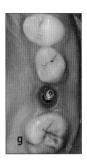

图3-5-1 上后牙常规二期手术病例I

a. 种植手术后4个月，CBCT示26位点种植体骨结合良好。b. 种植手术后4个月软组织愈合良好，角化黏膜及颊侧丰满度充足，低愈合帽部分暴露。c. 向愈合帽暴露处近远中延伸做牙槽嵴顶切口。d. 更换高愈合帽，近远中分别间断缝合关闭创口。e. 二期手术后1周拆线前秴面观。f. 二期手术后1周拆线后秴面观。g. 创口愈合良好，软组织袖口由愈合帽塑形。

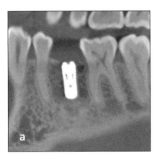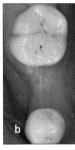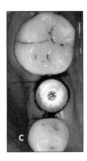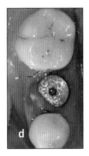

图3-5-2 下后牙偏舌侧切口二期手术病例m-1

a. 种植手术后5个月，CBCT示45位点种植体骨结合良好。b. 种植位点软组织愈合良好，角化黏膜充足，但颊侧丰满度稍有不足。c. 牙槽嵴顶偏舌侧切口，翻瓣，将覆盖螺丝更换为高愈合帽，愈合帽近远中分别使用一针间断缝合关闭创口。d. 二期手术后10天拆线时秴面观，颊侧软组织红肿，部分覆盖愈合帽。

使用一针间断缝合关闭创口（图3-5-2c）。

术后10天拆线时，发现颊侧软组织红肿，且部分覆盖愈合帽，提示此次二期手术没有很好地塑形种植位点穿龈轮廓，高出愈合帽的软组织可能为后续的修复步骤带来阻力（图3-5-2d）。但是回顾术后即刻记录，此时理论上已经通过间断缝合达到了良好的创口关闭，拆线前也可见缝线存留在正常位置，缝合并没有失效，那么出现这一不理想的愈合效果的原因是什么呢？

分析选择的二期术式可以发现，做偏舌侧切口后，原本位于牙槽嵴顶的软组织将被推向颊侧，而牙槽嵴顶的空间被愈合帽占据。此时，组织瓣并不会平坦地贴在骨面上，而是被推挤开，堆积在愈合帽颊侧。同时，由于手术创伤的刺激，局部软组织会出现反应性的肿胀，尤其以术后2～3天最为显著。在此期间，颊侧软组织肿胀高出愈合帽平面，一方面容易受到口周肌肉、舌头活动以及食物等刺激，另一方面缺少来自下方骨面的血供。软组织的愈合受到不良影响。

因此，在进行牙槽嵴顶偏腭侧或偏舌侧切口的二期手术时，缝合应该对愈合帽周围的软组织起到一定

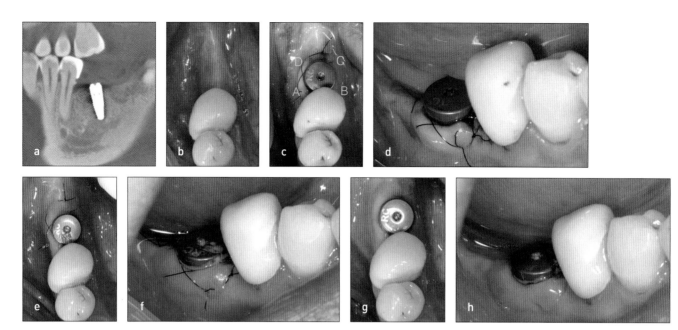

图3-5-3　下后牙偏舌侧切口二期手术病例m-2

a. 种植手术后6个月，CBCT示46位点种植体骨结合良好。

b. 46位点软组织愈合良好，角化黏膜充足，但颊侧丰满度稍有不足。

c. 牙槽嵴顶偏舌侧切口、近中保护牙龈乳头切口，翻瓣，将覆盖螺丝更换为愈合帽，愈合帽近远中分别进行一针间断缝合。愈合帽周围进行一针交叉外8字缝合，颊侧瓣上近中的A点进针，颊侧瓣上远中的D点出针，缝线绕过愈合帽的颊侧，由舌侧瓣上近中的B点进针，舌侧瓣上远中的C点出针，缝线再次绕过愈合帽颊侧至A点打结。

d. 交叉外8字缝合的两条缝线跨过牙槽嵴顶上方，相互交叉在愈合帽的颊侧。

e. 二期手术后1周拆线前𬌗面观。

f. 二期手术后1周拆线前颊侧观，缝线交叉处依然稳定在愈合帽颊侧。

g. 二期手术后1周拆线后𬌗面观，种植位点颊侧丰满度得到一定恢复。

h. 二期手术后1周拆线后颊侧观，软组织愈合良好。

的固定、压迫作用，促进软组织瓣贴合骨面，从而促进愈合帽周围组织的良好愈合和塑形。那么，怎样通过缝合来实现这一目的呢？

　　病例m-2，一期手术后6个月，CBCT示46位点种植体骨结合良好，口内检查显示种植位点软组织愈合良好，角化黏膜充足，但颊侧丰满度稍有不足（图3-5-3a、b）。考虑到邻牙45为牙体预备后临时冠修复，做牙槽嵴顶偏舌侧切口以及近中保护牙龈乳头切口，翻瓣，将种植体覆盖螺丝更换为适当高度与直径的愈合帽后，对位颊舌侧组织瓣，在愈合帽近远中分别使用一针间断缝合关闭创口。此外，在愈合帽周围使用一针交叉外8字缝合。由颊侧瓣上近中的A点进针，颊侧瓣上远中的D点出针，缝线绕过愈合帽的颊侧到达舌侧瓣，再由舌侧瓣上近中的B点进针，舌侧瓣上远中的C点出针，缝线由C点，再次绕过愈合帽颊侧于A点打结，最终结位于A点。由此，两条缝线跨过牙槽嵴顶上方，相互交叉在愈合帽的颊侧，对下方的软组织瓣产生固定、压迫的效果。由于固定的对象为愈合帽周围的软组织，A、B、C、D 4点的理想位置应恰好分布在愈合帽的近远中、颊舌侧（图3-5-3c）。需要注意的是，为了充分发挥缝合的作用，应该将缝线交叉的部分调整在最需要固定的位置，也就是被推挤到颊侧的组织瓣上方（图3-5-3d）。此时，笔者推荐选择略高于软组织瓣的愈合帽，避免术后软组织瓣因为肿胀高出愈合帽平面，并保证在后续的愈合过程中，交叉外8字缝合的交叉部分稳定在愈合帽颊侧。

术后1周拆线时，可以观察到，缝线交叉处依然稳定在愈合帽颊侧，种植位点颊侧丰满度得到一定恢复，颊舌侧组织瓣愈合良好（图3-5-3e～h）。

三、L形转瓣技术

在二期手术中，愈合帽周围的软组织瓣有时难以直接拉拢对位，创口关闭困难。在病例n中，二期术前检查显示15种植位点愈合良好（图3-5-4a）。行常规二期手术，做牙槽嵴顶正中切口后更换高愈合帽，间断缝合愈合帽近远中的组织瓣，另外进行交叉外8字缝合（图3-5-4b）。然而此时，颊腭侧组织瓣因愈合帽的阻挡，难以对位，其下方的骨面直接暴露在口内。术后1周拆线时可见，愈合帽近远中由假膜覆盖，软组织愈合不佳（图3-5-4c、d）。

面对这类二期手术时愈合帽周围创口关闭困难的情况，可以通过转瓣来解决。病例o-1中，一期手术后5个月，46种植位点软组织愈合良好，角化黏膜充足，颊侧丰满度稍有不足（图3-5-5a）。做偏舌侧切口，在颊侧瓣上做一L形切口，形成一个带蒂的条形软组织，再将该条形瓣转向愈合帽的近中。同时L形切口在远中形成了另一个较短的条形瓣。由此，近远中条形瓣与舌侧瓣对位，关闭愈合帽近远中的创口，避免骨面直接暴露于口内。以下将这一由L形切口完成的转瓣简称为L形转瓣。

L形转瓣时，牙槽嵴顶切口常常位于舌侧或腭侧，目的是将组织推向颊侧恢复丰满度。L形切口中的短切口的长度约等于愈合帽边缘与邻牙间距，即ab=a1b1=l。长切口的长度约等于切口起点到对侧组织瓣的距离，即cb=cb1（图3-5-5b）。由此，转瓣可以较为恰当地关闭愈合帽与邻牙之间的创面。

那么，L形转瓣关闭二期创口时应该如何缝合呢？经过转瓣，软组织的拉拢是较为容易的，可以直接使用间断缝合。但是在实际操作时，医生常常遇到这样

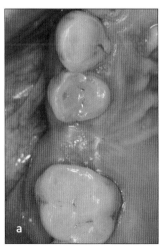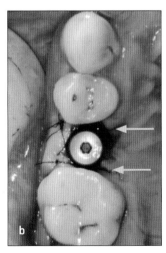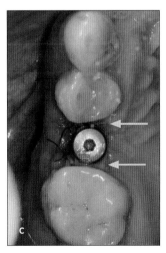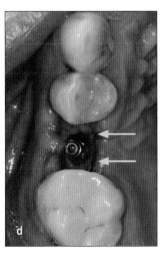

图3-5-4 上后牙偏舌侧切口二期手术病例n

a. 15种植位点软组织愈合良好。b. 二期手术更换高愈合帽，近远中间断缝合，交叉外8字缝合（箭头示）。c. 二期术后1周拆线，愈合帽近远中假膜覆盖（箭头示）。d. 取下愈合帽，可见近远中软组织愈合不佳（箭头示）。

的困难：条形瓣狭窄且活动度大，难以穿针。此时，笔者建议先将条形瓣留在转瓣前的位置，此时其依靠骨面，较为稳定。先从距离条形瓣尖端约3mm处的A点穿针，然后在对侧组织瓣上将与转瓣后的条形瓣相对的位置，距离切缘约3mm处的B点穿针，由此完成间断缝合的两针。此时，再收紧缝线，条形瓣受到牵拉，自然转向愈合帽的一侧，完成转瓣、对位与缝合（图3-5-5c）。

在该病例的二期手术中，还通过偏舌侧切口恢复种植位点的颊侧丰满度。因此，除了近远中间断缝合拉拢组织瓣，配合交叉外8字缝合，将被推到颊侧的软组织固定、压迫在骨面上，促进其更稳定的愈合（图3-5-5d）。

术后1周拆线，可见愈合帽近远中软组织愈合良好，颊侧丰满度也有一定恢复。最终戴牙时袖口塑形良好（图3-5-5e～g）。

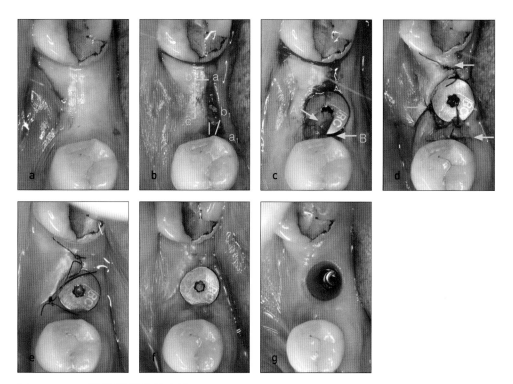

图3-5-5　二期手术L形转瓣病例o-1

a. 46种植手术后5个月，软组织愈合良好，角化黏膜充足，颊侧丰满度稍有不足。

b. 二期手术偏舌侧切口，颊侧瓣上做L形切口，形成带蒂的条形软组织。黄色线示L形切口设计，短切口的长度约等于愈合帽边缘与邻牙间距，即ab=a1b1=l，长切口的长度约等于切口起点到对侧组织瓣的距离，即cb=cb1。

c. 愈合帽近中间断缝合，从距离条形瓣尖端约3mm处的A点穿针，然后在对侧组织瓣上，距离切缘约3mm处的B点出针，随着缝线的牵引，条形瓣转向愈合帽的近中，与舌侧瓣对位，关闭愈合帽近远中的创口。

d. 愈合帽近远中分别间断缝合（黄色箭头示），愈合帽周围交叉外8字缝合（绿色箭头示）。

e. 二期手术后1周拆线前殆面观。

f. 二期手术后1周拆线后殆面观，愈合帽近远中软组织愈合良好，颊侧丰满度有一定恢复。

g. 最终戴牙时袖口塑形良好。

而在病例o-2中，同样通过L形转瓣关闭愈合帽周围的创口，使用间断缝合拉拢近远中组织瓣（图3-5-6a）。此时可以观察到，种植位点近中，即35远中牙龈乳头位置的软组织随着转瓣翘起，与其下方的骨面间产生空隙（图3-5-6b）。为了将组织瓣稳定贴合在骨面和邻牙，在愈合帽近中行交叉外8字缝合，A点与D点分别位于L形转瓣颊侧带蒂处的近中与远中，B点和C点分别位于与L形转瓣对位的舌侧瓣近中与远中，进针顺序为：A点—D点—B点—C点，打结于A点。此时，缝线交叉压在转向近中的L形转瓣上，可见原本翘起的软组织得到了良好的固定（图3-5-6c）。术后1周拆线显示软组织愈合良好（图3-5-6d、e）。因此，在L形转瓣二期手术中，除愈合帽近远中的间断缝合对位条形软组织瓣，可以配合交叉8字缝合。缝线交叉位置可以灵活调整，原则是缝线交叉需要辅助愈合帽周围的软组织稳定贴合骨面。

同样，L形转瓣可以用于连续多个牙位缺损病例中，相邻愈合帽之间的创口关闭，切口位置也应该事先设计。在病例o-3中，患者25-27一期种植手术后6个月，检查显示种植位点愈合良好。做牙槽嵴顶偏腭侧切口，切口位于更换后愈合帽的腭侧边缘。而在颊侧瓣上，在3个种植位点颊侧分别设计3个L形切口，将25颊侧的条形瓣转向25、26位点之间，将26及27颊侧的条形瓣转向26、27位点之间。此时，25颊侧短切口的长度约等于25、26愈合帽间距，即ab=l；26、27颊侧短切口长度之和约等于26、27愈合帽间距，即$a'b'+a''b''=l'$；长切口的长度约等于切口起点到对侧组织瓣的距离，即cb=cb1，$c'b'=c'b1'$，$c''b''=c''b1''$。在3个条形瓣处，以及25近中、27远中，共使用5针间断缝合拉拢组织瓣。同时配合交叉

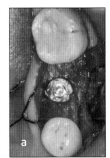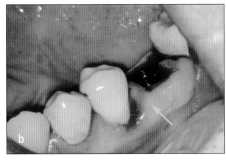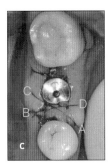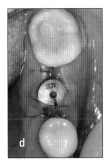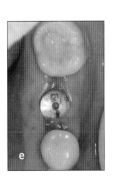

图3-5-6　二期手术L形转瓣病例o-2

a. 36二期手术，偏舌侧切口，翻瓣暴露种植体覆盖螺丝。

b. 颊侧瓣上做L形切口，形成带蒂的条形软组织，转向愈合帽近中，软组织随着转瓣翘起（箭头示）。

c. 愈合帽近远中分别间断缝合。愈合帽近中交叉外8字缝合，A点和D点分别位于L形转瓣颊侧带蒂处的近中和远中，B点和C点分别位于舌侧瓣上与转瓣对位处的近中和远中，按照A点—D点—B点—C点顺序穿针，打结于A点，缝线交叉压在L形转瓣上。

d. 二期手术后1周拆线前𬌗面观，缝线在位。

e. 二期手术后1周拆线后𬌗面观，软组织愈合良好。

视频3-19
愈合帽近远中间断缝合，近中
L形转瓣处交叉外8字缝合

8字缝合，将软组织因转瓣翘起的部分稳定贴合在骨面上（图3-5-7a~c）。术后1周拆线，可见二期切口愈合良好（图3-5-7d、e）。

那么，L形转瓣是否适用于所有二期愈合帽周围创口关闭困难的病例呢？在病例o-4中，患者31、41一期种植手术后4个月，影像学检查显示种植体骨结合良好，但是口内检查显示缺牙位点角化龈宽度有限（图3-5-8a、b）。二期手术中，做牙槽嵴顶切口，更换愈合帽后发现其周围创口难以直接关闭，选择在41位点的颊侧做L形切口，转瓣至31、41之间，同样使用间断缝合和交叉外8字缝合（图3-5-8c）。这一选择是否恰当呢？

仔细观察可以发现，转瓣后，41唇侧原本的角化龈几乎完全被移位到牙槽嵴顶，唇侧余留角化龈宽度非常有限。同时，其龈缘高度也随转瓣下降（图3-5-8d）。显然，此次二期手术中的误差一方面将影响最终修复的美观效果；另一方面，由于种植体周角化龈宽度不足，未来种植体周炎的风险将升高。

因此，L形转瓣时需要保证转瓣后，愈合帽颊舌侧均有宽度＞2mm的角化龈。在应用此术式前，应谨慎评估种植位点的软组织条件。

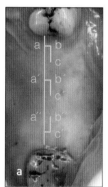 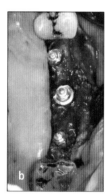 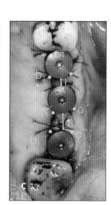 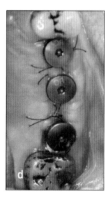 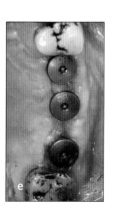

图3-5-7　二期手术L形转瓣病例o-3

a. 25-27种植手术后6个月，软组织愈合良好，二期手术转瓣切口设计为牙槽嵴顶偏腭侧切口，颊侧瓣上3个L形切口（黄色线示）。

b. 二期手术偏腭侧切口，切口位于更换后愈合帽的腭侧边缘。

c. 25颊侧的L形转瓣的短切口约等于25、26愈合帽间距，即ab=l，长切口约等于切口起点到对侧组织瓣的距离，即cb=cb1，L形转瓣转向25、26位点间。26及27颊侧的L形转瓣短切口长度之和约等于26、27愈合帽间距，即a′b′+a″b″=l′，长切口长度约等于切口起点到对侧组织瓣的距离，即cb=cb1，c′b′=c′b1′，c″b″=c″b1″，26、27颊侧L形转瓣转向26、27位点之间。在3个条形瓣处，以及25近中、27远中共使用5针间断缝合拉拢组织瓣，同时配合交叉8字缝合。

d. 二期手术后1周拆线前𬌗面观，缝线在位。

e. 二期手术后1周拆线后𬌗面观，软组织愈合良好。

四、腭侧带蒂半厚瓣唇侧卷入技术

在二期手术前，种植位点的软组织条件并不总是理想的。表现为软组织丰满度不足、种植体周角化黏膜不足、软组织缺损等。这些不良条件一方面影响修复美学效果，另一方面也影响种植体的长期使用，是各种种植体周并发症的危险因素之一。腭侧带蒂半厚瓣唇侧卷入技术是一种可用于改善软组织条件的二期术式。

病例p，患者23缺失，一期手术后6个月复查显示种植体及周围硬组织愈合良好，但软组织条件不佳，包括多项问题：唇侧软组织缺损，一期手术时放置的愈合帽暴露；唇侧角化黏膜不足，在愈合帽根方，即未来修复体穿出后的颊侧，基本是活动度较大的非角

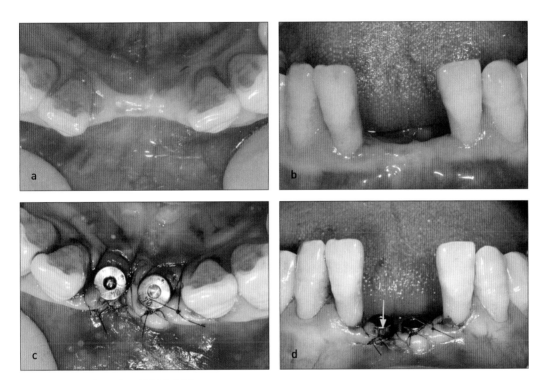

图3-5-8　二期手术L形转瓣病例o-4

a. 31、41种植手术后4个月验面观。

b. 31、41种植手术后4个月唇侧观，缺牙区角化龈宽度有限。

c. 二期手术后验面观，二期手术做牙槽嵴顶切口，41位点颊侧做L形切口，转瓣至31、41之间，间断缝合和交叉外8字缝合。

d. 二期手术后唇侧观，转瓣后41唇侧余留角化龈宽度非常有限，龈缘高度下降（箭头示）。

化黏膜；秴面观示唇侧丰满度不足（图3-5-9）。

使用腭侧带蒂半厚瓣唇侧卷入技术。具体来说，在牙槽嵴顶偏腭侧做保护牙龈乳头的横行切口至黏膜下约1mm，13位点近远中腭侧做不切透骨膜的垂直切口，锐性分离腭侧浅层黏膜瓣，暴露深层的黏骨膜（图3-5-10a）。之后在腭侧深层黏骨膜瓣上，做一与表层瓣切口平行的切口，切透至骨面（图3-5-10b），翻起带蒂的黏骨膜瓣（图3-5-10c）。

接下来，将带蒂黏骨膜瓣卷入唇侧，将覆盖螺丝更换为适当高度与宽度的愈合帽，完成腭侧半厚瓣唇侧卷入术式的二期手术。那么，腭侧带蒂半厚瓣唇侧卷入技术的缝合应该如何进行呢？在此术式中，缝合有以下目的：将腭侧半厚瓣卷入并稳定在唇侧；关闭牙槽嵴顶及腭侧的垂直切口；辅助推向唇侧的软组织稳定贴合于骨面。

首先，使用水平内褥式缝合卷入并固定半厚瓣。此时，A点和D点分别位于唇侧瓣上偏根方的近中及远中，A点、D点连线与牙槽嵴顶切口方向平行，B点和C点分别位于腭侧半厚瓣的近远中两角，距离其近远中边缘以及腭侧边缘约1mm的位置。穿针顺序为：A点—B点—C点—D点，打结于A点（图3-5-11a）。

此时随着缝线的牵拉，腭侧带蒂黏骨膜瓣将被卷入到唇侧瓣与唇侧骨面之间，A点和B点、D点和C点将会分别对位（图3-5-11b）。因此，A点和B点与牙槽嵴顶横行切口的距离应相等，C点和D点同理。由此确保黏膜瓣卷入后平整地贴合唇侧瓣固定，并贴附在骨面。

接下来，为了辅助被推向唇侧的软组织贴合骨面，使用交叉8字缝合。A点和D点分别位于唇侧瓣上愈合帽的近中和远中，B点和C点分别位于腭侧浅层黏膜瓣上愈合帽的近中和远中，进针顺序为A点—D点—B点—C点，打结于A点。缝线交叉处压在愈合帽唇侧，辅助唇侧软组织贴合骨面固定（图3-5-11c）。

对于牙槽嵴顶以及腭侧的垂直切口，可以直接使用间断缝合关闭。基于由游离侧向固定侧缝合的原则，由位于腭侧浅层黏膜瓣上的A点进针，从垂直切口对侧、未翻起的腭侧组织上B点出针，建议打结于A点，从而借助线结的压迫作用，促进腭侧浅层瓣贴合固定在腭侧骨面上（图3-5-11d）。

术后1周拆线，可见唇侧角化龈量增加，软组织缺损愈合，且唇侧丰满度恢复（图3-5-11e）。术后1个月复查时，腭侧供区已经完全恢复（图3-5-11f）。

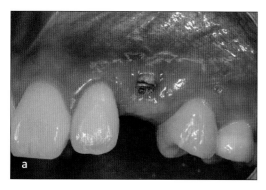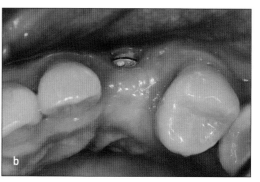

图3-5-9 二期手术腭侧带蒂半厚瓣唇侧卷入病例p

a. 23种植手术后6个月唇侧观，唇侧软组织缺损，愈合帽暴露，愈合帽根方为非角化黏膜。

b. 23种植手术后6个月秴面观，唇侧丰满度不足。

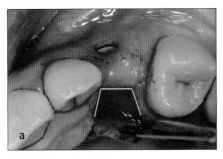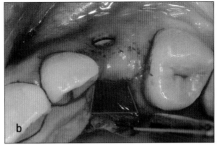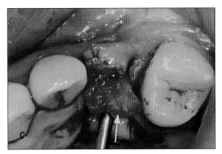

图3-5-10　病例p腭侧带蒂半厚瓣的切口设计

a. 牙槽嵴顶偏腭侧做保护牙龈乳头的横行切口（黄色线示）至黏膜下约1mm，13位点近远中腭侧做不切透骨膜的垂直切口（绿色线示），锐性分离腭侧浅层黏膜瓣，暴露黏骨膜。

b. 在腭侧深层黏骨膜瓣上，做一与表层瓣切口平行的切口，切透至骨面（红色线示）。

c. 翻起带蒂的黏骨膜瓣（箭头示）。

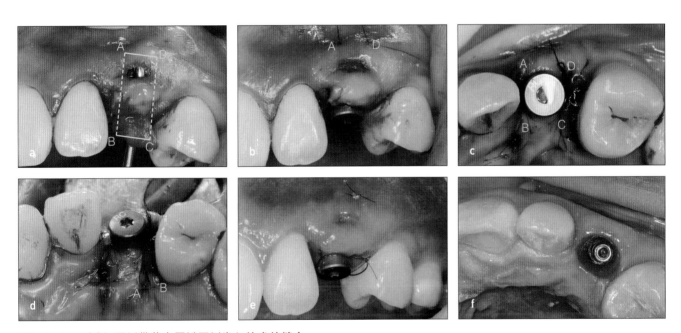

图3-5-11　病例p腭侧带蒂半厚瓣唇侧卷入技术的缝合

a. 水平内褥式缝合卷入并固定半厚瓣，A点和D点分别位于唇侧瓣上偏根方的近中及远中，B点和C点分别位于腭侧半厚瓣的近远中两角，距离其近远中边缘以及腭侧边缘约1mm的位置，按照A点—B点—C点—D点顺序穿针，打结于A点。

b. 缝线牵拉后，腭侧带蒂黏骨膜瓣被卷入到唇侧瓣与腭侧骨面之间。

c. 愈合帽周围交叉8字缝合，A点和D点分别位于唇侧瓣上愈合帽的近中和远中，B点和C点分别位于腭侧浅层黏膜瓣上愈合帽的近中和远中，按照A点—D点—B点—C点顺序穿针，缝线交叉处压在唇侧，辅助唇侧软组织贴合骨面固定，打结于A点。

d. 间断缝合关闭牙槽嵴顶及腭侧垂直切口，腭侧浅层黏膜瓣上的A点进针，垂直切口对侧未翻起的腭侧组织上B点出针，打结于A点。

e. 二期手术后1周拆线前唇侧观，唇侧角化龈量增加，软组织缺损愈合。

f. 二期手术后1个月，复查𬌗面观，腭侧供区已经完全恢复。

腭侧带蒂半厚瓣唇侧卷入技术同样可以用于多个牙位连续缺失病例的二期手术。在病例q中，患者12-22缺失，一期种植手术后6个月复查时医生观察到缺牙位点的唇侧丰满度不足，选择进行腭侧带蒂半厚瓣唇侧卷入配合游离结缔组织移植，通过软组织增量恢复缺牙位点的软组织厚度及唇侧丰满度。

具体来说，在牙槽嵴顶偏腭侧做保护牙龈乳头的横行切口至黏膜下约1mm，12、22位点远中腭侧做不切透骨膜的垂直切口（图3-5-12a）。锐性分离腭侧浅层黏膜瓣，暴露黏骨膜；之后在腭侧深层黏骨膜瓣上，做一与表层瓣切口平行的切口，切透至骨面，翻起带蒂的黏骨膜瓣。将带蒂黏骨膜瓣锐性分离为3个部分：对应12、22位点愈合帽处卷入唇侧，而位于两枚愈合帽之间的部分直接放置在牙槽嵴顶，辅助关闭愈合帽之间的创口（图3-5-12b）。同时，从双侧上颌后牙腭侧深层取两块游离结缔组织，将其移植到缺牙位点唇侧瓣下方，增加软组织的厚度（图3-5-12c、d）。完成此二期手术。

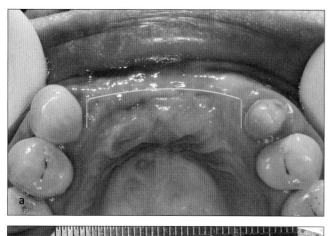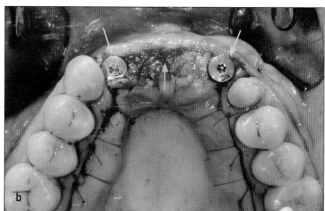
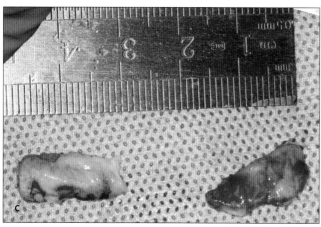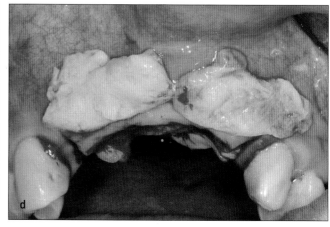

图3-5-12 二期手术腭侧带蒂半厚瓣唇侧卷入技术配合游离结缔组织移植病例q

a. 12-22种植手术后6个月唇侧软组织丰满度不足，牙槽嵴顶偏腭侧做保护牙龈乳头的横行切口（黄色线示）至黏膜下约1mm，12、22位点远中腭侧做不切透骨膜的垂直切口（绿色线示）。锐性分离腭侧浅层黏膜瓣，翻起腭侧深层带蒂黏骨膜瓣。

b. 将带蒂黏骨膜瓣锐性分离为3个部分，对应12、22位点愈合帽处卷入唇侧（黄色箭头示），位于两枚愈合帽之间的部分放置在牙槽嵴顶（绿色箭头示），辅助关闭愈合帽之间的创口。

c. 从双侧上颌后牙腭侧深层取两块游离结缔组织。

d. 将游离结缔组织移植到缺牙位点唇侧瓣下方。

在此术式中，缝合有以下目的：将游离结缔组织移植物固定在唇侧；关闭腭侧供区创口；关闭牙槽嵴顶横行切口。此时，分别应该采取怎样的缝合方式呢？各个步骤缝合的顺序又应该如何确定呢？

首先是游离结缔组织移植物的固定，这一缝合顺序是为了尽可能保证游离软组织的活性。可以选用水平内褥式缝合。具体来说，A点和D点位于唇颊侧黏膜瓣上，B点和C点位于游离结缔组织上，距离边缘约1mm。拉紧缝线后A点和B点、D点和C点将会分别对位，此时游离结缔组织增加了牙槽嵴唇侧的丰满度。需要注意的是，在游离结缔组织的近中边缘和远中边缘，需要分别使用一针水平内褥式，才能尽可能使游离结缔组织整体贴附在唇侧瓣上。缝合的顺序依次为：A点—B点—C点—D点，打结于颊侧（图3-5-13）。

同时，腭侧带蒂半厚瓣与两枚愈合帽对应的部分也被卷入唇侧。此时，可以使用水平内褥式缝合进行固定，缝合方式与上述单颗牙的场景中相同。而在该病例中，带蒂结缔组织较小，单纯卷入即可依靠唇侧组织瓣与唇侧骨面的贴合实现固定，此时无须额外缝合，以减少对唇侧软组织瓣的干扰。

接着，关闭腭侧供区。腭侧为单个与后牙牙列的腭侧龈缘平行的切口，从这一切口向根方延伸的近似长方形的区域内，深层结缔组织已经被取出，余留的是表层的软组织以及其下方的黏骨膜。此时，腭侧虽然仅有单个切口，但不建议直接使用间断缝合关闭，因为这样缝合时，腭侧表层软组织与深层黏骨膜间可能产生空腔，表层软组织无法得到来自下方的血供，增大了愈合不良甚至坏死的风险。笔者建议选择单侧水平外褥式缝合关闭腭侧供区。具体来说，A点位于腭侧供区根方，即完整的、强度较高的腭侧组织上，以免造成组织撕裂，D点位于A点的近中、更偏根方的位置，两点间距为3/4至1个牙位。由A点进针，D点穿出。A点、D点连线是一条从冠方向根方的斜线，与腭穹隆的方向贴合，便于穿针的操作。另外，在A点、D点穿针时，穿针深度应较浅，可以轻微触及骨膜，以免损伤腭侧的血管神经丛。接下来，从腭侧切口处进针，向冠方穿行，从切口冠方腭侧牙龈乳头区的B点出针，该处软组织未翻瓣、强度较好，最终打结于A点或B点。从切口向B点的穿针应穿透骨膜，增强缝合的固定作用。由此，A点、B点连线、D点与切口连线处的缝线跨过了软组织供区，对腭侧浅层软组织加压，促进其贴合骨膜固定，有利于其获得血供及营养（图

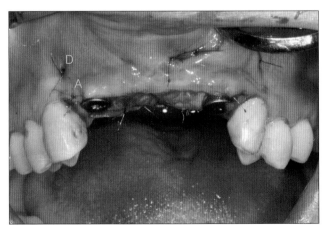

图3-5-13 病例q唇侧结缔组织移植物的缝合固定
水平内褥式缝合，A点和D点位于唇颊侧黏膜瓣上，B点和C点位于游离结缔组织上，拉紧缝线后A点和B点、D点和C点将会分别对位，固定结缔组织移植物。

视频3-20
水平内褥式缝合固定唇侧结缔组织移植物

3-5-14）。

为了促进腭侧供区的愈合，还可以在表层与深层软组织之间填塞由患者自体血离心制备的浓缩生长因子（concentrated growth factor，CGF）膜。这种血小板浓缩制品富含多种生物活性分子，可促进周围软组织的再生。使用单侧水平外褥式缝合关闭创口，可以将腭侧浅层组织与CGF膜共同压迫稳定在腭侧骨膜上方。在临床操作中，腭侧供区的长度是根据受区的需要确定的，通常跨越多个牙位，此时，需要使用多针单侧水平外褥式缝合，笔者建议与每一个牙龈乳头对应的位置使用一针。

最后，对于牙槽嵴顶的横行切口，可以直接使用间断缝合。此时的缝合对象是分别位于嵴顶两枚愈合帽之间的带蒂黏骨膜瓣和腭侧浅层软组织。

以上为多个牙位腭侧半厚瓣唇侧卷入技术配合游离结缔组织移植的缝合。术后2周拆线时可以观察到唇侧丰满度明显增加，牙槽嵴顶的带蒂黏骨膜瓣愈合良好，有逐渐角化的趋势（图3-5-15）。

五、根向复位瓣技术

种植体周与天然牙周围类似，存在角化黏膜区，即膜龈联合与游离龈边缘之间，由复层鳞状上皮覆盖的区域。理想情况下，种植体周应有2mm以上的角化黏膜。角化黏膜不足是种植体周炎症、软组织退缩、

刷牙不适等并发症的危险因素。因此，在二期术前发现角化黏膜不足时，应采取相应术式进行处理。在前述章节中，偏腭侧切口、L形转瓣、腭侧带蒂半厚瓣唇侧卷入技术均可以用于增加种植体周角化黏膜宽度，但这些术式均依靠上颌腭侧充足的角化黏膜。上颌独特的解剖结构为临床医生提供了更多选择，但下颌牙列不同。下颌舌侧连接口底区，无法为唇颊侧提供额外的角化黏膜。此时，则需要选择其他角化黏膜增量的二期术式。

根向复位瓣技术是选择之一。在病例r-1中，患者34-36缺失，二期手术时可见缺牙区角化黏膜宽度不足，如果直接行二期手术，无法保证未来修复体颊舌侧均有2mm以上的角化黏膜（图3-5-16a）。对于此类剩余角化黏膜宽度3~4mm的病例，选用根向复位瓣技术，即在颊侧膜龈联合冠方1mm的牙槽嵴顶处做半厚的横行切口，翻颊侧半厚瓣后将其向根方复位固定（图3-5-16b）。接着在半厚切口的舌侧，做全厚二期切口暴露种植位点，此二期切口需要使得更换愈合帽后，舌侧瓣上剩余至少2mm的角化黏膜（图3-5-16c）。颊侧半厚瓣与牙槽嵴顶的角化黏膜之间形成角化环境。使用敷料，如血小板浓缩制品、人工生物材料等覆盖颊侧黏骨膜，以降低咀嚼、发音等过程中唇颊肌肉运动和外来食物的干扰，促进角化黏膜的新生，在种植位点颊侧实现角化黏膜增量（图3-5-16d、e）。

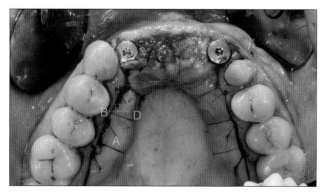

图3-5-14 病例q单侧水平外褥式缝合关闭腭侧供区
A点位于腭侧供区根方，D点位于A点的近中根方，B点位于切口冠方腭侧牙龈乳头区，A点进针，D点出针，腭侧切口处进针，B点出针，打结于B点。

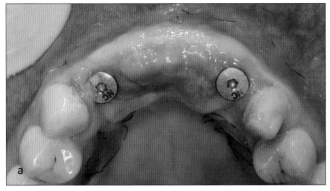
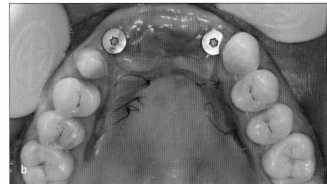

图3-5-15　病例q二期手术后2周拆线前口内殆面观

a. 唇侧丰满度明显增加，牙槽嵴顶的带蒂黏骨膜瓣愈合良好。

b. 腭侧结缔组织供区初步愈合。

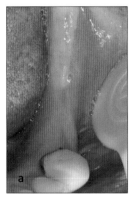
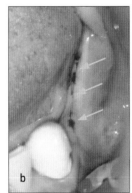
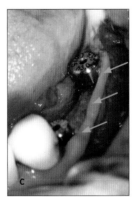
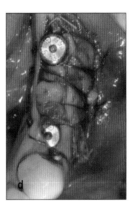
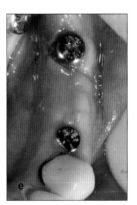

图3-5-16　二期手术根向复位瓣技术角化黏膜增量病例r-1

a. 34-36种植二期手术前殆面观，角化黏膜宽度不足。

b. 膜龈联合冠方1mm的牙槽嵴顶处做半厚的横行切口（箭头示），翻颊侧半厚瓣。

c. 半厚切口舌侧做全厚二期切口（箭头示），暴露种植位点，更换愈合帽。

d. 二期手术后即刻殆面观，颊侧半厚瓣向根方复位固定，敷料覆盖颊侧黏骨膜。

e. 二期手术后3周拆线后殆面观，愈合帽颊舌侧角化黏膜宽度充足。

缝合在根向复位瓣技术中具有非常重要的作用，只有通过恰当的缝合固定组织瓣以及移植物，才能维持良好的角化环境，为最终的理想愈合创造条件。那么，在该式中，具体应该如何进行缝合呢？

在根向复位瓣技术中，缝合的目的为以下3点：关闭愈合帽周围的牙槽嵴顶全厚切口；固定覆盖颊侧黏骨膜的血小板浓缩制品或生物材料；固定根向复位的颊侧半厚瓣。

1. 关闭愈合帽周围的牙槽嵴顶全厚切口

此时，缝合的顺序应从便于临床操作的角度出发。对于单个牙位的手术来说，愈合帽周围的全厚切口不涉及移植物，对半厚瓣的影响也较小，可以视为常规二期手术的牙槽嵴顶切口处理。因此，这种情况下建议先关闭该切口。以病例r-2为例，选择不可吸收缝线，于愈合帽的近远中进行间断缝合，配合交叉8字缝合，促进颊舌侧瓣稳定贴合于愈合帽周围的骨面（图3-5-17）。

而对于连续多个牙位的手术，同样类似常规二期手术，存在两枚愈合帽之间的区域关创困难的问题。此时，颊舌侧瓣上角化黏膜有限，无法通过转瓣进行关闭。可以选择使用血小板浓缩制品或人工生物材料覆盖愈合帽之间的骨面，通过缝合将这些材料固定贴合骨面，即可完成关创。分析创面可以发现，类似的，颊侧翻半厚瓣后的黏骨膜同样由材料覆盖。因此笔者建议在缝合时同时固定颊侧黏骨膜以及牙槽嵴顶骨面处的材料，以简化缝合操作，避免过多的缝合对软组织的干扰。

2. 固定覆盖颊侧黏骨膜的血小板浓缩制品或生物材料

病例r-1中，使用患者自体血离心制备的CGF膜覆盖颊侧黏骨膜和牙槽嵴顶骨面。由于CGF膜较大，缝合穿针过程中容易受到干扰，很难将其维持在理想的位置。建议首先固定CGF膜的主体部分，便于在缝合过程中调整CGF膜的位置，最后再固定其近远中

端点。固定主体时可以选择3-0可吸收缝线水平内褥式缝合方式。A点和D点位于舌侧瓣，B点和C点位于CGF膜根方的骨膜上。A点处由舌侧瓣外表面穿向内面，B点穿入骨膜下方，C点穿出骨膜，再于D点由舌侧瓣内面穿向外表面，最终打结于舌侧。需要注意的是，在此过程中，为了充分暴露B点、C点，助手需要牵拉颊侧半厚瓣至根向复位的目标水平。同时，由于CGF膜容易在穿针过程中卷起、折叠或移位，可以先完成水平内褥式4点的穿针，再整理CGF膜，将其铺平并调整位置后，最终收紧缝线打结（图3-5-18a）。在该病例中，使用3-0可吸收缝线，一共进行4针水平内褥式缝合，固定了CGF膜的主体部分。此处缝线选择的原因是3-0缝线强度高、固定可靠，而如果使用过细的缝线，需要缝合针数更多，操作复杂，缝线强度也不足。

接下来，使用5-0可吸收缝线，在CGF膜的近中、远中、冠方、根方四角处分别进行4针间断缝合完成固定。A点位于CGF膜的端点，距离其边缘约3mm处。B点位于颊侧翻瓣区近远中完整的软组织上，距离半厚切口约3mm处，由游离组织上的A点进针，固

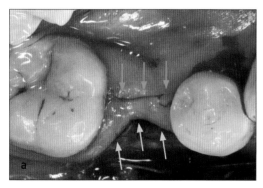
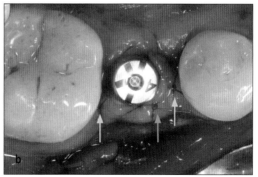

图3-5-17　二期手术根向复位瓣技术角化黏膜增量病例r-2

a. 膜龈联合冠方1mm牙槽嵴顶处做半厚的横行切口（黄色箭头示），半厚切口舌侧做全厚二期切口（蓝色箭头示）。

b. 更换愈合帽后，愈合帽近远中间断缝合（黄色箭头示），愈合帽周围交叉8字缝合，缝线交叉处压迫在愈合帽颊侧（蓝色箭头示）。

定组织上的B点出针。建议打结于A点，以借助线结的压迫作用，更好地固定CGF膜（图3-5-18b）。此处缝线选择的原因是CGF膜强度较低，5-0缝线不容易导致材料的撕裂。由此完成CGF膜的固定（图3-5-18c）。

3. 固定根向复位的颊侧半厚瓣

在之前的缝合过程中，助手需要反复牵拉颊侧组织。如果先固定半厚瓣，其缝合很容易受到牵拉等手术操作的干扰，甚至术中即出现松动、滑脱。因此，建议在手术最后完成此处缝合。颊侧半厚瓣的缝合要点在于将其根向复位后，借助其边缘约1mm的角化黏膜为冠方创造角化环境。因此需要借助其根方尚未翻起、贴合骨面、质地坚韧的骨膜完成固定。可以选择水平内褥式缝合方式。A点和D点位于半厚瓣上靠近冠方边缘1mm处，B点和C点则位于根向复位目标位置的骨膜上。A点处由颊侧瓣外表面穿向内面，B点穿入

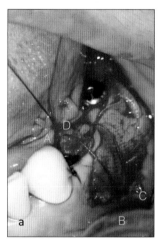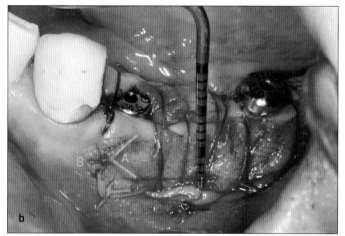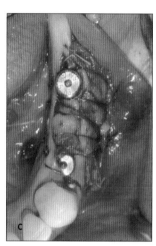

图3-5-18　病例r-1中CGF膜的固定缝合

a. CGF膜覆盖颊侧黏骨膜和牙槽嵴顶骨面，3-0可吸收缝线水平内褥式缝合固定CGF膜主体，A点和D点位于舌侧瓣，B点和C点位于CGF膜根方的骨膜上，按照A点—B点—C点—D点顺序穿针，打结于舌侧。

b. 5-0可吸收缝线间断缝合固定CGF膜端点，A点位于CGF膜边缘约3mm处，B点位于颊侧翻瓣区的近远中完整的软组织上，距离半厚切口约3mm处，打结于A点。

c. CGF膜固定完成后骀面观。

视频3-21
水平内褥式缝合、间断缝合
固定CGF膜

骨膜下方，C点穿出骨膜，再于D点由半厚瓣内面穿向外表面，最终打结于A点或D点（图3-5-19a）。需要注意的是，A点、D点应该位于膜龈联合或者其冠方，以确保缝线冠方的软组织边缘，即角化黏膜的部分紧密贴附在骨膜上，为其冠方角化黏膜的生长创造环境（图3-5-19b）。

术后3周拆线时，可以观察到，手术位点颊侧角化黏膜增量状况良好（图3-5-20）。

六、角化黏膜条带移植与根向复位瓣技术

根向复位瓣技术可以在剩余角化黏膜宽度3～4mm的情况下用于角化黏膜增量。而当角化黏膜余量更少时，无法同时确保愈合帽舌侧2mm的角化黏膜以及颊侧半厚瓣上1mm的角化黏膜。此时，需要配合角化黏膜条带移植来进行根向复位瓣技术，下文简称条带技术。

在病例s中，患者44-46缺失，二期手术时可见缺牙区角化黏膜宽度不足，尤其在46位点，剩余角化黏膜宽度仅2mm（图3-5-21a）。此时，在膜龈联合做半厚切口，翻颊侧半厚瓣后将其向根方复位固定（图3-5-21b）。同时，做全厚二期切口暴露种植位点，此二期切口需要保证更换愈合帽后，舌侧瓣上剩余至少2mm的角化黏膜。因此在角化黏膜宽度有限的46位点，此二期切口与前述半厚切口重合（图3-5-21c）。从上颌腭侧取一条带状角化黏膜移植物，将其固定至复位后的半厚瓣冠方，由此在其冠方形成角化环境。同时使用敷料，如血小板浓缩制品、人工生物材料等覆盖颊侧黏骨膜，促进角化黏膜的新生，在种植位点颊侧实现角化黏膜增量（图3-5-21d）。通过该术式，可以在种植位点颊舌侧获得充足的角化黏膜

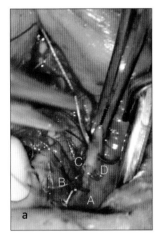
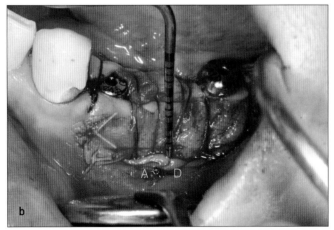

图3-5-19　病例r-1中颊侧半厚瓣的固定缝合

a. 水平内褥式缝合固定根向复位的颊侧半厚瓣，A点和D点位于半厚瓣上靠近冠方边缘1mm处，B点和C点位于根向复位目标位置的骨膜上，按照A点—B点—C点—D点顺序穿针。

b. 根向复位的颊侧半厚瓣固定完成后颊侧观，打结于颊侧半厚瓣表面。

视频3-22
水平内褥式缝合固定根向复位的颊侧半厚瓣

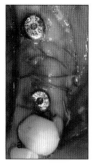
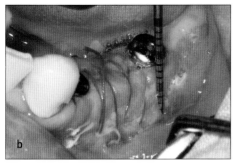
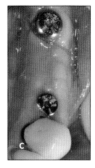
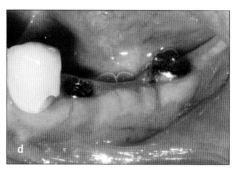

图3-5-20　病例r-1二期手术后拆线

a. 二期手术后3周拆线前殆面观。

b. 二期手术后3周拆线前颊侧观，颊侧角化黏膜宽度增加。

c. 二期手术后3周拆线后殆面观，软组织愈合良好，愈合帽颊舌侧角化黏膜宽度充足。

d. 二期手术后3周拆线后颊侧观，颊侧角化黏膜愈合良好。

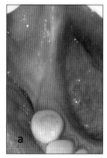
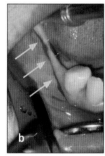
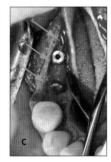
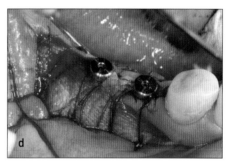
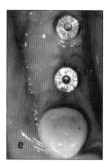

图3-5-21　二期手术角化黏膜条带移植与根向复位瓣技术角化黏膜增量病例s

a. 44-46种植二期手术前殆面观，角化黏膜宽度不足。

b. 膜龈联合处做半厚横行切口（箭头示），翻颊侧半厚瓣。

c. 全厚二期切口暴露种植位点（箭头示），更换愈合帽。

d. 二期手术后即刻颊侧观，颊侧半厚瓣向根方复位固定，敷料覆盖颊侧黏骨膜。

e. 二期手术后3周拆线后殆面观，愈合帽颊舌侧角化黏膜宽度充足。

（图3-5-21e）。

那么，角化黏膜条带移植配合根向复位瓣技术的缝合应该怎样进行呢？其方式与前述根向复位瓣技术的相同点和不同点有哪些呢？

在条带技术中，缝合的目的为以下5点：固定根向复位的颊侧半厚瓣；固定角化黏膜移植条带；固定覆盖颊侧骨膜的血小板浓缩制品或生物材料；关闭愈合帽周围的牙槽嵴顶全厚切口；处理腭侧供区。

1. 固定根向复位的颊侧半厚瓣

在条带技术中，颊侧半厚瓣上本身没有角化黏膜，种植位点颊侧角化环境是依靠条带移植物形成的。因此，此处缝合固定颊侧瓣的目的是避免其对冠方的条带移植物造成干扰，可以选择垂直水平外褥式缝合。使用3-0可吸收缝线，从颊侧半厚瓣外侧面远离切缘的A点进针，从A点冠方、距离切缘约1mm的D点出针，A点、D点连线与切缘垂直。接着，在颊侧半厚瓣的内侧面C点进针，在半厚瓣内向近中或远中穿行，B点出针，B点、C点连线与切缘平行。打结于A点，线结位于半厚瓣的外侧面。这一缝合方式可以将颊侧半厚瓣固定在一种内卷的状态，避免其运动干扰冠方的角化黏膜移植条带，破坏稳定的角化环境（图3-5-22）。

2. 固定角化黏膜移植条带

接下来，需要将角化黏膜移植条带固定在内卷的颊侧半厚瓣冠方。需要通过缝合将条带稳定贴合在颊侧骨膜，一方面有利于条带获得来自下方骨膜的血供和营养，保证条带的愈合；另一方面在条带冠方形成稳定的角化环境，实现角化黏膜增量。因此，此处应选择能够产生压迫固定作用的缝合方式，如交叉外8字缝合、水平外褥式缝合。而对于条带的两端，可以使用间断缝合进行固定。

在口内操作时，细长的条带容易移动，为了将其固定在理想的位置，需要注意缝合顺序。在该病例中，使用5-0可吸收缝线。首先进行间断缝合固定条带的近中端点。A点位于条带上，距离其边缘2~3mm处。B点位于颊侧翻瓣区近中，即44位点的近中颊侧骨膜上，由游离端A点进针，B点出针，由此将条带的近中端点固定贴合在44位点近中的骨膜上（图3-5-23a、b）。

接下来，使用5-0可吸收缝线进行交叉外8字缝合，固定条带主体。A点与D点位于紧贴条带冠方的骨膜上的近远中，B点和C点位于紧贴条带根方的骨膜上的近远中，进针顺序为A点—D点—B点—C点，打结于A点。由此，骨膜上的4个穿针点限制了条带的位

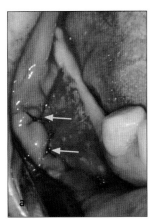
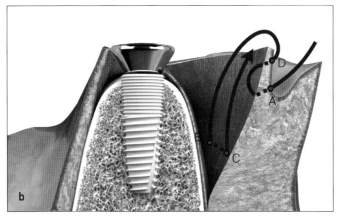

图3-5-22　病例s颊侧半厚瓣固定缝合

a. 3-0可吸收缝线垂直水平外褥式缝合固定根向复位的颊侧半厚瓣后口内观，缝合使半厚瓣内卷（箭头示）。

b. 垂直水平外褥式缝合固定根向复位的颊侧半厚瓣示意图，A点位于颊侧半厚瓣外侧面远离切缘处，D点位于半厚瓣外侧面距离切缘约1mm处，A点、D点连线与切缘垂直，B点、C点位于半厚瓣的内侧面，B点、C点连线与切缘平行。按照A点—D点—B点—C点顺序穿针，打结于半厚瓣的外侧面。

视频3-23
垂直水平外褥式缝合固定根
向复位的颊侧半厚瓣

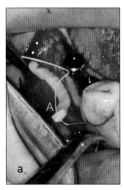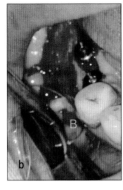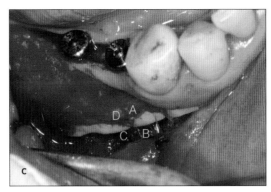

图3-5-23 病例s角化黏膜移植条带固定缝合

a. 间断缝合固定条带的近中端点，A点位于条带上，距离其边缘2~3mm处。

b. 间断缝合固定条带的近中端点，B点位于颊侧翻瓣区近中的骨膜上。

c. 交叉外8字缝合固定条带主体，A点与D点位于紧贴条带冠方的骨膜上的近远中，B点和C点位于紧贴条带根方的骨膜上的近远中，按照A点—D点—B点—C点顺序穿针，打结于A点。

视频3-24
间断缝合、交叉外8字缝合
固定角化黏膜移植条带

置，避免其向冠方或根方移动。而A点、C点与B点、D点间的缝线呈交叉状跨过条带上方，对条带产生压迫固定作用，使其贴合骨膜。从近中向远中依次缝合。这样从一端向另一端缝合，便于在缝合的过程中调整条带的位置，保证其位于内卷固定的颊侧半厚瓣冠方，呈现出向根方凸的、与牙槽嵴顶弧度相对应的弧形曲线，利于整个术区的角化黏膜增加量保持均匀（图3-5-23c）。最后使用间断缝合固定远中端点，完成缝合。

3. 固定覆盖颊侧骨膜的血小板浓缩制品或生物材料

在条带技术中，与根向复位瓣技术类似，需要使用血小板浓缩制品或生物材料等敷料覆盖颊侧黏骨膜和牙槽嵴顶愈合帽之间的骨面。该病例中，使用CGF膜进行覆盖。其固定方式和操作要点与根向复位瓣中类似，即先使用3-0可吸收缝线进行水平内褥式缝合固定CGF膜主体，接着使用5-0可吸收缝线进行间断

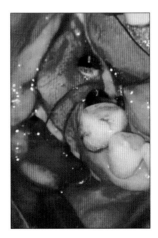

图3-5-24 病例s中CGF膜的固定缝合

CGF膜覆盖颊侧骨膜和牙槽嵴顶愈合帽之间的骨面，3-0可吸收缝线水平内褥式缝合固定CGF膜主体，5-0可吸收缝线间断缝合固定CGF膜的4个端点。

缝合固定CGF膜的4个端点（图3-5-24）。

4. 关闭愈合帽周围的牙槽嵴顶全厚切口

完成血小板浓缩制品或生物材料的固定后，愈合帽周围的全厚切口即可视为常规的二期手术切口。在该病例中，使用6-0不可吸收缝线，于45愈合帽近中、46愈合帽远中进行间断缝合，在45愈合帽周围进行交叉8字缝合。需要注意的是，原本牙槽嵴顶的角化黏膜已经被推向愈合帽舌侧，建议将缝线的交叉部分放置在愈合帽舌侧，以促进舌侧瓣稳定贴合于骨面，有利于保留舌侧角化黏膜（图3-5-25）。

5. 处理腭侧供区

收集条带状角化黏膜移植物后，腭侧供区将遗留一个相应的创口。该创口呈长条形，宽度2~3mm，且下方尚存留骨膜和部分结缔组织。对于该创口，不需要强行拉拢两侧的软组织，而只需要通过缝合起到压迫止血作用，避免持续的活动性出血，稳定血凝块形成，即可实现较好的创口愈合。

因此，可以选择具有一定压迫效果的单侧水平外褥式缝合。A点位于腭侧供区根方、强度较高的腭侧组织上，D点位于A点的近中，更偏根方的位置。A点、D点间距为3/4至1个牙位。由A点进针，D点穿出。A点、D点连线是一条从冠方向根方的斜线，与腭穹隆的方向贴合，便于穿针的操作。另外，在A点、D点穿针时，穿针深度应较浅，可以轻微触及骨膜，以免损伤腭侧的血管神经丛。接下来，从腭侧切口处进针，向冠方穿行，从切口冠方腭侧牙龈乳头区的B点出针，这一针应穿透骨膜，利用骨膜以及完整的牙龈乳头组织增强缝合的固定作用。最终打结于A点或B点，由于血供来自远中，笔者建议打结于A点，起到更好的压迫止血作用。由此，A点、D点分别位于牙龈乳头处B点的远中、近中。A点、B点连线和D点与切口连线处的缝线跨过了软组织供区，起到压迫止血、稳定血凝块的作用（图3-5-26）。

在临床操作中，腭侧供区的长度是根据受区的需要确定的，通常跨越多个牙位，此时，需要使用多针单侧水平外褥式缝合，笔者建议与每一个牙龈乳头对应的位置使用一针。

术后1周腭侧拆线时，可见腭侧供区愈合情况尚可。术后3周增量位点拆线时，可见颊侧角化黏膜增量状况良好（图3-5-27）。

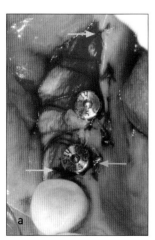 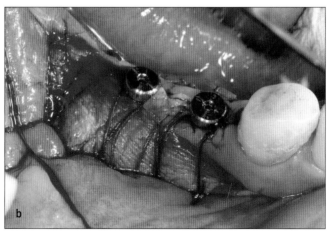

图3-5-25 病例s愈合帽周围的牙槽嵴顶全厚切口的缝合

a. 二期手术后即刻殆面观。全厚切口的近远中端点间断缝合（黄色箭头示），45愈合帽周围进行交叉8字缝合，缝线交叉处位于愈合帽舌侧（绿色箭头示）。

b. 二期手术后即刻颊侧观。

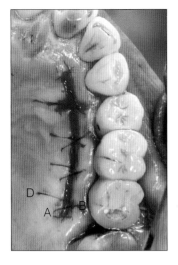

图3-5-26　病例s腭侧角化黏膜条带供区缝合

单侧水平外褥式缝合腭侧角化黏膜条带供区，A点位于腭侧供区根方的腭侧组织上，D点位于A点的近中根方，B点位于切口冠方腭侧牙龈乳头区。

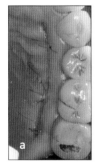
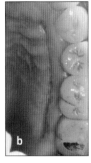
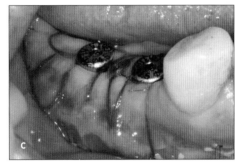
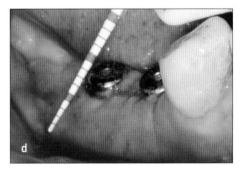

图3-5-27　病例s条带技术二期手术后拆线

a. 二期手术后1周，腭侧条带供区拆线前。

b. 二期手术后1周，腭侧条带供区拆线后，愈合情况尚可。

c. 二期手术后3周，种植位点拆线前。

d. 二期手术后3周，种植位点拆线后，颊侧角化黏膜增量状况良好。

七、冠向复位瓣与结缔组织移植技术

　　牙缺失常常同时伴随着骨组织和软组织的缺损。骨增量手术、种植手术等手术过程的创伤也容易影响缺牙位点及邻近天然牙的软组织状态。这使得软组织退缩，主要表现为牙龈乳头、龈缘退缩等，成为种植治疗最终修复前的一个挑战。尤其在上颌前牙这一区域，患者常有较高的美学诉求。此时，临床医生可以

通过冠向复位瓣配合游离结缔组织移植这一术式，在二期手术的阶段改善种植位点及邻牙软组织退缩的问题，获得更好的最终修复效果。

　　在病例t-1中，患者22缺失，种植手术后6个月，将进入最终修复阶段。口内检查显示邻近天然牙21、23的龈缘均存在退缩，其高度位于对侧同名牙11、13的根方（图3-5-28a）。龈缘退缩在影响美观的同时，还带来了牙齿敏感症状，患者希望可以在最终修

复前改善这些问题。基于患者的诉求，决定在22二期手术的同时对21、23进行冠向复位瓣配合游离结缔组织移植，改善其龈缘位置。医生根据需要冠向复位的距离设计22位点的偏唇侧切口，以及21近中、23远中牙龈乳头基底部的半厚横行切口、与横行切口连接的半厚垂直切口。在21、23根面翻全厚瓣，其余位置翻半厚瓣，余留的21近中、23远中牙龈乳头表面去上皮（图3-5-28b）。同时，从腭侧取一结缔组织移植物，固定在21、22唇侧，实现软组织增量（图3-5-28c、d）。将翻起的唇侧瓣减张，向冠向复位，缝合固定，恢复种植位点及邻牙的龈缘位置。22位点种植位点更换临时基台与临时修复体，完成种植位点的二期手术（图3-5-28e）。

在以上的种植二期手术配合冠方复位瓣术及结缔组织移植手术中，缝合具有非常重要的作用。只有通过缝合良好固定移植物、复位组织瓣，才能保证最终的愈合效果。

那么，这一手术中，缝合具体是怎样进行的呢？

1. 结缔组织的固定

为了尽量保证有利结缔组织的活性，首先需要通过缝合将其固定在手术位点唇侧，实现软组织增量。此时，缝合的要点在于良好固定移植物的端点和边缘，保证其平整附着在受区，才能在唇侧瓣复位后，保证移植物与其上方的唇侧瓣、下方的唇侧骨膜之间都较好地贴合，获得较好的最终愈合效果。

对于端点和边缘，可以选择间断缝合。使用5-0可吸收缝线，固定移植物的近中冠方端点，A点位于移植物表面，距离其边缘1~2m处，B点位于21近中牙龈乳头的全厚部分，这一部分组织强度较高，避免缝合在半厚部分，造成牙龈乳头组织撕裂。从A点进针，

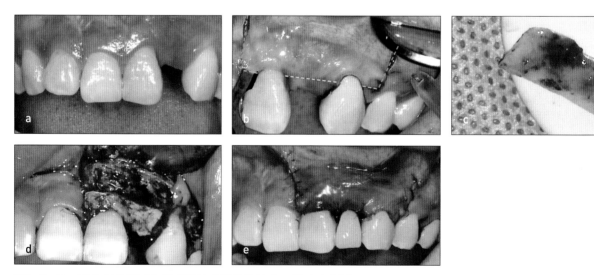

图3-5-28　冠向复位瓣配合游离结缔组织移植技术二期手术病例t-1

a. 22种植手术后6个月唇侧观，邻近天然牙21、23的龈缘存在退缩，龈缘高度位于对侧同名牙11、13的根方。

b. 冠向复位瓣配合游离结缔组织移植手术。22位点的偏唇侧切口（黄色虚线示），21近中、23远中牙龈乳头基底部的半厚横行切口（绿色虚线示）、与横行切口连接的半厚垂直切口（蓝色虚线示）。

c. 腭侧收集结缔组织移植物一块。

d. 将结缔组织移植物固定在21、22唇侧。

e. 唇侧瓣冠向复位，缝合固定，22位点更换临时基台与临时修复体。

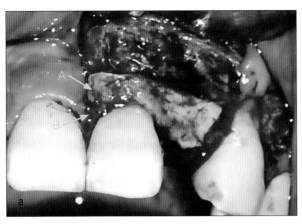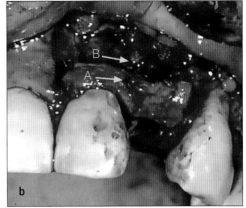

图3-5-29　病例t-1结缔组织的固定缝合

a. 5-0可吸收缝线间断缝合固定移植物的近中冠方端点，A点位于移植物表面，距离其边缘1~2m处，B点位于21近中牙龈乳头的全厚部分。

b. 5-0可吸收缝线间断缝合固定移植物的根方边缘，A点位于移植物表面，距离其边缘1~2m处，B点位于A点根方唇侧黏骨膜上。

视频3-25
间断缝合固定结缔
组织移植物

穿透移植物，并穿入其下方的半厚组织内，针向冠方穿行至21近中牙龈乳头，B点出针，最终打结于A点，以借助线结的压迫作用，更好地固位移植物（图3-5-29a）。用同样的方式，将移植物的远中冠方端点和冠方边缘正中，分别对应着固定在22远中牙龈乳头和22近中牙龈乳头处。

而对于移植物的根方端点和边缘，间断缝合的A点同样位于移植物表面，距离其边缘1~2m处，B点则位于其根方，对应位置的唇侧黏骨膜上。A点进针，穿透移植物并穿入其下方的唇侧半厚软组织内，针向根方走行，B点出针。同样，为利用线结对移植物的压迫作用，打结于A点（图3-5-29b）。使用3针间断缝合，分别固定了根方近远中端点、根方边缘正中。

在缝合的过程中，助手应协助铺平、固定移植物，使得术者可以更好地判断间断缝合的进出针位置，将移植物平整地固定在受区。

2. 腭侧供区的处理

取游离结缔组织后，腭侧将余留一长方形的创面。为了促进其愈合，可以使用各种生物材料作为敷料覆盖创面。此时，缝合的目的是固定生物材料，并对创口起到压迫止血、稳定血凝块的效果。可以选择具有压迫效果的单侧水平外褥式缝合，操作要点类似前述腭侧供区的缝合。A点位于腭侧供区根方，D点位于A点的近中，更偏根方的位置。A点、D点间距约3/4到1个牙位。由A点进针，D点穿出，A点、D点连线是一条从冠方向根方的斜线。接下来，从腭侧创面的冠方边缘处进针，向冠方穿行，从创面冠方的腭侧牙龈乳头区的B点出针，最终打结于A点。A点、D点分别位于牙龈乳头处B点的远中、近中。A点、B点连线和D点与切口连线处的缝线跨过了软组织供区，起到压迫固定生物材料的作用（图3-5-30）。笔者建议与每一个牙龈乳头对应的位置使用一针单侧水平外褥式缝合。

3. 冠向复位唇侧瓣的固定

最后，需要固定的冠向复位的唇侧瓣，此时缝合的要点在于对唇侧瓣施加一个向冠方的牵引力，并悬吊固定牙龈乳头。

该病例为上颌前牙区手术，术后的软组织肿胀以及口周肌肉活动均会对黏膜瓣造成影响，产生应力，影响冠向复位的效果。因此，类似骨增量手术，可以采用水平内褥式缝合或水平垂直内褥式缝合，阻断口周肌肉活动所产生的应力干扰。使用4-0可吸收缝线，A点位于22位点远中的腭侧软组织上，距离牙槽嵴顶切口5~10mm处，为后续牙龈乳头的缝合留出空间。B点和C点位于唇侧黏膜瓣上的减张切口根方，B点、C点连线垂直牙槽嵴顶切口。D点在22位点近中腭侧黏膜瓣上，A点与D点连线平行牙槽嵴顶切口。此病例中仅进行一针水平垂直内褥式缝合，缝合顺序为：A点—B点—C点—D点，打结于腭侧。

接下来，使用不可吸收缝线悬吊固定牙龈乳头。此时，基于切口的设计，唇侧瓣的端点处形成类似牙龈乳头的形状，对应着覆盖在唇侧原本的、去上皮之后的牙龈乳头上。可以将唇侧瓣上的牙龈乳头部分称为外科牙龈乳头，而唇侧原本的牙龈乳头称为解剖牙龈乳头。由于腭侧牙龈乳头是完整的，该位点类似仅有唇侧牙龈乳头翻开的状态，缝线的悬吊力应着重作

用在唇侧外科牙龈乳头上。为此，可以选用悬吊缝合。在唇侧瓣的近远中使用单乳头悬吊缝合。A点位于唇侧瓣近中的外科牙龈乳头的正中基底部，此位置覆盖于21近中解剖牙龈乳头表面。B点则位于11远中牙龈乳头上。从A点进针，穿透唇侧瓣，然后用针尾穿过11近中邻间隙到达腭侧，再次用针尾从腭侧向唇侧穿过11、12邻间隙，此过程不穿透软组织。针到达唇侧后，从11远中牙龈乳头上的B点进针，穿至腭侧。最后，用针尾从腭侧向唇侧穿过11、21邻间隙，同样不穿透组织。需要注意的是，在最终打结前，应该调整缝线的位置，使得缝线正好位于外科牙龈乳头正中，避免缝线偏向近中或远中，再收紧缝线，即可对唇侧外科牙龈乳头产生一向冠方悬吊的作用力。最终打结于A点（图3-5-31a）。在此缝合过程中，助手应向冠方牵拉复位唇侧瓣。

而在唇侧瓣的中段，使用双乳头悬吊缝合。在中央，A点与B点分别位于唇侧瓣上，复位后与22近远中牙龈乳头对应的部分。从22远中外科牙龈乳头A点进针，至腭侧穿出，然后用针尾从腭侧向唇侧穿过21、22邻间隙，此过程不穿透软组织。针到达唇侧后，从22近中牙龈乳头上的B点进针，穿至腭侧。最后，用针尾从腭侧向唇侧穿过22、23邻间隙，同样不穿透组织，最终打结于A点（图3-5-31b）。对于该术区的

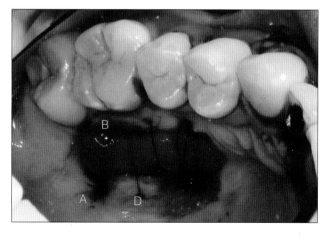

图3-5-30 病例t-1腭侧供区的缝合
胶原蛋白海绵覆盖腭侧创面，单侧水平外褥式缝合固定胶原蛋白海绵，并对创口产生压迫止血效果。A点位于腭侧供区根方，D点位于A点的近中，更偏根方的位置。B点位于创面冠方的腭侧牙龈乳头。由A点进针，D点穿出，从腭侧创面的冠方边缘处进针，向冠方穿行，B点出针，最终打结于A点，更好地压迫来自远中的血供。

多个牙龈乳头，先缝合两端的牙龈乳头，再缝合中央的牙龈乳头，由此在牙龈乳头等解剖标志点准确对位的同时，辅助组织瓣包绕在目标位点的临时冠上，有利于软组织塑形。

接下来，需要对两侧垂直切口进行缝合。此处缝合的目的除了关闭切口，还需要对唇侧瓣边缘施加向冠方的牵引力。可以选用斜向冠方的间断缝合。A点位于唇侧瓣上，距离其边缘约3mm处；B点位于切口对侧完整的软组织上，同样距离切口约3mm。冠根向位置上，B点应该位于A的冠方。从A点进针，穿透唇侧瓣，

同时穿入其下方软组织，针向远中冠方走行，至B点穿出，最终打结于A点。此时，A点、B点连线与垂直切口不是垂直的，而呈现一个锐角，这一斜向冠方的缝线即可对唇侧瓣产生向冠方牵拉固定的效果（图3-5-31c）。

最终拆线时，唇侧龈缘的位置相比术前改善，腭侧供区已经愈合良好（图3-5-32）。

但是可以发现，22近远中牙龈乳头的冠向复位效果稍有欠缺。分析原因，可能与该处的缝合有关：
（1）该病例中使用一针具有减张作用的水平垂直内褥

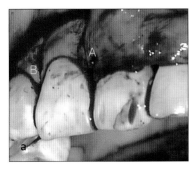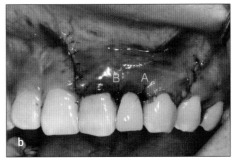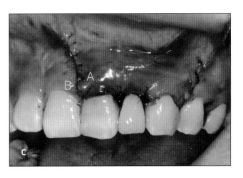

图3-5-31　病例t-1冠向复位唇侧瓣的固定缝合

a. 单乳头悬吊缝合固定唇侧瓣近中牙龈乳头，A点位于唇侧瓣近中的外科牙龈乳头的正中基底部，此位置覆盖于21近中解剖牙龈乳头表面，B点位于11远中牙龈乳头上。b. 双乳头悬吊缝合固定唇侧瓣中段，A点与B点分别位于唇侧瓣上，复位后与22近远中牙龈乳头对应的部分。c. 斜向冠方的间断缝合关闭唇侧瓣两侧垂直切口，A点位于唇侧瓣上，距离其边缘约3mm处；B点位于A的冠方、切口对侧完整的软组织上，距离切口约3mm。

视频3-26
单乳头悬吊缝合

视频3-27
双乳头悬吊缝合

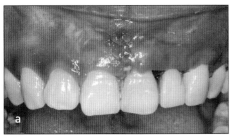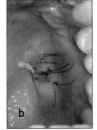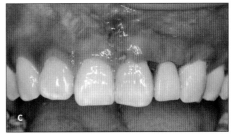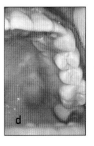

图3-5-32　病例t-1二期手术后拆线

a. 二期手术后2周，种植位点拆线前唇侧观。b. 二期手术后2周，腭侧供区拆线前𬌗面观。c. 二期手术后2周，种植位点拆线后唇侧观，唇侧龈缘的位置相比术前改善。d. 二期手术后2周，腭侧供区拆线后𬌗面观，腭侧供区愈合良好。

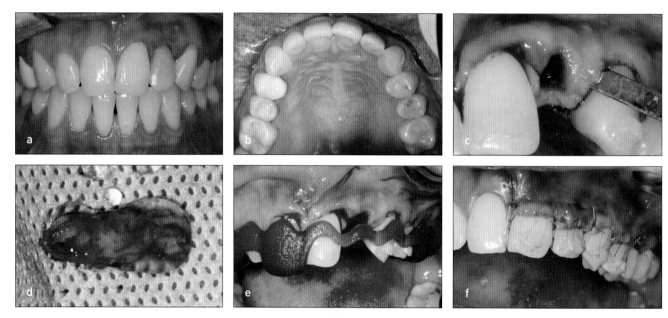

图3-5-33　冠向复位瓣配合游离结缔组织移植病例t-2

a. 22种植手术后6个月唇侧观，22、邻近天然牙21、23、24的龈缘退缩，龈缘高度位于对侧同名牙根方。

b. 22种植手术后6个月𬌗面观，22位点唇侧丰满度稍有欠缺。

c. 11-25位点做龈沟内切口，潜行剥离唇侧组织瓣，形成唇侧软组织间隧道。

d. 腭侧取一块结缔组织移植物，固定于唇侧隧道。

e. 根据导板确定龈缘冠向复位位置。

f. 缝合固定冠向复位的唇侧软组织。

式缝合，缝线从22位点近远中跨过，导致牵拉复位作用分散。笔者建议改进为在每一个牙龈乳头处分别使用具有减张作用的垂直内褥式缝合。以22近中为例，A点、D点位于22近中腭侧软组织上，A点距离牙槽嵴顶切口5～10mm，D点位于A点冠方。B点和C点位于唇侧黏膜瓣上的减张切口根方，A点与D点、B点与C点连线均垂直牙槽嵴顶切口。缝合顺序为：A点—B点—C点—D点，打结于腭侧。这一垂直内褥式缝合对22近中牙龈乳头处的复位悬吊作用更加集中。（2）该病例使用双乳头悬吊缝合，缝线借助22临时冠腭侧产生牵拉效果，其加力方向不是准确朝向冠方的。同时，由于缝线从牙龈乳头上方压过，不利于该处软组织的恢复。那么，可以怎样改进呢？

在病例t-2中，患者22缺失，种植手术后6个月，即将进行最终修复。口内检查显示22位点及邻近天然

牙21、23、24的龈缘均存在退缩，其高度位于对侧同名牙根方。龈缘退缩伴随暴露的颈部楔状缺损同时给患者带来了牙齿敏感的困扰（图3-5-33a）。且22位点唇侧丰满度有一定欠缺。患者希望可以在最终修复前改善这些问题（图3-5-33b）。

基于患者的诉求，决定进行21-24位点隧道瓣配合游离结缔组织移植进行冠向复位，改善其龈缘位置以及种植位点唇侧丰满度。在11-25位点做龈沟内切口，使用潜行剥离唇侧组织瓣，但不锐性分离牙龈乳头区，在21-24位点唇侧软组织间形成一个"隧道"（图3-5-33c）。从腭侧取一块结缔组织移植物，固定于唇侧隧道，实现软组织增量（图3-5-33d）。将松解的唇侧软组织向冠向复位，缝合固定，恢复种植位点及邻牙的龈缘位置，并增加唇侧丰满度（图3-5-33e、f）。

那么该术式中，缝合又是怎样进行的呢?

1. 腭侧供区的处理

对于该病例，术中先进行腭侧缝合，方式与前述腭侧供区类似，同样选择单侧水平外褥式缝合。但从保证结缔组织移植物活性的角度出发，笔者仍建议先将移植物缝合固定在受区，再行腭侧缝合。

2. 结缔组织移植物的放置

该术式中，唇侧瓣为潜行剥离，游离结缔组织无法在直视下放到受区。那么，要如何将移植物放到隧道内，并调整至需要增量的位置呢?

此处，可以借助缝线的作用，使用具有牵拉作用的临时缝合。术前计划将移植物放置在21、22唇侧。先用针尾，从11龈缘处进入隧道，针尾向远中走行至21龈缘穿出，接着在移植物冠方近中边缘的A点穿透移植物，在移植物根方近中边缘的B点处再次穿透移植物，A点、B点连线与移植物的近中边缘平行，调转针头，再次用针尾从21龈缘通过隧道，返回11龈缘穿出，由此通过缝线调整移植物近中端在隧道中的位置。由于通过唇侧组织瓣中的隧道时使用的是针尾，缝线不会进入唇侧组织，而仅牵拉移植物。接着，用同样的缝合方式，针尾从25龈缘进入，向近中通过隧道，至22龈缘穿出，针尖穿透移植物冠方远中边缘的A1点，再穿透移植物根方远中边缘的B1点，A1点、B1点连线与移植物的远中边缘平行，其后针尾通过隧道返回25龈缘，此处缝线用于调整移植物远中端在隧道中的位置。此时，两处临时缝合分别牵拉住移植物的近中与远中，并从11、25龈缘的位置穿出。牵拉缝线，即可将移植物拖入唇侧软组织隧道内。且通过两侧缝线的牵引，可以调整移植物的位置，确保其放置在目标位置，即21、22唇侧（图3-5-34）。在缝合固定软组织移植物后，这两处临时缝合可以去除。

3. 冠向复位唇侧瓣及结缔组织移植物的固定

在该病例中，使用双交叉悬吊缝合对每一个牙龈乳头分别缝合，确保产生稳定的、没有向近远中偏斜的冠方牵拉悬吊作用。首先，在需要悬吊的牙龈乳头位置，相对应的邻牙外形高点间堆塑树脂，此处树脂突将用于悬吊缝线。以22远中为例，树脂突堆塑在22、23外形高点之间。A点和B点分别位于22远中唇侧与腭侧牙龈乳头的基底部，从唇侧牙龈乳头基底的A点进针，至腭侧穿出，此过程中，针尖穿过结缔组织移植物和腭侧牙龈乳头尖端部分，即C点。接着将缝线从树脂突上方绕向至唇侧，针尾通过22、23邻间隙回到

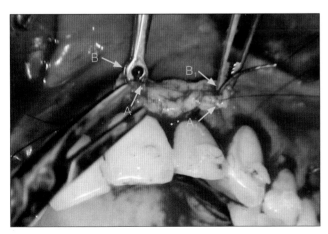

图3-5-34　病例t-2结缔组织移植物的放置

A点位于移植物冠方近中边缘，B点位于移植物根方近中边缘，近中缝线由11龈缘通过隧道，在A点、B点两次穿透移植物。A1点位于移植物冠方远中边缘，B1点位于移植物根方远中，远中缝线由25龈缘通过隧道，在A1点、B1点两次穿透移植物。两处临时缝合缝线将移植物牵引入唇侧软组织隧道内，并调整移植物至合适位置。

视频3-28
临时缝合辅助放置
结缔组织移植物

腭侧，由此缝线完成了在树脂突上的第一次绕行。接着针尖从腭侧牙龈乳头基底的B点进针，唇侧穿出，此过程中，针尖可以穿过唇侧牙龈乳头尖端部分，即D点。缝线从树脂突上方绕向至腭侧，针尾通过22、23邻间隙回到颊侧，由此缝线完成了在树脂突上的第二次绕行。最终打结于A点（图3-5-35a、b）。

收紧缝线后，缝线借助其在树脂突上的两次绕

行，对唇颊侧牙龈乳头产生冠方悬吊的作用力，同时固定了隧道内的结缔组织移植物。需要注意的是，此处为了保证悬吊的强度，推荐使用强度较高的5-0不可吸收缝线。

为了获得更好的冠向复位固定效果，同时配合使用龈缘悬吊缝合。在进行缝合前，需要在牙齿轴面堆塑树脂突，或者粘接舌钮，同样用于悬挂缝线。A点、

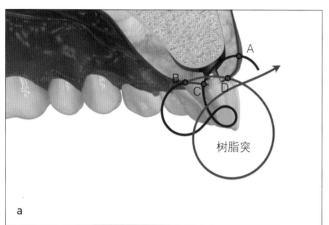
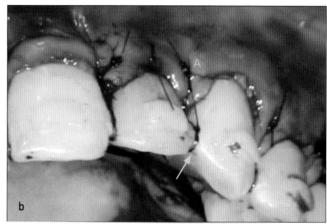
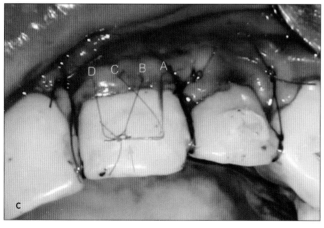
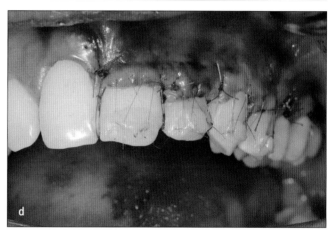

图3-5-35　病例t-2冠向复位唇侧瓣及结缔组织移植物的固定

a. 双交叉悬吊缝合示意图，A点和B点分别位于22远中唇侧与腭侧牙龈乳头的基底部。b. 双交叉悬吊缝合向冠方悬吊固定牙龈乳头并固定隧道内的结缔组织移植物，A点位于22远中唇侧牙龈乳头的基底部，缝线借助其在冠方树脂突上的两次绕行产生冠向方作用力（箭头示）。c. 龈缘悬吊缝合，A点、B点、C点、D点位于距离龈缘1～2mm处，缝线通过绕行牙面上的树脂突（箭头示），向冠方牵引固定龈缘。d. 二期手术后即刻正面观，每一个牙位均进行牙龈乳头双交叉悬吊缝合以及龈缘悬吊缝合。

视频3-29
双交叉悬吊缝合

视频3-30
龈缘悬吊缝合

B点、C点、D点均位于龈缘，距离边缘1~2mm处。从A点进针，穿入龈缘软组织内，B点出针，两端缝线需要悬挂在树脂突上打结，因此，助手应该使用器械辅助术者将缝线稳定在树脂突上。类似的，从C点进针，D点穿出龈缘软组织，缝线也悬挂在树脂突上打结。通常，一个牙位使用2~3针龈缘悬吊缝合即可，打结完成后，需要进一步使用光固化流体树脂将缝线固定在唇面树脂突。为简化操作，多针之间可以不剪线，即完成A点、B点穿针，并绕树脂突或舌钮后，直接在距龈缘处边缘1~2mm处的C点、D点处再次进针，绕树脂突或舌钮，完成2~3针后，用流体树脂

在树脂突或舌钮周围的缝线处再次堆塑固化，完成固定。需要注意的是，此处为避免撕裂龈缘组织，建议使用更细的缝线，如7-0不可吸收缝线完成缝合（图3-5-35c）。

在该病例中，依次完成了每一个牙位的牙龈乳头双交叉悬吊缝合以及龈缘悬吊缝合（图3-5-35d）。

与术前相比，最终拆线时，可见21-24位点龈缘及牙龈乳头位置明显恢复，唇侧丰满度也显著改善（图3-5-36a~f）。最终修复时，软组织位置依然稳定（图3-5-36g、h）。

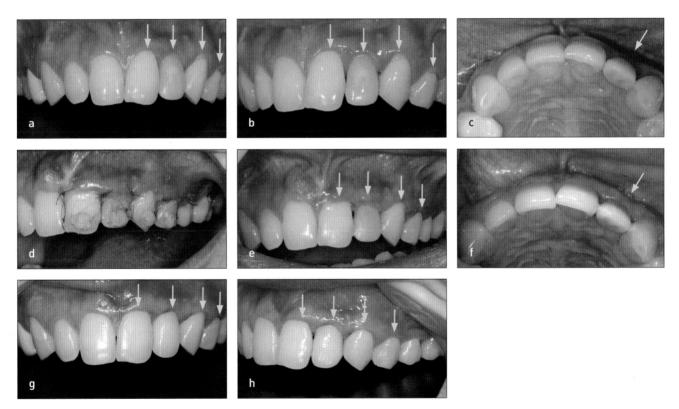

图3-5-36　病例t-2术前、二期手术后及修复时口内照

a. 二期手术前唇侧观，22、邻近天然牙21、23的龈缘退缩，龈缘高度位于对侧同名牙根方（箭头示）。b. 二期手术前侧面观，22、邻近天然牙21、23的龈缘退缩（箭头示）。c. 二期手术前𬌗面观，22唇侧丰满度稍有不足（箭头示）。d. 二期手术拆线前侧面观，缝线在位，软组织愈合良好。e. 二期手术拆线后侧面观，21-24位点龈缘及龈乳头位置冠向复位（箭头示）。f. 二期手术拆线后𬌗面观，22唇侧丰满度改善（箭头示）。g. 最终修复时唇侧观，软组织位置稳定（箭头示）。h. 最终修复时侧面观，软组织位置稳定（箭头示）。

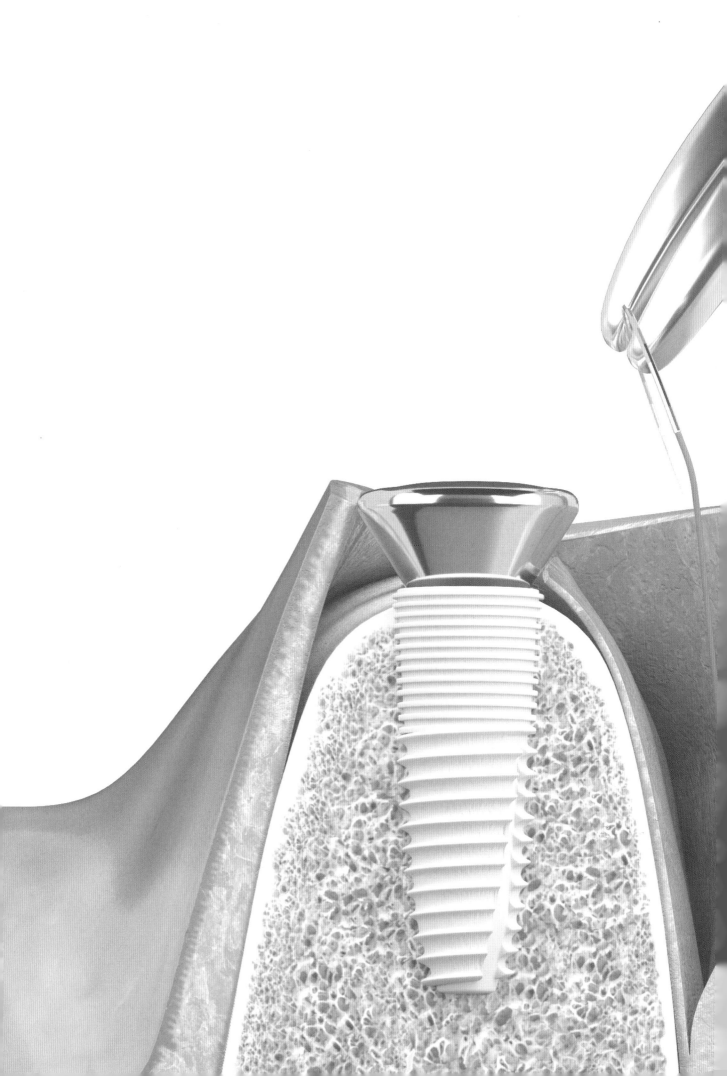

第4章

CLINICAL APPLICATION OF SUTURE MATERIALS AND INSTRUMENT

缝合器械的选择和临床应用

临床上，在缝合手术后经常会遇到创口后续出血或者感染的情况，创口的预后与缝合息息相关，为了满足良好对位、无张力关闭创口，是不是只要如前面的章节所述，注意进针、出针、打结手法，考虑到切口的形态和环境选择缝合方式，就万无一失了呢？所谓"工欲善其事，必先利其器"，对新手来说，由于技巧不熟练，工具的正确选择显得更重要，能够最大限度减少缝合的失败率。而在缝合里中的"器"则可以概括三大类："缝针"、"缝线"和"手术器械"，在本章节中，将介绍不同"器"的优、劣势，并结合临床环境进行推荐，望协助读者在实操中，判断哪一种"器"更适合。

第1节 | 口腔缝合术中理想的缝针选择
SELECTION FOR IDEAL SUTURE NEEDLE IN ORAL ENVIRONMENT

首先接触组织的缝针，是本章节讨论的第一部分，其形态、操作方式等都对缝合的成败有着至关重要的影响。

一、结构、形态设计与变形对缝针的影响

为了符合临床的需求，缝针在长度、粗细、形态的设计上都存在一些巧思，在操作过程中，根据杠杆原理，由于阻力的存在，夹持同样的相对位置时，长的缝针更容易变形，反之，较短的缝针虽然相对不容易变形，但穿行幅度也因此受限，如难于穿过后牙牙间隙。

然而在正确选择长度后，却仍然可能遇到不易穿透牙龈或撕裂黏膜的情况，又是什么原因造成的呢？在解答这些问题之前，我们首先来了解一下缝针的构造。

（一）缝针结构定义

缝针的构造根据穿行时接触组织的顺序依次分为针尖、针体和针尾。

1. 针尖
指缝针的工作尖，具有穿刺和切割的功能，辅助缝针穿刺组织。

2. 针体
位于针尖与针眼或附着处之间的部分，针体是针的中间部分，在指导穿行方向上和手术器械的联用起到关键作用，是持针器所夹持的部位，是针尖的延伸。

3. 针尾
位于缝针尾部，也可称为缝线附着部。

（二）缝针形态的设计

根据整体和截面的不同视角下分析，能更好地了

解缝针的形态设计巧思。

1. 整体外形

（1）缝针长度：从针尖至针眼或缝线附着处的直线距离。口腔外科中使用的针的长度一般在8～15mm之间[1]。

较长的缝针操作上不易精细把控，短的缝针虽然更容易操作，却难以穿过后牙的牙间隙。

（2）缝针弧的弯度：缝针末端到尖端从第四象限顺时针延伸覆盖的象限范围，如1/4弧、3/8弧、1/2弧、5/8弧（图4-1-1和图4-1-2a～d）等，其中在口腔领域中最常使用的是1/2弧以及3/8弧缝针。在上述常规单一弧度弯针基础上，还有复合形态的缝针来适应不同的临床需求，如直针（图4-1-2e）、铲针（图4-1-2f）、复合弯针（双弧度，图4-1-2g）。

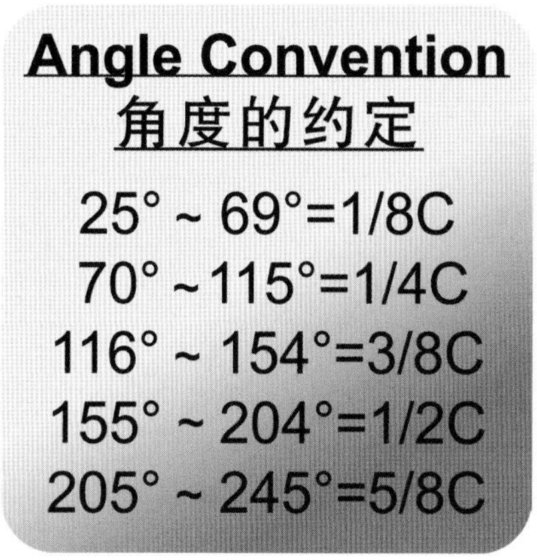

Angle Convention
角度的约定

25°～ 69°=1/8C
70°～115°=1/4C
116°～ 154°=3/8C
155°～ 204°=1/2C
205°～ 245°=5/8C

图4-1-1　缝针角度与弧度的关系

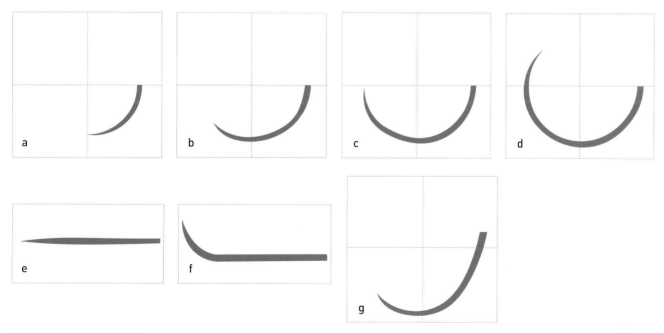

图4-1-2　缝针弧度分类

a.1/4弧。b. 3/8弧。c. 1/2弧。d. 5/8弧。e. 直针。f. 铲针。g. 复合弯针。

2. 截面形态

（1）针尖：根据不同的适用条件，可选择圆针（图4-1-3a）、三角形切割针（正角针，图4-1-3b）、反三角形切割针（反角针，图4-1-3c）等。

圆针截面圆滑，保证缝针穿行过程中对周围组织的保护效应，由于没有切割能力，一般用于缝合皮下组织或较为薄弱的组织。反观正角针或反角针，尖锐的截面能够更好地切割欲穿行的组织，减少阻力，适合用于缝合较为坚韧的组织，如皮肤或质韧的咀嚼黏膜等，其中，反角针作为改良版的正角针，反角针在保证与正角针相同切割效果前提下，倒置了缝针的三角形截面，能减少锐角贴合缝针凹面处的组织，尽量避免在缝针穿行过程中因提拉而出现不必要的撕裂，实现了更广的临床应用范围。

（2）针体：针体的截面设计基本延续了针尖的形态，也根据是否具备切割能力而呈现不同形状，包括：正圆形、椭圆形、梯形、三角形等，其中正圆形的针体由于其表面光滑、截面积相对小，容易跟随着针尖形成的裂口穿过组织，因此，对周围组织造成的形变较小，即形成的组织创伤最小，但它的优势，同时也造成了它的缺陷：与其他针体形态相比，正圆形的针体最难以夹持，容易滑脱，反而增加了潜在创伤发生的可能性。因此，为了解决这类问题，针体表面可增加防滑花纹的设计，辅助操作的稳定性（图4-1-4）。

（3）针尾：根据是否可重复使用分为：常规针眼状（图4-1-5a），用于重复穿线；一次性预连接的圆筒状连接结构（图4-1-5b），节省穿线时间。

针尾的形态决定了缝针、缝线的一致性，即缝针、缝线直径的匹配程度，最理想的比例是1∶1的完

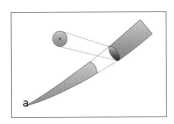
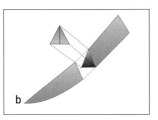
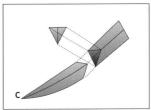

图4-1-3　缝针针尖的截面设计
a. 圆针。
b. 三角形切割针（正角针）。
c. 反三角形切割针（反角针）。

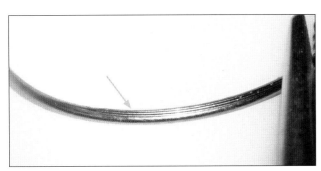

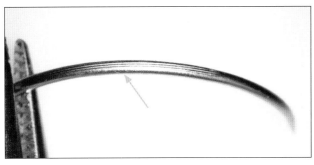

图4-1-4　针体的防滑纹设计（箭头示）

全一致，这样在缝针通过组织后缝线可良好占据缝针所穿刺出的创口，如果缝针、缝线比例不佳，那么缝针穿刺组织空间会大于或小于缝线直径，缝线无法良好占据穿刺空间，这会增加后续的出血和细菌微渗漏的可能性。

由于针眼状的缝针在穿线之后形成双股线穿过组织，而最后打结时留置在组织内部的缝线却只有单股，也会造成上述情况。所以笔者不建议使用针眼状的需要穿针的缝线，笔者更建议使用针线一致性较好的带线缝合针来进行关创[1]。

另外，对于微创特性要求更高的心内科会使用到一种HEMO-SEAL缝针，这种针的针线一致性更为理想，以前段缝线细过渡到后段缝线粗为特色，以期达到对心肌最微小的创伤和防渗漏效果（图4-1-6）。

（三）口腔缝合中发生的缝针变形

了解缝针的结构、形态及其设计意义后，有助于在操作前正确判断应用场景下选用适合的缝针，进一步减低缝合操作难度，然而，选对针以后，是不是就一劳永逸了？为什么有时候原本操作得很顺畅，进针出针滑顺，却在后期进行第2、3、4、5次穿针时感受到附加的阻力，这是什么原因造成的呢？

我们要优先考虑缝针形变的影响，其中，导致缝针针尖的变形主要因素和术区软组织类型有关。由于牙龈瓣分为黏膜瓣和黏骨膜瓣，黏膜瓣只包括了牙龈上皮和其下方部分结缔组织；黏骨膜瓣则相当于黏膜瓣的基础加厚，是牙槽骨上方软组织的总体，包括上皮、结缔组织及骨膜。

在缝合黏骨膜瓣时，缝针经常不可避免地划过骨面，分析变形时机我们发现，在进针初期缝针仅穿过软组织，基本不会发生变形，但是随着进针加深，缝针划过硬组织后，骨面会对针给予反作用力，当受力大于弹性极限时，会发生不可逆的塑形形变，也就是与刚拆包未使用的缝针相比，发生了形态上的变化，且这个变化带来最直观的结果就是可控性变差，甚至

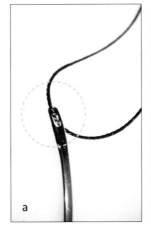
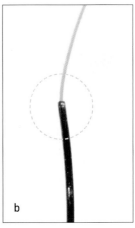

图4-1-5　针线连接处的设计

a. 针眼状。

b. 一次性预连接的圆筒状连接结构（圆圈示）。

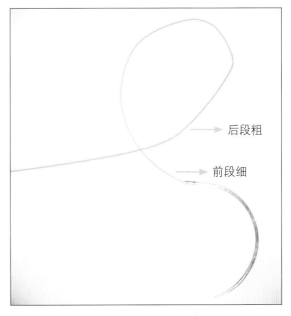

图4-1-6　HEMO-SEAL缝针：针线一致性佳

后段粗

前段细

断针。

所以在进行黏骨膜瓣的缝合后，需要检查缝针是否发生变形。有学者进行了相应的研究，得出结果：缝合黏膜瓣后缝针针尖没有发生明显的变形，

但在进行2～3次黏骨膜瓣的缝合后，缝针针尖会发生明显的变形（图4-1-7），所以推荐在缝合2～3次黏骨膜瓣后需要换缝针[2]，否则变形的缝针会加大对组织的损伤。

此外，持针器夹持部位也需要避开针尖部位，建议夹持于缝针弧度的后1/3～后1/4，当夹持位置不理想时，建议及时换针，避免因为不良操作而造成器械不良磨耗。

除了上述的组织类型结合持针器和缝针的配合外，缝针变形还与缝针行进路线和自身形态的匹配度有关，我们需时刻注意使缝针的进出针方向与组织尽量保持垂直，具体来说，进针点到切口之间的距离为黏膜瓣厚度的2倍，首先能减少组织创伤范围，缝线上方组织与线之间形成的角度近于90°也能使组织受力更均匀，避免后续打结造成边缘组织过薄而撕裂；其次可以减少针体发生弧度上的塑形扭曲形变可能（见第1章第2节图1-2-10）。

总的来说，为避免缝针变形，要注意的地方可以概括为3个方向：

（1）缝合组织类型为何？是否有划过骨面？

（2）持针器夹持位置是否与针尖保持一定距离？

（3）缝针形态与用力方向是否一致？操作时是否明显感受到非穿行方向的阻力？

当确定3个答复均为"否"的时候，基本可以不用换针，但仍然要以当下缝针形态为准，反之，当任一个为"是"时，则需要注意换针时机。

二、口腔缝合中不同缝针间的取舍

（一）口腔手术对缝针特性的要求

至此，我们已经对缝针的形态结构，以及如何避免和处理缝针的变形有了基本的概念，那么对于在口腔环境中的缝针又有怎样的特殊要求呢？口腔术区的缝合对缝针的影响可以概括为3类：

1. 缝合位置

对缝针来说，所谓缝合对象即组织类型，如前面所述，不同厚度的黏膜瓣，决定了缝针是否会与骨面接触，黏膜瓣仅需面对软组织阻力，而缝合黏骨膜瓣时，还可能需要抵抗硬组织的阻力。缝针的直径应当适应缝线的直径，其选择主要取决于缝合位点的组织张力。张力和缝线选择的关系在后续章节会详细描述。

2. 操作方式

术者对缝针控制也同样决定了缝合的预后，这是因为缝合术后口腔软组织并不能保持静止不动，会受言语、咀嚼、吞咽等正常的生理功能等牵拉、移位，因此缝针穿行的路径决定了缝合后的组织撕裂风险，保证缝线到切口间的软组织具有一定强度才能抵抗撕裂[1,3]。

3. 周围结构

除了缝合对象，由于口内解剖结构，包括但不限于邻牙、舌体、颊侧软组织，限制了器械行进方向，使器械无法直线到达相应区域，往往需要弯针来克

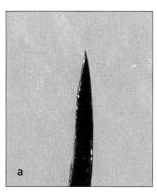
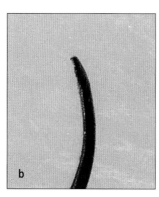

图4-1-7　缝合数次黏骨膜瓣后缝针针尖变形
a. 未使用过的新针。
b. 缝合2～3次黏骨膜瓣后，针尖发生明显变形。

服。缝针长度能在一定程度避让周围结构，如涉及牙龈乳头的缝合时，牙的颊舌径决定了前后牙缝针长度的差异。缝针的弯度选择主要取决于穿行组织深度，越深则需要弯度越大的缝针。

（二）理想的缝针

理想的缝针除了满足制造标准，无制作工艺瑕疵外，通常还要求缝针具有以下几种特性：

（1）制作材料具有良好的坚固性，可以多次穿刺组织。

（2）有着合理的形态设计，便于组织的穿刺。

（3）针体部位特殊的防滑纹设计，便于持针器的稳定夹持。

（4）合理的连接处设计，具有良好的缝针、缝线一致性。

根据缝针的长度、弧的弯度和截面形态，缝针的应用场景也需要个性化的选择，综合来说，可以从长度、弧的弯度和截面形态3个部分共同考量从而进行选择：

1. 长度

根据切口位置的不同，建议前牙区使用8~12mm的缝针，后牙区使用13~15mm的缝针[4]。

2. 弧的弯度

缝针弧的弯度在口腔领域中，以3/8弧以及1/2弧最为常用，当缝合组织的深度越深，选择越大弧度的缝针，手术切口较深时建议选择1/2弧的缝针，切口浅则选择3/8弧的缝针。

3. 截面形态

缝针的截面形状不同也会导致穿行、打结过程组织撕裂的发生，比如在使用三角形切割针（正角针）时，难以避免在缝合时会产生非预测的牵引力，在牵引力的作用下，切割刃向针的内侧组织施力切割，从而产生较大的穿刺通道，进而导致缝线和穿刺通道一致性差这一不良后果。

选择圆针虽然对组织造成的损伤小，但是在质韧的咀嚼黏膜上进行缝合时却不容易穿透组织，这要求我们需要清楚地了解缝针的结构，以便达到在术前合理选择、术中合理操作的目的。

笔者更建议使用改良后的反三角形切割针（反角针），保留了缝针的锋利，但与缝针上方组织接触面从线变面，增加组织保护性，更适合黏膜切口的缝合[5]，针尾结构的形态设计则建议选择一次性预连接的圆筒状连接结构，能够实现更好的缝针、缝线一致性。

最后，为了避免缝针的形变对缝合过程增加难度，在操作上我们需要在每次进针之前观察缝针形态、感受每次穿刺组织时阻力的变化，原则上做到：

（1）缝合黏骨膜瓣2~3次后换针（针尖触及骨面）。

（2）在正确的位点夹持缝针。

（3）保证缝针垂直进出针，用力方向顺应缝针弧的弯度。

（4）当感觉缝针的阻力有明显变化时，应及时更换。

参考文献

[1] Siervo S. Suturing Techniques in Oral Surgery[M]. Chicago:Quintessence Publishing Company, 2008.

[2] Torres-Lagares D, Barranco-Piedra S, Rodriguez-Caballero A, et al. Suture needles in oral surgery: alterations depending on the type and number of sutures[J]. Med Oral Patol Oral Cir Bucal, 2012, 17(1): e129-e134.

[3] Sortino F, Lombardo C, Sciacca A. Silk and polyglycolic acid in oral surgery: A comparative study[J]. Oral Surg Oral Med Oral Pathol Oral Radiol Endodontol, 2008, 105(3):e15-e18.

[4] Burkhardt R, Lang NP. Influence of suturing on wound healing[J]. Periodontology, 2015, 68(1): 270-281.

[5] Miriam B, Al A. The Surgical Needle[J]. Aesth Surg J, 2019, 39(Suppl 2): S73-S77.

第 2 节 | 口腔缝合术中理想的缝线选择
SELECTION FOR IDEAL SURGICAL SUTURE IN ORAL ENVIRONMENT

缝针是缝合的起始，为缝线开辟道路，但真正实现创口关闭的，实际上是缝线"停留"的功劳。在整个缝合手术过程中，若说缝针是交响乐快板的第一乐章，那缝线就是节奏徐缓的第二乐章，看似在形态上更加单纯，却扮演着最重要的角色，决定了听者是要"切歌"或是"继续享受"。

一、缝圈结构、缝线形态设计与缝合失效的关系

在进入正题前，先从一个经典的缝合误差病例切入。

在病例a-1中，缝合完成时已确认线结打紧，但拆线却出现了创口的裂开，我们对比术前的照片发现：

（1）缝合完成时，黏膜受压迫发白（图4-2-1a）。

（2）拆线时缝线数量不匹配、部分线结松解（图4-2-1b）。

（3）拆线后组织愈合不良、黏膜肿胀、创口裂开（图4-2-1c）。

或许读者通过既往的临床经验可以很迅速地判断，上述的创口愈合不良与缝合初期组织张力过大有关，但可以看到缝线由线结变成了线圈（图4-2-2a），这些"失效的缝线"貌似不能直接断定是否均为缝线本身断裂，抑或是线结的松解，因此分开讨论是很有必要的。

（一）线圈结构影响因素

结合病例来看，针对缝合的误差，线圈结构的影响可以分为两方面：

（1）缝线本身的结构。

（2）线结。

两者因为结局的不同（缝线断裂/线结松解，图

4-2-2b），经历过的环境也存在区别，我们分别探究缝线本身和线结在形态及临床上失效的可能因素，能进一步指导术者在缝线上的正确选择和操作。

（二）缝线形态的设计

当我们拆开外包装暴露缝线本身时，通过肉眼我们可以判断材料的宏观形态，如颜色、表面光滑度、直径等。颜色更多是取决于染料。缝线在形态上需要从整体和截面设计上进行鉴别。

1. 整体形态

（1）直径：市面上缝线直径的划分主要有公制标准、美国药典的标准和中国的标准，临床中常用的是

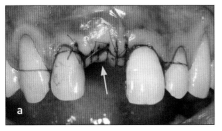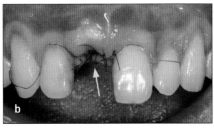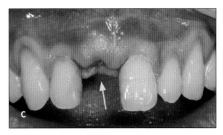

图4-2-1　单颗前牙种植病例a-1

a. 术后缝合，牵拉过紧，黏膜发白（箭头示）。

b. 术后2周拆线前，缝线部分失效（箭头示）。

c. 拆线后创口裂开（箭头示）。

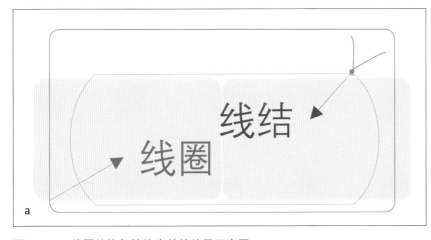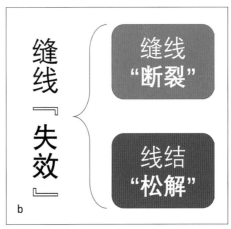

图4-2-2　线圈结构与缝线失效的结局示意图

a. 经打结后的缝线形成线圈。

b. 缝线失效结局可以概括为缝线断裂和线结松解两种。

美国药典（United States Pharmacopoeia，USP）的标准（表4-2-1和图4-2-3）。

①公制（Metric）（1/10mm）：4、3.5、3、2、1.5、1、0.7、0.5、0.4等。

②美国药典（USP）：1-0、2-0、3-0、4-0、5-0、6-0、7-0、8-0等。

③中国缝线通用规格：10#、7#、4#、1#、0#及3/0等。

其中，除了丝线常采用中国缝线通用规格，其他缝线主要采用美国药典标准。

（2）长度：缝线的基本线长度包括：45cm、60cm、70cm、75cm、90cm、100cm、125cm。具体长度根据临床环境，口腔选择的长度大多介于45～75cm之间。

2. 截面形态

（1）横截面：缝线分为单股和多股缝线；单股缝线通过组织时阻力较小、不容易吸附菌斑；但是单股缝线摩擦力小，线结不如多股缝线稳定；多股缝线虽然比单股缝线稳定、机械强度大，但也面临了容易吸附菌斑和穿过组织时阻力大的问题[1]。

单股缝线是由单一纤维、单线组成的缝线（图4-2-4a），它的超微结构使其成为口腔的首选线材。

单股缝线通过组织时产生的摩擦力较小，增加了它们的滑行能力，并极大地降低了穿过组织时温度升高的风险，使创伤更小。单股缝线与多股缝线的复杂三维结构相比，其光滑的表面能减少细菌定植，有助于降低手术创口感染的风险。

然而，优越的滑动性就代表着打结要更加小心，也就是线结更有可能发生松解，因此需注意打三叠结或者外科结来保证线结的稳定。

多股缝线是由若干个大小和组成上都相同的分股线，编织、缠绕形成（图4-2-4b）。这种编织材料的目的在于改善其物理特性，实现更大的阻力、更显著的弹性和更好的柔韧性。

然而，当多股缝线穿过组织时，这些特性会伴随更高的摩擦力，增加创口过热的风险。此外，编织

表4-2-1　缝线规格

USP	7-3	2	1	0	2-0	3-0	4-0	5-0	6-0	7-0	8-0	9-0	10-0	11-0
公制1/10mm	8-6	5	4	3.5	3	2	1.5	1	0.7	0.5	0.4	0.3	0.2	0.1
中国缝线通用规格			10#	7#	4#	1#	0#	3/0	8-0	7-0	6-0	5-0	4-0	3-0

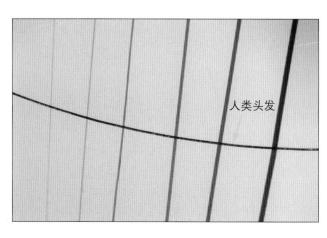

图4-2-3　缝线与人类头发直径的对比

从左至右分别为USP 8-0、7-0、6-0、5-0、4-0、3-0规格缝线（箭头示人类头发）。

线在其三维结构中不可避免会产生一些微孔结构（图4-2-5b），这使得细菌更容易定居此处，增大感染风险（图4-2-5a）。

为了改进多股缝线表面微孔所带来的劣势，带鞘或附有抗菌涂层的多股缝线，如聚四氟乙烯等材料，能使得缝线在整体上近似达到单股缝线的效果（图4-2-5c）。

两者性能的对比详见表4-2-2。

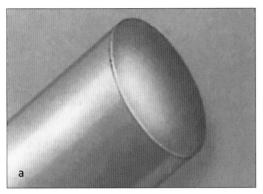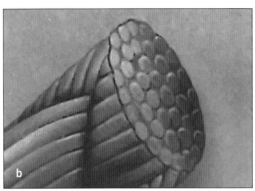

图4-2-4 缝线结构

a. 单股缝线。b. 多股缝线。

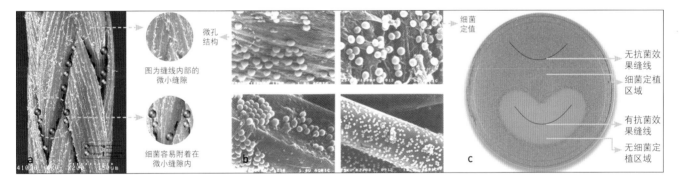

图4-2-5 缝线与菌斑吸附的关系

a. 细菌附着在多股缝线上。b. 细菌聚集在多股缝线的微孔结构上。c. 具有抗菌作用的缝线。

表4-2-2 单股、多股缝线性能对比

	单股线	多股线
菌斑吸附性（毛细现象）	较弱	较强
摩擦力	小	大
线结稳定性	较差	好
组织反应	轻	重
需留的线头长度	长，3~5mm	短，2~3mm
柔顺性	差	好
黏膜刺激程度	重	轻
微孔	无	多

（2）纵截面：除了单股和多股缝线，在结构上缝线有其他的创新和设计。近年来，以单股线为基础的缝线倒刺线（图4-2-6a），在整形外科中的使用较为常见。

倒刺线最初由John Alcamo于1956年首次设计，于1964年获得美国专利，FDA批准的第一条倒刺缝线直到2002年才上市，是一种通过切割工艺形成倒刺的单向2-0聚丙烯缝线，配合直针用于面部提升术[2]。

随后，用于创口缝合的带刺可吸收聚二氧杂环己酮缝线被生产出来，这些倒钩以连续的方式固定缝合的组织，并保持抗张强度[1]。

鱼骨线是另一种倒刺线，其结构如图4-2-6b所示，通过压制成刺的技术制取，所以其有着不影响缝线核心抗张强度的优势，甚至有体外研究测得使用鱼骨线缝合后的抗张强度比使用可吸收聚二氧杂环己酮缝线打5个结的缝合方法后的抗张强度高67%。

倒刺线的主要特点包括：

①对位稳定：缝线主体均匀分布倒刺与术区组织互相固定，缝线整体张力分布较为均匀，可有效防止组织滑动，快速关闭多层创口。

②减少缝合时间：无须打结和压结，因此可以避免一些线结带来的并发症，如线结松解失效、菌斑聚集、缝线压痕，以及缝线过度牵拉造成的组织缺血等情况。

倒刺线除了以上优点外，也存在着缝线较为坚硬、柔顺性较差、费用较高等缺点，其主要适用于皮内缝合。

（三）缝线的材料组分

与缝针不同，不同缝线间的差异主要取决于材料组分，仅了解基本的整体和截面形态，并不足以实现临床应用的选择。就像选购服饰一样，不仅仅是衣服的外观设计，材质更是决定了"成本"和"耐穿性"的核心，缝线的特定组分也关乎缝线的"价格"和"可吸收性"。此外，材料组分往往也代表着不同的形态或编织方式。

接下来将根据缝线发展历程，依次介绍市面上常见的丝线、尼龙线、聚丙烯缝线、羊肠线、聚乙醇酸缝线、聚羟基乙酸聚乳酸缝线、聚对二氧环己酮缝线等。

1. 不可吸收缝线

（1）丝线：由蚕丝蛋白构成，易引起较强的组织反应，且为多股结构，机械强度高，若无涂层改性将更容易吸附细菌，形成炎症。由于在体内的降解时间较长，张力能维持约1年，因此归类于不可吸收缝线。

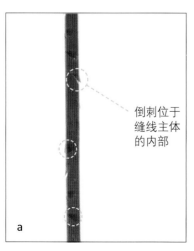
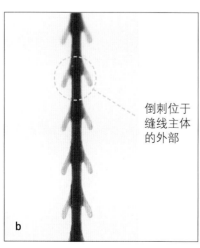

倒刺位于缝线主体的内部

倒刺位于缝线主体的外部

图4-2-6 倒刺线、鱼骨线示意图
a. 倒刺线，线圈示倒刺位于线的主体内部。
b. 鱼骨线，线圈示倒刺位于线的主体外部。

丝线由于价格低廉、易于消毒、线结牢靠等优点，在各个外科领域中广泛应用。

然而，对比丝线和其他几种缝线材料体外拉伸实验结果，发现丝线在拉伸至断裂时伸长率较低、弹性差，且断裂强度低于其他化学合成的尼龙和PLGA缝线，这意味着在组织水肿造成组织张力增加时，丝线更可能发生断裂[3]。

（2）尼龙线（polyamides，PA）：由聚酰胺构成，有单股和多股结构，机械强度高，但表面光滑，打结需注意避免线结松解，毛细作用小，与丝线相比炎症轻。

（3）聚丙烯缝线（polypropylene，PP）：为单股缝线，机械强度稳定持久，表面光滑，但受力打结后会变平，能增加线结稳定性，毛细作用小，组织反应低，是心血管外科的首选缝线。

2. 天然可吸收缝线

羊肠线：为单股结构，由羊肠黏膜下层构成，含90%胶原。根据直径大小，吸收时间6～20天。经铬盐溶液处理后能增强抗消化能力，延长吸收时间至90天以上。

3. 合成可吸收缝线

（1）聚乙醇酸缝线（polyglycolic acid，PGA）：为多股结构，抗张强度远高于丝线和肠线，完全降解需9～13周，组织反应低，代谢产物具有抗炎作用。

（2）聚羟基乙酸聚乳酸缝线［poly（lactic-co-glycolic acid），PLGA］：为多股结构，根据分子链的长短，短者降解速度快，5～6天强度仅剩50%，能维持10～14天。适用于口腔黏膜的缝合，释放羟基乙酸，具有消炎作用。单纤维表面进行涂层改性后，表面更加光滑，降低组织损伤。

（3）聚对二氧环己酮缝线（polyparadioxacy-clohexanone）：为单股结构，是降解时间最久的合成可吸收缝线，约需4周降解至50%的机械强度，约6个月才能完全吸收。适用于口腔中硬组织重建的手术缝合，固定骨代用材料和胶原膜等。

其他缝线材料具体见表4-2-3。

在临床应用中，预后是选择缝线的关键因素，但市面上的缝线千百种，在同样能实现创口闭合和微创的前提下，经济效益也是选择的另一个考虑方向，也就是"性价比"。

表4-2-3 缝线材料分类

	天然材料	合成材料
可吸收	肠线	聚糖乳酸910（polylcatin910）（单股）
		聚对二氧环己酮（单股）
		聚甘醇酸（多股）
		聚甘醇碳酸（双股）
		聚酯（多股）
		聚卡普隆（单股）
不可吸收	亚麻	聚四氟乙烯（单股）
	蚕丝（多股）	聚丁酯（单股）
	棉	聚酰胺（尼龙）（单股）
	钢（单/多股）	聚酯（涤纶）（多股）
		聚丙烯（单股）

（四）口腔缝合中发生的缝线失效

在了解了缝线形态和组分对缝合的影响后，我们回顾病例a-1。已知缝线的失效可以归因于两类：缝线断裂或线结松解。

由于一个缝圈的结束是由线结所画下的句号，可以认为缝线基本性能的不匹配，容易导致缝线的断裂，而线结的松解可能与线结的不稳定有关，为了鉴别两者，需要先了解缝合环境张力的变化，并进一步分别探究线结及缝线自身稳定性的影响因素。

1. 张力对缝线的影响

通过前面章节多个病例的展示，我们知道牙龈组织在经过切开、翻瓣、器械牵拉、缝针穿刺等手术刺激后会出现肿胀。如果一开始就将线结拉得很紧，致使黏膜发白、缝线明显勒入组织，那么术后肿胀将加剧缝线张力的过度增大，就会出现缝线勒痕、缝线断裂、线结松解，甚至创口裂开的并发症[4]，因此我们可以初步判断病例a-1的缝合失效与术者操作导致的张力过大有关。

另一个病例a-2中，我们同样可以看到，缝合的针距、边距合适，但创口并没有紧密地对位，周围组织因缝线压迫过紧，出现发白（图4-2-7a），尽管拆线时缝线数量虽然不变，未出现线结松解的情形，明

显的勒痕和未闭合的创口，同样提示了缝合的不良预后（图4-2-7b、c）。

因此，我们需要格外注意术后的组织肿胀造成缝线张力增加这一问题，首先应当选择在抗张强度上相当于或稍弱于黏膜组织的缝线材料。另外在打结时，不要将线结拉得过紧，从而避免缝线直径小、机械应力过大使缝线断裂，或缝线直径过大组织撕裂、出现勒痕、影响美学效果等误差。

此外，若不能达到无张力的创口闭合，可以缝合前进行术区的充分减张，有学者进行了一项前瞻性的队列研究，探讨了口内缝线张力和创口裂开的关系，得出结论为当关创前组织瓣张力为0.01～0.1N时，创口裂开的比例为10%；当张力超过0.1N，创口裂开的比例高达40%[5]。

2. 缝线断裂

缝线最主要的性能是其可操作性，也就是缝线的弹性记忆能力，是缝线受力后在微观和宏观上形态的变化。

首先，所谓弹性，是当一缝线拉伸产生形变后，回复到原先静息状态下形态和长度的能力；而塑性与弹性相对，是缝线在受力后，维持受力后形态的趋势；而记忆能力，与弹性和塑性密切相关，代表的是缝线在受多大的力后，仍能够回到原先形态的能力，

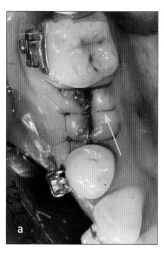
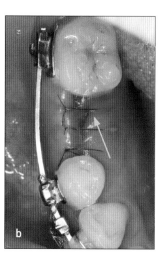
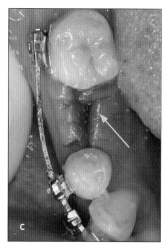

图4-2-7 单颗后牙种植病例a-2

a. 术后即刻缝线牵拉过紧，黏膜发白（箭头示）。

b. 术后1周拆线前。

c. 拆线后创口裂开、勒痕明显（箭头示）。

反映了缝线的刚度。

以缝合来说，在关闭创口时，缝线会受力形成线结，缝线之间、缝线和组织之间的摩擦力足以抵抗缝线的记忆能力，因此线结得以维持不松解。

而术后的肿胀会进一步压迫缝线也会使缝线拉伸，此时弹性低的缝线在不断裂的前提中，所产生的形变（拉伸长度）无法匹配组织肿胀程度，张力就会提高，容易形成勒痕；反之，肿胀消退后，缝线因弹性差，若产生的形变超过其记忆能力，将无法恢复到原先长度，导致缝线线圈无法贴合组织、无法维持创口边缘对齐。

总的来说，弹性代表的是拉伸后还能回复原先形态的能力，弹性高的缝线能更好地适应创口的肿胀和消退，往往记忆能力也越高。

其次是缝线的滑动性，以截面形态来说，单股的缝线相对多股来说滑动性更高，缝线的滑动性越好，在缝针穿过组织，将缝线拉过组织时阻力就越小。缝线穿经组织时如摩擦力过大导致产热较多，则会对组织产生微灼伤的伤害。

确定缝线的材料组分和截面形态后，直径是缝线整体强度的另一个重要指标。

一项体外研究选用猪颌骨的黏膜进行拉伸测试测得3-0缝线可完全导致黏膜撕裂；7-0缝线则不会发生黏膜撕裂，而是发生缝线断裂；5-0、6-0缝线组织撕裂和缝线断裂均有发生。因此可知缝线直径与组织匹配性十分重要。

3. 线结松解

线结是缝线中最薄弱的部分，线结稳定性受缝线材料、打结方法、单结个数和线头长度等诸多因素影响[6]。

缝线的弹性记忆能力也是线结稳定性的关键因素，由于弹性与记忆能力相辅相成，记忆力过高的缝线在打结时倾向维持原有形态，因此要注意线结的维持避免松解。即缝线材料摩擦力越大、弹性记忆能力越小，线结越不容易松开。

缝线滑动性也与线结的稳定性有关，滑动性越好，意味着线结的稳定性越差。

原则上，在保证线结安全的情况下，尽可能减小线头长度和线结体积，以此来减少菌斑附着以及对黏膜的刺激。

一般来说，结构和缝线的材质决定了线结的摩擦力与弹性记忆能力，当选用丝线和多股线时，推荐在离线结2mm处剪断，而单股线，特别是尼龙线，由于记忆能力高，缝线间和缝线和组织间的摩擦力相对低，线结松解风险高，建议将线头留得更长至约3mm。

此前已有体外研究得出3mm线头与10mm线头，对线圈拉伸至线结松解失效并没有明显差异[7]，因此考虑到舒适性，一般尼龙线建议将线头留至3~5mm即可。

在了解了线圈需要面临口腔环境及应具备的条件，在病例a-1中，过大的张力的结果到底是缝线断裂，还是线结松解呢？

首先，因为过度的压迫组织，线圈的拉伸无法与肿胀的组织匹配，可能超出缝线最大形变量，导致不可逆的机械强度下降，不能排除缝线断裂的可能。其次，所选缝线为单股结构，缝线弹性记忆能力高，线结摩擦力相对低，术者有适当延长线头，线头保留长度合适，但黏膜发白表明打结过紧，不利于线结稳定，且环绕13的缝线明显松动、滑脱，因此可以确定存在线结松解。

此外，该缝线若在操作不变的情况下，选择一个直径更大的缝线，缝线本身机械强度的提升，断裂可能性下降，受到同等力度的拉伸的形变量减少，确实降低拆线时缝线消失的可能。然而，在增加缝线的直径强制性关闭创口后，除了会对组织造成压痕外，由于缺乏血供，增加软组织撕裂的可能，最终依然造成创口裂开，与缝合的初衷不符。

为了避免上述并发症的发生，从根源去解决，需考虑关创前组织是否能被动闭合，也就是创口自然不受力的状态下，两侧切缘是否能对齐。因此，我们可以知道术者操作的影响力，与缝线的正确选择同等重要，需要匹配缝合的操作和缝线的选择，才能保证缝合的成功。

然而，在保证能够无张力关闭创口、缝线选择正确时，仍然可能出现张力过大的可能，这就与医生对缝线稳定性的把握有关。比如增加拉线的力度，会缩小线圈，导致张力过大、线结不稳定。由此可知，对初期线结稳定性做出正确的评判，也是预测最终缝合预后的关键。

也就是说，不论是缝线的断裂，抑或是线结的松解，组织张力的把控都贯穿其中，术者的操作才是关键（图4-2-8）。

二、口腔缝合中不同缝线间的取舍

（一）口腔手术对缝线特性的要求

除了物理机械因素会影响缝线稳定性外，由于口腔为一个动态变化的环境，缝线和创口需面临细菌、食物、唾液的冲刷。缝线的材料特性需针对特殊的临床场景而设计，如：

1. 毛细作用

由于感染灶能通过毛细作用感染整个创口，通过表面的涂层毛细作用能得到一定程度的控制，特定的涂层还能进一步形成抑菌带，降低细菌定植能力。

其中丝线作为最经典的缝线材料之一，在病例b-1里我们可以发现，选用丝线缝合后，拆线时会发现线结上往往附着较多的食物残渣和软垢，术区也有红肿的表现，这大大增加了感染的风险（图4-2-9a），而有些种类的缝线如：尼龙、聚丙烯、聚对二氧环己酮等材料，却不太容易吸附异物（病例b-2，图4-2-9b）。

2. 组织反应

缝线作为外来物会引起机体的异物反应，组织反应强的缝线更容易引起炎症和感染，生物惰性的缝线对机体的影响相对小。

至此，我们已经对线的形态结构、材料组分、如何避免物理和化学因素对于缝线稳定性的影响有了基本的概念。与缝针不同，口腔中缝线的选择不需要过多考虑周围结构，根据缝线对缝合效果的影响，可以概括为两类：

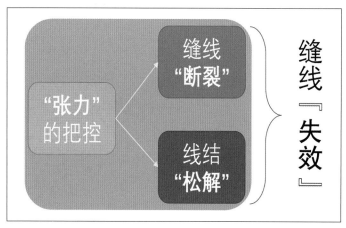

图4-2-8　缝线失效的影响因素关系图

1. 缝合位置

组织所处的位置、患者自身组织的韧性和特殊需求，共同决定缝线的材料组分、直径和截面形态。

（1）材料组分：不可吸收缝线常常用于缝线会暴露于口腔内的情况。

对不方便拆线的患者和深部组织缝合，可选择可吸收缝线，但若出现排异反应时，应尽快取出线头，避免感染和炎症的扩散。

对于暴露于口腔的不可吸收缝线需拆线，软组织初步愈合时间约1周，建议在术后5～14天拆线。

深层组织中的可吸收缝线则需考虑术区的需求，在进行骨增量等涉及硬组织，为匹配3～6个月的生长时间，建议选择降解时间更长的可吸收缝线。

（2）直径：微创，并非越细越好，所谓的微创是在保证组织良好愈合的前提下，选择对机体最小创伤的操作。

缝线的强度与缝线的直径密切相关。因此为了确保预后理想，在缝合时需要考虑术后张力，以及软组织强度，从而选择合适的缝线直径匹配术区。原则是选择达到缝合目的的最小缝线直径，从而降低每次缝合穿刺时的组织损伤和留置异物量。

为避免撕裂组织，尤其是强调美观的前牙区，相对来说牙龈较薄的上颌尖牙和下颌前牙区，推荐可选用6-0、7-0的缝线，可以进一步减少压痕发生的可能。在操作时由于缝线依托于缝针，即越细的缝线，其搭配的缝针也更为精细，推荐在头镜或显微镜的辅助下，在直视下完成小直径缝线的精细缝合。

口内其他区域的黏膜缝合，常规可选择5-0、6-0的缝线[8]。

在笔者的课题组中，一般会认为行骨增量的术区可能还存在一定张力，推荐在植骨的术区选择5-0、6-0缝线，在无张力术区选择7-0缝线。在冠向复位等术区缝线存在张力时也选择5-0、6-0缝线，而非7-0缝线。

（3）截面形态

①横截面——单/多股：对于口腔黏膜环境来说，单股缝线的机械强度往往足够支撑，因此在考虑微创操作时首选单股的缝线。

多股结构比单股更加稳定，但因具有更强的毛细作用，细菌容易吸附，需通过表面改性来解决并降低缝线划过组织的摩擦力。

此时，通过外部护套可以平衡多股缝线的劣势，

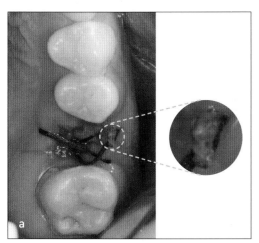
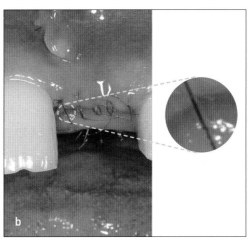

图4-2-9 单颗后牙拔除病例b-1和前牙牙槽嵴顶切口关闭病例b-2

a. 病例b-1，线圈内放大部分示丝线上附着大量软垢。

b. 病例b-2，线圈内放大部分示聚丙烯缝线表面则没有菌斑附着。

获得单股缝线的低毛细作用、无微孔结构的平滑表面，保留缝线的内部结构使其抗张强度更高，不容易分叉[2,7,9]。

②纵截面——倒刺：口腔黏膜组织，无论是角化黏膜，或者是非角化黏膜，都不同于皮下层次或者是脏器筋膜组织，其组织厚度较薄，以及切口长度较短，难以采取皮下缝合的方法关创，通常采用全层缝合进行关创。

采用全层缝合的方法，倒刺线同样可能需要打结来保证浅层创口的关闭，这样也就不能体现其不需打结的优点。

Campbell的研究提出[10]如果在浅表组织内采用倒刺线进行缝合，可能会增加切口并发症及瘢痕组织增生，建议避免应用此类缝线进行表浅缝合。故倒刺线在口腔种植和牙周的临床应用较少。

口腔较厚的软组织移植物的固定中，可以选用倒刺线。在病例c里我们可以看到使用倒刺线进行移植物的固定，外加不可吸收和可吸收缝线进行缝合（图4-2-10a），拆线时可见表面假膜覆盖（图4-2-10b），拆线后创面愈合良好（图4-2-10c）。

2. 操作方式

术者需要掌握缝线本身的物理特性和把握术区的生理特性，来选择合适的缝线材料，在确保创口能被动闭合后（无法闭合者可通过术区减张完成），正确选择打结方式、拉线力度和线头长度，预防线结的松解。

（1）打结方式：口腔缝合中最常用的是三叠结或外科结，原则上弹性记忆能力越高，打结数量越多。

（2）拉线力度：拉线的力度需保证术区黏膜不发白、创口良好对位。

（3）线头长度：线头长度主要以缝线材质为标准进行评判，在浅表组织的线结为丝线时需预留2~3mm，尼龙线则需要3~5mm；而深层不需剪线的可吸收缝线尽可能将线头留短至1~2mm即可，减少不必要的异物存留于机体内部。

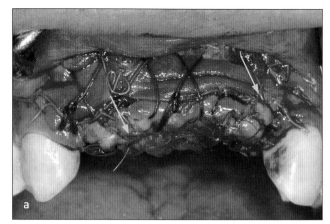
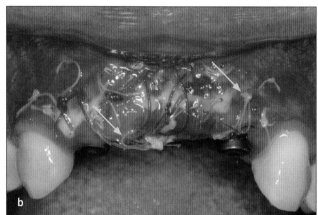
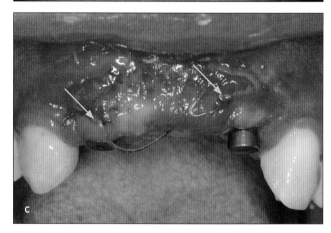

图4-2-10　前牙Ⅲ区软组织增量病例c
a. 使用倒刺线固定软组织移植物。
b. 术后2周拆线前。
c. 拆线后创面愈合良好（箭头示倒刺线）。

视频4-1
倒刺线缝合固定软
组织移植物

（二）理想的缝线

总的来说，我们通常要求理想缝线具有以下几种性能：

（1）缝线微孔结构少，不易吸附细菌或组织液。

（2）尽量保证线结在操作前无大量形变，经过折叠拉伸的缝线无法保证其机械强度，出现断裂的风险高。

（3）缝线弹性记忆能力适中，在打结后能稳定维持线结形态不松解，同时适应术后组织肿胀，在肿胀消退后仍能保证创口严密对位。

（4）在遇到感染或存在炎症的创口时，具有一定的抗菌特性的缝线能降低细菌的定植，更为适用。

（5）缝线对组织刺激小。

参考文献

[1] Miriam B, AI A. The Surgical Needle[J]. Aesth Surg J, 2019, 39(Suppl 2): S73–S77.

[2] Alcamo J. Surgical needle[J]. US patent, 1964, 3(123):077.

[3] Abellan D, Nart J, Pascual A, et al. Physical and mechanical evaluation of five suture materials on three knot configurations:An in vitro study[J]. Polymers (Basel), 2016, 8(4):147.

[4] Gonzalez-Barnadas A, Camps-Font O, Espanya-Grifoll D, et al. In vitro tensile strength study on suturing technique and material[J]. J Oral Implantol, 2017, 43(3):169–174.

[5] Burkhardt R, Lang NP. Role of flap tension in primary wound closure of mucoperiosteal flaps: a prospective cohort study[J]. Clin Oral Implants Res, 2010, 21(1): 50–54.

[6] Vasanthan A, Satheesh K, Hoopes W, et al. Comparing suture strengths for clinical applications: a novel in vitro study[J]. J Periodontol, 2009, 80(4): 618–624.

[7] Burkhardt R, Preiss A, Joss A, et al. Influence of suture tension to the tearing characteristics of the soft tissues: an in vitro experiment[J]. Clin Oral Implants Res, 2008, 19(3):314–319.

[8] Muffly TM, Cook C, Distasio J, et al. Suture end length as a function of knot integrity[J]. J Surg Educ, 2009, 66(5): 276–280.

[9] Pons-Vicente O, Lopez-Jimenez L, Sanchez-Garces MA, et al. A comparative study between two different suture materials in oral implantology[J]. Clin Oral Implants Res, 2011, 22(3):282–288.

[10]Campbell AL, Patrick DA Jr, Liabaud B, et al. Superficial wound closure complications with barbed sutures following knee arthroplasty[J]. J Arthroplasty, 2014, 29(5):966–969.

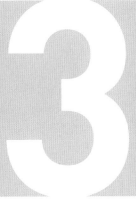

第3节 | 缝合手术器械的选择
SELECTION FOR IDEAL SURGICAL INSTRUMENT IN ORAL ENVIRONMENT

一、持针器的结构设计和选择

持针器是外科操作中经常使用的一种手术器械。用于缝合手术创口时夹持缝针进行穿刺组织和打结等操作。使用得当，可以使外科医生正确而精准地执行缝合操作，同时降低缝合的难度。

然而，口内缝合时，有时会遇到持针器夹针不稳的情况；或者缝合比较坚韧的组织时会出现缝针打滑的情况；并且在口内深部进行缝合时，因颊舌等解剖结构的阻挡时常会较难控制进出针的角度和增加打结的操作难度；那么应该如何选择缝合器械来帮助我们克服这些问题呢？我们首先来了解一下缝合器械的结构。

（一）持针器的结构设计

持针器的基本结构包括：夹持结构（喙部，图4-3-1a、b）、铰链结构（关节，图4-3-1c）、器械

柄（柄部，图4-3-1d）、自锁装置（图4-3-1e）、握持区（握环，图4-3-1f）。

1. 夹持结构

又称喙部，由两个相对的钳口组成持针器的工作端，是器械最主要的功能部分。通过精确夹持、控制并引导和释放缝针，进行缝合手术。

2. 铰链结构（关节）

将器械柄与喙部连接在一起，用于控制喙部的开闭。

3. 器械柄

位于握环和关节之间，通过关节，柄和喙部构成了杠杆，将力传递到喙部，固定缝合针。器械柄的长度、直径和形状表征了持针器基本设计和适应证，长柄更容易达到口腔深部位置，增加了缝针、缝线的可控制性。

4. 自锁装置

通过两侧相对的楔形台阶进行锁定，使关节处于

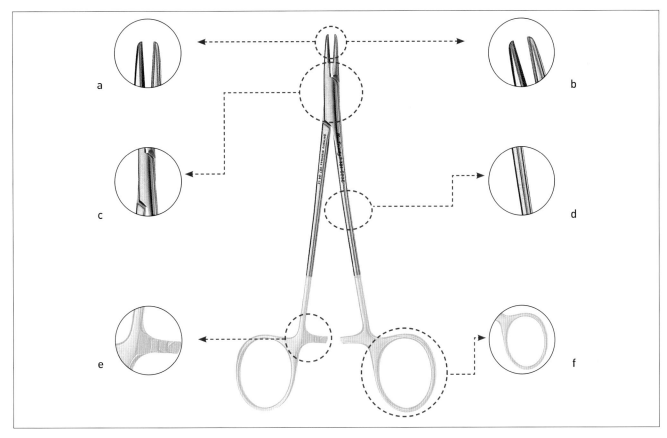

图4-3-1 针持结构

a. 夹持结构（喙部）。b. 喙部防滑纹。c. 铰链结构（关节）。d. 器械柄（柄部）。e. 自锁装置。f. 握持区（握环）。

固定或活动状态，进一步夹持或松开物件。

5. 握持区

又称握环，是外科医生握持器械的部分，由两个金属环组成。

在缝合过程中，稳定的夹持力是防止针滑动、旋转的基础；不受控制的运动可能会对缝针接触的组织造成创伤，并可能影响缝合效果。上述力的传递由术者把控，术者在钳环和手柄上施加或者松解压力，通过关节部分转移至喙部，实现工作部分夹持或者松解缝针。

通常情况下，喙部的内表面有防滑纹的设计（图4-3-1b），为网状凸起或横纹状凸起，这用于增加对缝针的夹持稳定性；通过在喙部内面镶嵌具有高抗变形能力的金属合金（如碳化钨合金、金刚砂），可以进一步增加夹持力和耐磨性。持针器喙部是设计的主要体现位置，根据其形态方向和尺寸分为不同的型号。

喙部的长度及方向（直形和弯形）决定了其适合的工作区域，弯形持针器能够一定程度避让操作区前方的组织结构。

持针器喙部的尺寸必须与可用缝合针的类型和直径相匹配。每一种类型的针持均有特定缝针直径范围，使用小于或超过范围缝针，容易引起夹持力不足或过大，造成的缝针不稳定或者变形，同时也会引起因持针器应力过大造成的变形、过度磨耗或折断。

持针器的自锁装置位于钳环或者器械柄上，该结构可使器械自锁，不需术者持续施力即可将缝针稳定地固定在喙部之间。有些持针器没有自锁装置，被称为开放式持针器。需要在操作的同时不断地对器械施加压力。对于外科医生来说，必须要考虑诸多因素，包括手术类型、所采用的手术技术、用于执行不同缝合过程的材料选择、术区位置、医生手法灵巧性和医生操作经验，从而在多种多样持针器中选择最合适的器械。

随着材料和结构设计的不断升级，持针器也在不断推陈出新，为外科医生提供多样的选择，持续的改良使得器械尺寸和比例更多地适用于口腔部位，将提供更加良好的术区操作空间和视野。

（二）持针器的选择

持针器的选择除根据持针器和缝针之间的匹配性外，更稳定的夹持力又取决于以下因素：

（1）带有防滑纹的喙部设计。

（2）带自锁结构。

此外，持针器尺寸决定了缝针的直径范围，相对大而坚固的常规持针器（图4-3-2a）适合夹持大直径的缝针（3-0、4-0、5-0缝线等）；而相对精巧但机械强度差的持针器，如显微持针器（图4-3-2b、c），适合夹持小直径的缝针（6-0、7-0、8-0缝线等）。

形态不同也决定了它们的适用情况，如长柄器械适合在口内深部区域进行缝合、弯形的器械能够绕过牙齿等解剖结构，适合舌腭侧的缝合。

由此可知，持针器与后面将介绍的手术镊和手术剪不同，其整体的设计，不仅仅针对工作尖端，而是每一个部位都具有特定的特性，并进一步决定其应用场景。

最后笔者还想强调一点，不同的握持方法能更好地控制器械的行进路径，指套式能够加强对持针器的操控，但是旋转角度却受限，可能不适合在一些复杂的解剖区域进行手术；掌握式能够增加旋转角度，在熟练的练习下也可以不费力地打开/关闭器械，而执笔式通常适用于显微持针器以及其他握持方式受到解剖结构限制的时候，其优势在于方向的改变，适应口腔无法直线操作的环境。

二、手术镊的结构设计和选择

缝合手术所使用到的器械除了持针器之外，最常用的就是手术镊和手术剪，其中手术镊根据夹持的工作端分为齿镊和平镊（无齿镊），手术剪的工作端形态，也有直剪和弯剪之分。那在临床场景中，不同的工作端形态又有何优势和需要注意的地方呢？器械的选择是不是会影响创口的预后？使用有齿镊能更稳固地夹持组织，那是不是均优先考虑齿镊？总强调手术剪不能混用，那么原因是什么呢？拆线时患者术区并无感染迹象，拆线后却出现了术区的感染，又是什么原因造成的呢？我们同样先了解器械的基本结构和形态，再结合不同的应用环境方便读者能正确地选择。

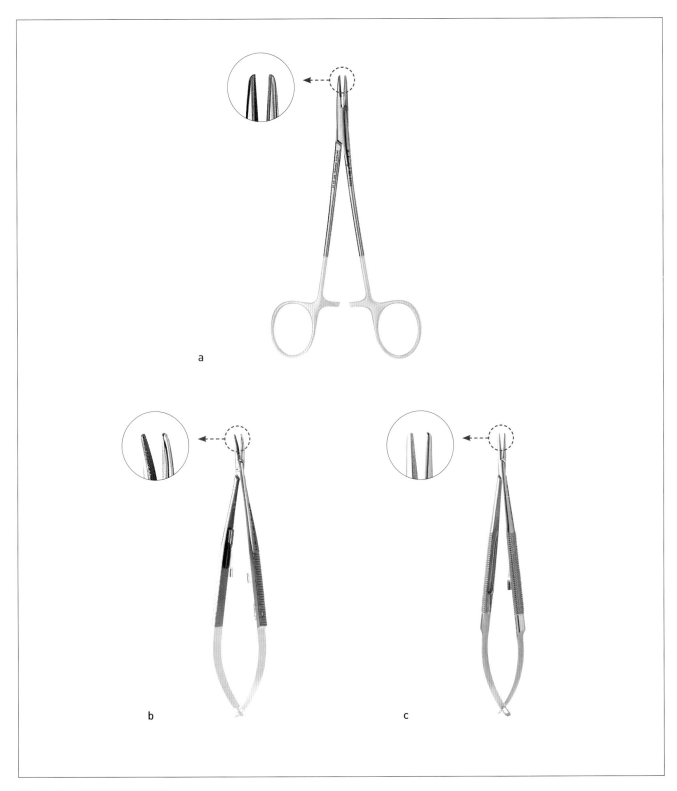

图4-3-2　常规及显微持针器

a. 常规持针器。b. 弯型显微持针器。c. 直型显微持针器。

（一）手术镊的结构设计

手术镊也是口腔外科中使用的手用器械之一，这些器械的主要功能是使外科医生在缝合过程中能够夹住、暂时固定或移动组织瓣。手术镊还用于将临床治疗中所需的各种材料的递送。

手术中会使用各种类型的手术镊，形状和大小可能会有所不同，考虑实际应用需求或伴特定结构部件的设计，以扩大其适应证。手术镊的基本结构组成包括：工作尖端（图4-3-3a）、柄部（图4-3-3b）和尾部连接（图4-3-3c）。

1. 工作尖端

接触目标物的部分称为工作尖端，两侧尖端在静息状态下保持一定的距离，决定了夹持物的大小。

2. 柄部

握持位置，对其加压产生形变使前部接触，完成组织或物品的夹持，放松后手术镊回复其原形态，解放夹持的组织或物品。

3. 尾部连接

与筷子类似，手术镊具有夹持作用，也由两个长柄组成，但其尾部相接。

工作尖端的形状，手术镊可以细分为外科手术镊

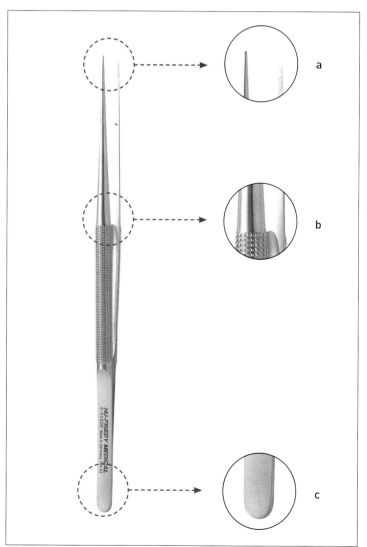

图4-3-3　手术镊结构设计
a. 工作尖端。
b. 柄部。
c. 尾部连接。

和解剖手术镊。外科手术镊（有齿，图4-3-4a）的特点是在每个尖端的内面都有一个棱锥形的凸起或1x2型的锯齿咬合或锯齿状；当手术镊夹紧时，相对表面上的锯齿相对应地紧密结合在一起。锯齿夹头能够牢牢夹紧组织，以便于针和线能够穿过；然而，锯齿在加压用力时容易对组织造成损伤。

与此对应的解剖手术镊（无齿，图4-3-4b）尖端内表面为扁平表面，横向有与止血钳相似的浅沟嵴状凸起。其主要功能是帮助医生移送纱布、塞子、包装物等物料。没有锯齿意味着移送的材料可以很容易地被拿起和释放。直的或有角度的解剖手术镊也特别适用于拆线（图4-3-4）。

此外，工作端的方向是否与握持的柄成角也有其适用范围，对口内深部的手术而言带有弧度弯曲的工作端，即弯镊，能够更好地到达口内深处。

（二）手术镊的选择

无齿的解剖手术镊对组织损伤小，夹持其他物品也更容易夹取和释放；有齿的外科手术镊可以稳定地夹持住组织，以便缝针能够顺利地穿刺组织。因此，两者的应用场景主要考虑组织的机械强度作为划分的依据，在缝合较为脆弱的组织或递送物品时一般会使用无齿手术镊。外科有齿镊，往往仅在伴其他供区皮瓣缝合的复杂手术中会使用到，而口腔黏膜相对于具有厚角质层皮肤而言，柔软而脆弱，因此在种植及相关手术过程中很少会使用有齿镊。

根据缝合的需求，为了实现口腔的精细关创，保证组织精准对位，丰富的操作经验往往是对术者最基本的要求，然而，工欲善其事，必先利其器，考虑到视野和操作范围受口腔的张口度、天然牙、腭穹隆形态等的限制，视野上可以用显微镜或头镜放大术区；而器械的部分，除了常规与显微持针器搭配的显微手术镊（图4-3-5a）外，结合对位功能的精细显微缝合镊（图4-3-5b），在更细小的工作端和更长的柄外，增加了弧度，以适应口腔无法直线操作的环境，此外还加上了圈型的辅助，相当于能在直视下预判缝针穿过的位置，是缝合中的另一种选择。

总的来说，手术镊根据夹持组织的类型和所在位

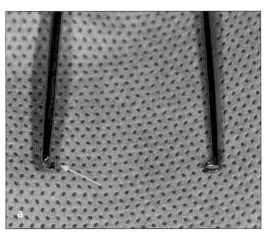 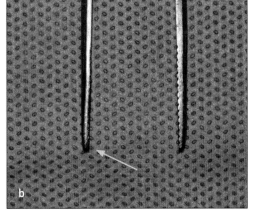

图4-3-4　手术镊喙部结构
a. 有齿镊子（箭头示喙部有齿状凸起）。
b. 无齿镊子（箭头示喙部无齿状凸起）。

置、物品的类型，在工作端上均体现出不同的设计，有齿外科镊能够对韧性较强的皮瓣进行夹持，但用力和提拉需注意力度，避免组织损伤；无齿解剖手术镊对于黏膜瓣友好，也可以作为胶原膜等生物材料传递的工具，相对均匀施力不会改变物品的表面形态；精细的手术操作，可结合头镜、显微镜操作，应用显微持针器和显微镊进行缝合，为了适应口腔环境难以直线操作，带弧度的弯镊能够更顺手，在此基础上的圈型设计则能便于预测和缝针的精准穿行。

三、手术剪的结构设计和选择

（一）手术剪的结构设计

手术剪也是口腔外科常用的手用器械之一，在种植及相关手术中用于修剪组织、分离骨膜、缝合打结及拆线时剪断缝线。

手术剪的结构由喙部（图4-3-6a）、关节（图4-3-6b）、柄部（图4-3-6c）、柄环（图4-3-6d）组成。

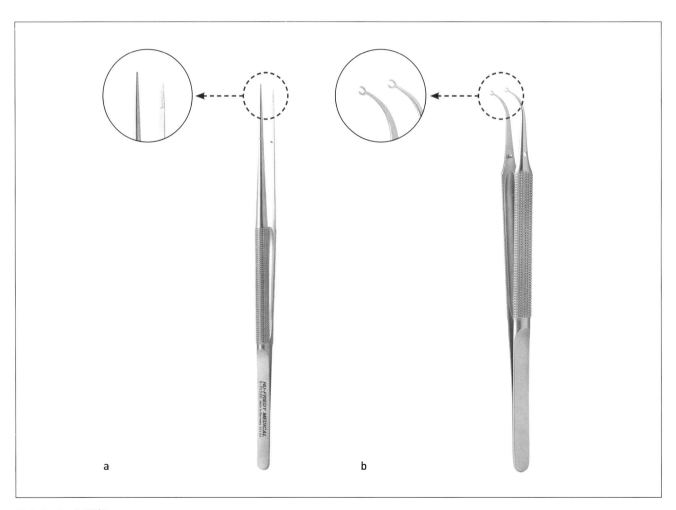

图4-3-5 显微镊

a. 显微手术镊。

b. 显微缝合镊。

1. 喙部

为活动的工作部分，内侧为刃面，通过关节引导其中一个刃面滑过另一个刃面，完成手术剪的切割功能。

2. 关节

连接柄和喙部，稳定行使切割的功能。

3. 柄部

位于关节和柄环之间，中指放在相接于无名指通过的柄环的手术剪刀柄上，食指压靠近轴节处起稳定和向导作用，实现握持和操作。

4. 柄环

两个相对的柄环，术者大拇指和无名指分别通过柄环。

手术剪的设计巧思也主要集中在工作端，即喙部，有尖头、钝头之分，刃面也有特殊设计，如锯齿状刃缘以增加防滑性、凹形刃缘利于拆线、坚韧而厚的直刃缘、锐利而薄的弯刃缘等。

根据这些结构形态、材料的差异，进行不同的临床操作。剪裁对象与手术镊相似，可以分为组织或物品，又分为组织剪和线剪。在种植及相关手术中，主要考虑黏膜相对柔弱，设计着重于组织的保护，而物品则以线和胶原膜为主，需保证其机械强度，线剪和组织剪不能混用，是因为两者刃缘不同，组织剪的刃极为锐薄以便切割组织时减小损伤且不造成任何裂口或不规则的边缘，用于修剪创缘的组织剪可以是直的，也可是弯曲的。

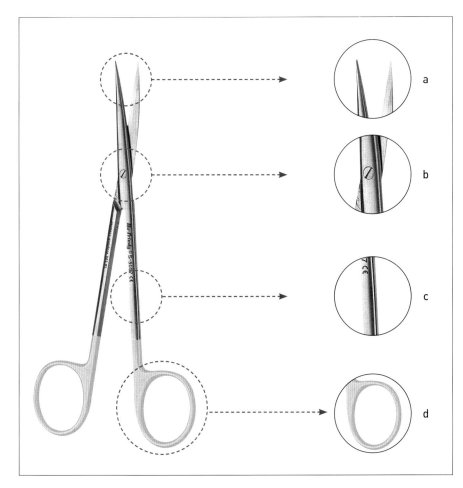

图4-3-6　手术剪结构

a. 喙部。

b. 关节。

c. 柄部。

d. 柄环。

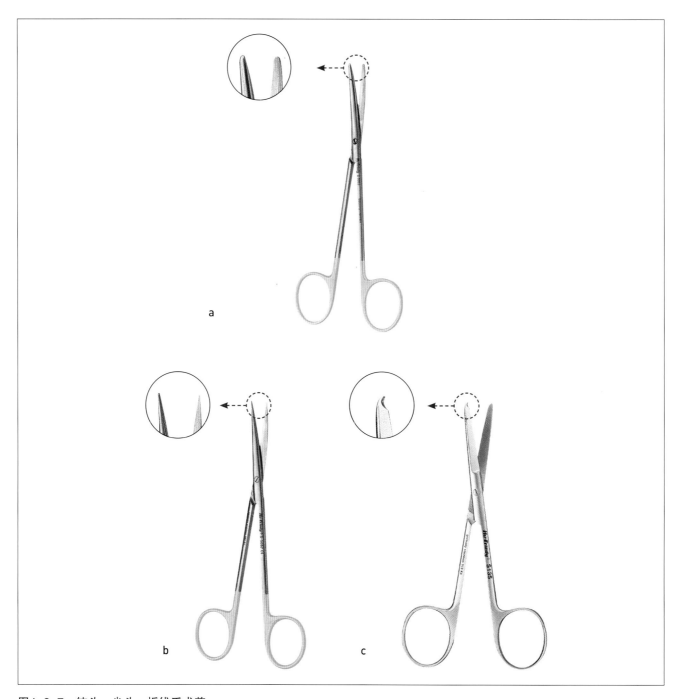

图4-3-7 钝头、尖头、拆线手术剪

a. 钝头手术剪。b. 尖头手术剪。c. 拆线手术剪。

组织剪通常有非常小的锥形尖端和非常锋利的刃面，以便顺利剪切组织，其尖端也可以起到分离组织的功效，钝头的设计完成钝性分离（图4-3-7a），尖头的设计完成锐性分离（图4-3-7b）。

线剪的刃较钝厚，可用来剪断缝线或者其他物品（如纱布、引流管等）。如果不注意二者区别多次混用可能会造成损坏组织手术剪刀的后果。此外，有专用的拆线剪（图4-3-7c），结构为是一侧为凹形用于勾住线结下的缝线，利于口腔深部缝线的提拉；一侧为正常的直剪。

（二）手术剪的选择

根据上述的介绍，我们可以知道，直手术剪一般用来剪线；而弯手术剪一般是组织剪，钝头的组织剪可用来修剪和钝性分离组织，尖头的组织剪可以用来锐性分离组织和修剪组织。而不能混用手术剪的关键在于手术剪的分类决定其结构和用途，线剪切割刃厚，不易变形；组织剪刃薄，对组织损伤小，若混用则可能导致组织损伤、损坏器械等后果。

再次强调，除了手术剪的正确选择外，操作的目标位点也不容小觑。拆线前无感染迹象，但是拆线后出现了感染，除了患者自身因素之外，还有可能与拆线时的一些医源性因素有关，这也是为什么笔者在描述如何进行特定缝合方法后，一定搭配对应的拆线方法的指导。

至此，可以确定缝合的成功与否，不仅仅是初期缝线器械的选择、中期缝合打结，更与最终的拆线息息相关。

上述的所有缝合器械的选择都具有一个共同点：取决于操作对象。在确定对象的基础上，我们需要进一步分析希望达到什么样的目的，进一步去细化要达到那样的目的需具备什么条件，以及需要特别避免什么非预期的并发症。

回顾整个缝合流程，观察创面需求、位置和深度，进一步选择缝针、缝线的直径和类型，其中，缝针的目的是穿刺组织，在携带直径匹配的缝线后，避让周围结构，因此在口内常选择弯针，通过与缝针直径对应的持针器夹持后，通过无齿镊轻轻提起组织，再用旋转的手法垂直进出针，最后缝线类型选择打结方式，并用线剪结束缝合的第一部分。

深埋于组织的可吸收缝线在没有引起严重的排异反应，组织无明显渗出、肿胀、疼痛的前提下，不需翻瓣拆线。

暴露于口外的线圈待缝合完成后5~14天需进行拆线，此时，需特别注意缝线的走行，剪线的位置需保证留置于组织表面的缝线，不会在拉线时穿经组织深面，此外，还需搭配镊子轻提缝线后用专门的线剪剪线，避免在最后因为感染而功亏一篑！

总的原则——微创，在保证缝合成功的前提下，选择对组织损伤最小，最有利于修复的缝针、缝线、持针器、手术镊、手术剪和操作方式。

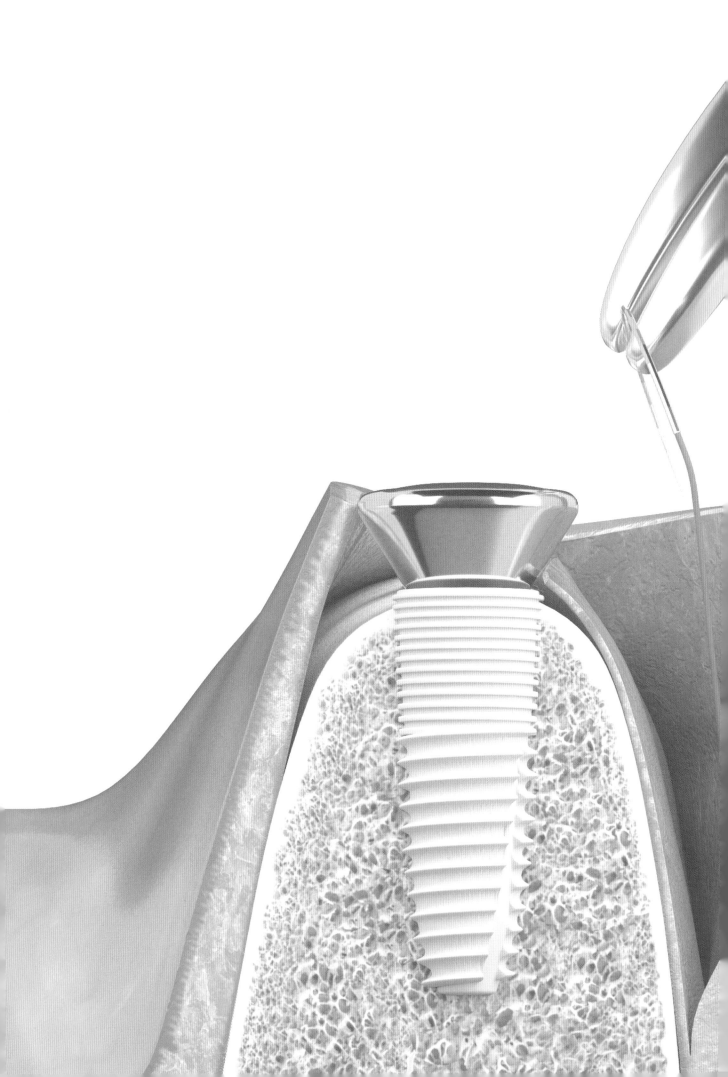

第5章

MICROSCOPIC SUTURE

显微缝合

缝合作为手术的最后一步，起着关闭创口、恢复功能的作用，是保证良好愈合的基本条件。良好的缝合需要满足以下基本要求：（1）根据部位及创口的类型选择适合的缝针、缝线及缝合方法。（2）创面或切口准确对位。（3）缝合过程无其他组织卷入。(4)进出针部位与创缘距离均匀一致。(5)针距合理并且一致。(6)张力大小适宜。而在日益追求精准、微创的口腔种植及相关手术中，对于缝合的要求也越来越高，缝合不仅影响创口愈合，也在很大程度上影响各项技术的实际临床效果。

第1节 | 为什么需要显微缝合
WHY DO WE NEED MICROSCOPIC SUTURE

在临床工作中，我们常常可以看见这种景象，医生为了看清患者口内的细微结构，不自觉地就弯腰埋头，使自己靠近患者，这样的工作状态不仅不美观，也对医生的健康产生了重大的不良影响。口腔操作产生的飞沫、粉尘近距离喷溅到医生面部及身上，易造成传染；弯腰驼背的操作姿势对医生颈椎、腰椎造成巨大负担，易导致疾病产生，减少医生的工作寿命等。这种情况应该如何解决呢？如果在挺直腰背的情况下也能够看清患者口内的细微结构，是否就能保证足够的安全距离以及医生的健康了呢？

在口腔种植及相关手术中，很多情况下需要采用复杂的缝合方式，对进出针位置及深度等要求更加精准严格；并且在缝线使用方面，普通的5-0缝线已经满足不了精准手术的要求，目前7-0的缝线被广泛应用。7-0的缝线有多细呢？直观来说，7-0的缝线粗细和成年人的头发相近，只有0.07mm左右。而口内局部操作空间受限、视野不佳、组织结构精细等客观因素

进一步加大了缝合的难度。在正常体位下进行肉眼直视的口腔操作时，如果使用7-0缝线进行缝合，几乎是无法看清缝线的，更不要提缝合的精准度了。

为了同时解决医生体位及观察视野问题，我们就需要使用显微镜或头镜等设备来辅助进行缝合，这就是显微缝合（图5-1-1）。

显微缝合是外科医生利用光学系统或电子光学系统设备，将照明和放大以及新型显微器械的使用有机结合起来，对组织进行精细缝合的外科技术，现已广泛应用于手术学科的各个专业。显微技术在外科手术中的应用已经达到了60余年，而在口腔领域中的应用也有40余年的时间。1978年Apotheker和Jako医生首次将显微镜用于牙科治疗，1998年美国牙医学会规定所有的ADA认可的牙髓学课程必须有口腔显微镜在牙髓治疗方面的内容，之后牙科显微镜的应用逐渐扩大到牙体牙髓治疗以外的口腔治疗领域，到现在已经成为各个医院及诊所中的常规治疗辅助手段之一。使用

显微设备辅助口腔操作的优点在于：（1）显著放大手术视野中的组织，提高治疗精准性及工作效率。（2）将照明系统和放大系统结合，提供更佳的照明条件，利于手术顺利进行。（3）增大工作距离，改善医生体位姿势，保障工作者的健康，延长工作寿命。（4）使助手可以看到和操作者同样的视野，能更好地协助手术进行。（5）真实记录操作过程，便于后期学习，不断改进治疗技术（图5-1-2和图5-1-3）。

在这些众多的优点当中，包括了维护医生自身的健康，这对于延长医生工作寿命、提高医生工作生活质量是非常必要的。众所周知，腰椎、颈椎的疾病可以算是口腔医生的一种常见职业病，这是由于诊疗工作中，常因为看不清而弯腰埋头、长期过度弯曲劳损造成的。可以看出在不同情况下，使用显微设备对腰椎、颈椎的负担明显较小（图5-1-4）。

目前口腔领域常用的显微设备主要是口腔显微镜及头戴式放大镜，两种设备各有特点及优势，适用于不同的治疗场景中，应根据治疗需要进行选择。

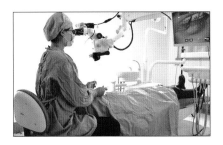

图5-1-1　术者坐姿端正，通过目镜观察术区

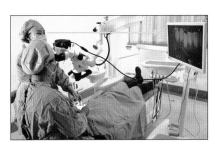

图5-1-2　助手保持姿势直立，直视屏幕

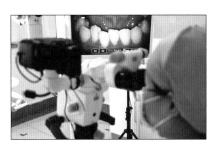

图5-1-3　助手观察到的屏幕，屏幕上的画面与医生目镜中观察到的景象一致

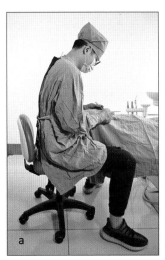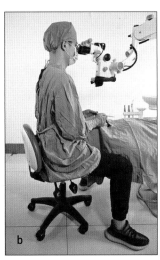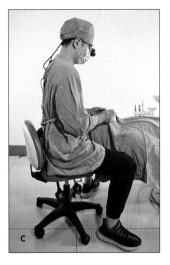

图5-1-4　不同操作情况下的坐姿

a. 普通情况下的坐姿，为了观察清楚口腔内部医生不自主埋头、前倾。b. 使用显微镜下的坐姿，腰背保持直立，通过显微镜观察操作区域。c. 使用头镜下的坐姿，头部稍埋，但也可以在一个较远距离处就得到操作区域放大清晰的视野，因此不会过于埋头、前倾。

2

第 2 节 | 口腔显微镜的临床使用方法
THE CLINICAL APPLICATION OF MICROSCOPE

口腔科显微镜一般为立式结构，由镜头光学组件、支架和电气三大部分构成，其中支架部分包括大横臂、小横臂、120°挂臂、立柱及底座，可外接录影设备及显示屏等（图5-2-1）。显微镜整体可动关节和光学部件均较多，初学者应通过具体学习显微镜的使用，掌握各个部件的作用和原理，将显微镜理论与实际操作紧密结合，使学习和临床工作接轨。

一、体位调节的操作流程

在最初使用显微镜进行临床操作时，医生常常会因为不能很好地调节显微镜，而出现姿势别扭、操作过程中不断变换姿势调整显微镜，花了大量时间和精力在显微镜本身，并未起到提高治疗效率、减少每个患者操作时间、减轻医生负担的目的，反而因为使用显微镜而造成了额外的负担，消耗医生体力和精力。显微镜的整体调节应该以医生舒适的工作体位为标

准，通过各个关节旋钮调节横臂，使其达到悬浮平衡状态并且具有合适的自由度，能够上下或左右移动，但又不会出现摆动等不稳定的情况。笔者推荐的标准体位如图5-2-2所示。

（一）医生—患者—显微镜

使用显微镜的第一步就是体位调节，不仅仅需要满足医生直立舒适的工作体位，还需要保证患者体位便于医生进行操作，以及显微镜的摆放合理，便于观察和操作。总共3个部分需要进行调节，很多初次接触的医生会发现无从下手，不知道应该先调节哪一部分，即使调整好后也常出现体位不正确、操作不方便等情况。要学习如何调节体位，首先需要再次明确我们为什么使用显微镜，使用显微镜的两大目的一是让医生拥有清晰放大的手术视野，二是让医生的体位符合人体工程学，预防或延缓甚至减轻医生职业病，而良好的体位调节就是实现这两大目的的基本。所以调

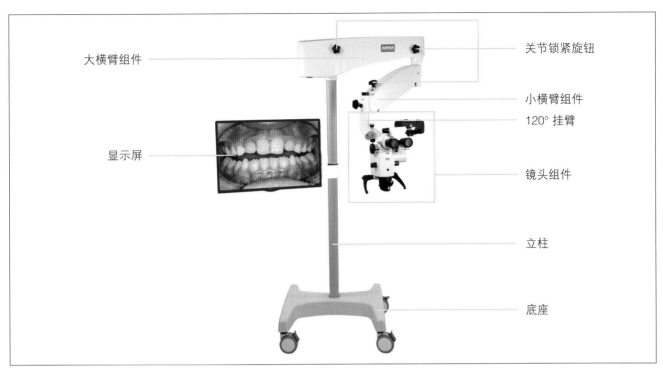

关节锁紧旋钮

大横臂组件

小横臂组件

120°挂臂

显示屏

镜头组件

立柱

底座

图5-2-1　显微镜结构

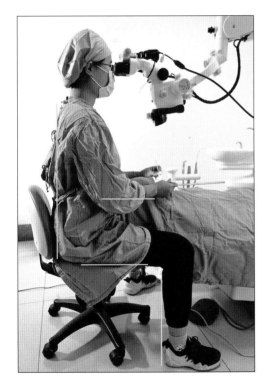

图5-2-2　使用显微镜的标准体位
小腿与地面垂直，大腿与地面平行，腰背直立，大臂自然下垂于身体两侧，小臂与地面平行，操作区域位于手部正下方。

节时应该首先保证医生体位舒适，切忌由于显微镜位置原因造成医生体位改变；患者作为接受手术操作的对象，我们不仅要保证其体位便于医生操作也要顾及患者的舒适；而显微镜作为手术的辅助工具，应该为医生及患者服务，在这种理解之下便可以明确体位的调节应该按照医生—患者—显微镜的顺序进行。

（二）医生体位调节

明确基本调节顺序之后，接下来就可以按照各个体位的规范来进行调整了。调节时，我们首先调整医生体位，基本原则为满足医生健康舒适的工作体位。具体要求为：调整医师椅高度，使医生大腿与地面平行，小腿与地面垂直；椅背角度可略向前倾5°左右，适应下背部正常的腰椎曲线；保持腰部、颈部的自然直立放松状态，上臂自然贴于躯干两侧，前臂与手肘水平，肘关节成90°弯曲。医师椅应足够靠近患者头部以便操作。经以上调整之后，医生的整体体位都处于一个舒适自然的状态，并且有益于医生的长期健康。

（三）患者体位调节

医生体位调整好之后，就需要调整患者位置了，基本原则为满足医生观察及操作即可。具体要求为：将患者口腔调至与术者前臂位于同一水平面，垂直向上位于手部正下方，具体椅位根据治疗牙位区域不同而调整。当治疗区域为上颌时，将椅位放至平躺，使患者上颌垂直于地面；当治疗区域为下颌前牙区时，使患者下颌与垂直面成20°～30°，下颌后牙区时，使患者下颌与垂直面成10°左右。

视频5-1
使用显微镜前的体位调节操作演示

（四）显微镜调节

最后，调节显微镜摆放。显微镜在各个部分之间都有可动关节进行连接，可以通过旋钮调节关节的松紧。旋钮调到最紧，可以锁死关节使其不可移动；如果调到最松，那么该部件会处于一个自由活动的状态，但无法维持稳定；所以在使用时应当将其调节至松紧适度的状态，在该状态下，显微镜各个部件可以被灵活移动，但在不施加外力时能够保持稳定不发生移动。绝大多数情况下，应保持显微镜为垂直状态，调至物镜正对患者口腔操作区域，目镜靠近医生眼部即可。

该种体位符合人体工程学，保持背部垂直的体位使医生操作时更舒适，防止患上腰椎及颈椎方面的疾病，改善背部和颈部疲劳及疼痛；增加诊疗中的工作距离，使医生面部和患者口腔之间具有合适的安全距离，减少和飞沫以及工作中产生的粉末等接触；减少疲劳，提高工作效率，节省治疗时间。

视频5-2
显微镜关节旋钮调节操作演示

二、显微镜调节的操作流程

在拥有了正确的体位后，仍面临着最重要的问题，那就是如何看清术区。很多初学者抱怨在显微镜下工作时，经常无法准确找到术区、看见重影、视野中内容不清，或是头晕、眼睛疲劳等问题，这些都是由于没有调节好显微镜的光学部件所致。初学者常犯的错误有：目镜系统调节不当造成重影、模糊、不适等，光源调节过亮造成眼睛疲劳，放大倍数过大造成无法找到观察目标、头晕等不适，焦平面调节不当造成视物模糊等。我们都知道，显微镜是一种光学仪器，通过物镜、放大系统、目镜的调节让使用者能够观察到术区情况，每个人瞳距、实力条件、是否佩戴眼镜等客观条件不同，所以显微镜的调节也应该根据使用者的具体情况来进行，使显微镜的各项参数适合操作者，下面我们就以速迈（Zumax）显微镜为例来进行调节方法说明（图5-2-3）。在使用不同种类显微镜时，调节标准都是一致的，使用者可以根据显微镜上的调节装置来进行调节即可。

视频5-3
显微镜调节操作演示

（一）调节瞳距

就像使用望远镜一样，显微镜的两个目镜镜筒之间的距离必须合适，符合使用者瞳距才能双眼合像，这是调节的基础，所以在使用显微镜时，应该首先调节目镜之间的距离以适合瞳距。一般情况下，成年人瞳距在58～64mm，女性瞳距通常小于男性，因此在调节瞳距时，可以先将旋钮的刻度对准60，然后再左右调节快速找到自己的瞳距；还有一种较为快速的方法是先使用瞳距仪测量瞳距，调整刻度至该数值再做小范围适应性调节。正常人的双眼注视同一物体时，物体会分别在两眼视网膜处成像，并在大脑视中枢融合起来，成为一个完整的、具有立体感的单一物体，这个功能叫双眼单视。使用显微镜时也是一样，双眼看到的图像应该为一个完整的单一图像，而不会出现两个影像的重叠。调节时医生端坐平视，可以看见两目镜镜片上两个光点，调节显微镜高度使光点位于目镜中央。进一步贴近目镜，两眼分别可见两光圈，旋动旋钮，使两光圈重合为一个。记录调节好的瞳距便于下次直接使用（图5-2-4）。

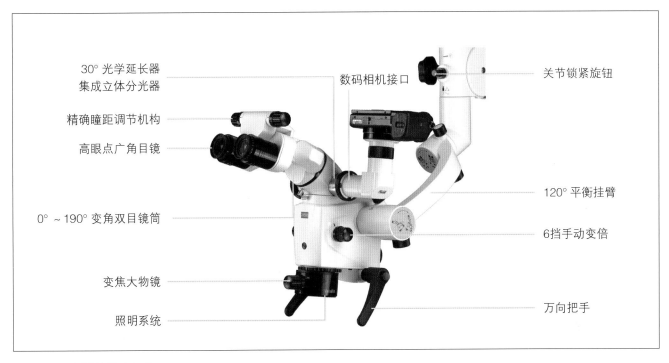

图5-2-3　显微镜镜头组件

30°光学延长器
集成立体分光器

精确瞳距调节机构

高眼点广角目镜

0°～190°变角双目镜筒

变焦大物镜

照明系统

数码相机接口

关节锁紧旋钮

120°平衡挂臂

6挡手动变倍

万向把手

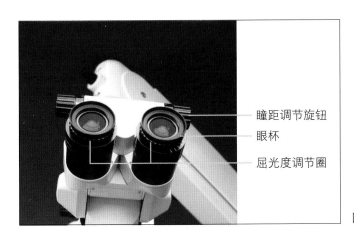

瞳距调节旋钮

眼杯

屈光度调节圈

图5-2-4　显微镜目镜系统

（二）调节眼杯

调节好瞳距之后，使用者眼部距离目镜镜片多远才是合适的距离呢？佩戴眼镜的人应该都有这种感受，将眼镜向正前方移动远离眼部，不仅视野会逐渐模糊，还会产生头晕的感觉，在使用显微镜时也是一样，眼部和镜片的距离不合适可能造成操作者眼睛疲劳等不适。这在显微镜上要通过目镜上的眼杯来进行调节，旋动眼杯即可调节眼睛距离目镜镜片的距离，以双眼观察最舒适为标准（图5-2-4）。一般情况下，建议不戴眼镜的医生将眼杯适当旋出（2~3环），而戴眼镜的医生可将眼杯完全旋进或只留少许（1环）。调节瞳距和眼杯都是为了医生的舒适观察，并为拥有清晰的视野打下基础。

（三）调节屈光度

接下来，就需要调节显微镜能够起到放大成像作用的部件了。显微镜作为一个精密的光学电子仪器，利用了凸透镜的放大成像原理，这类镜片均属于屈光物质，其基本特质之一就是屈光度（图5-2-4）。屈光度表示屈光力的大小，指平行光线经过该屈光物质产生偏折的情况，调节好屈光度是看清术区的一项基本条件。调节时，首先找焦平面，焦平面是指过物方焦点且垂直于系统主光轴的平面。具体方法是将显微镜倍数放到最高挡，双目镜屈光度归零，找一个平面或标记十字的白纸放在显微镜视野中央，上下移动镜头，调节大物镜微调焦旋钮使双眼看到的视野清晰；锁死控制小横臂上下移动的关节旋钮，确保定位在焦平面上。将显微镜倍数调回最低挡，再分别调节主、副视力眼的屈光补偿度数调节环，通过目镜可观察到从清晰到模糊，再从模糊到清晰的变化，找到可以看清的中间点或范围，记录读数，便于下次直接调节使用。

（四）调节放大倍数

显微镜的放大成像依赖于其镜头组件，而调节这部分就可以改变放大倍数（图5-2-5）。那是不是在所有情况下，放大倍数都是越大越好呢？我们首先需要知道，显微镜的放大倍数越大，镜下视野范围越

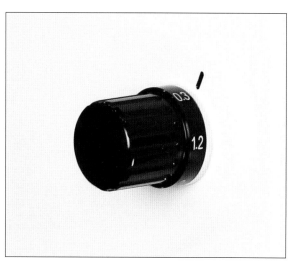

图5-2-5　变倍旋钮

小，景深也越小。景深是在成像器聚焦完成后，焦点前后范围内能呈现清晰图像的这一段距离，确保优异的光学质量和手术效果。初学者常面临在显微镜下失去视野区域的立体感，超出视野之外无法良好控制手部动作，长时间使用头晕、眼部疲劳等问题，这些情况很多时候都是由于放大倍数过大所致。所以一般建议初学者先在小倍数下进行观察和手眼配合联系，视野范围大便于快速找到观察目标，景深较大便于快速看清观察目标；观察清楚后再根据实际需求调高放大倍数。

（五）调节光源亮度

在手术时，不仅需要有放大的手术视野，还需要使手术视野明亮，光源是保证手术区域明亮便于观察的基本条件，显微镜通常配备有自己的照明及滤光系统（图5-2-6）。照明系统采用接近自然光色温的光线，稳定性更好，亮度更高，提供明亮、色彩真实的景象；光线与显微镜观察视线同轴，便于观察一些肉眼观察不清的黑暗部位，有利于手术操作的顺利精准

进行。使用时根据口内操作的牙位区域及放大倍数调节光源强弱，以能照亮目标区域的最低亮度为准，避免过亮对眼睛造成负担。目前的显微镜滤光系统通常包括两种滤片适用于不同的临床情况：橙色滤片可防治树脂材料过快固化，绿色滤片可以在手术血环境下看清微小神经血管。

（六）调节焦点

调节好这些之后，我们就能基本获得一个放大并且明亮的视野了，但是不同深度的口腔组织在视野中的清晰度是不同的，如何让我们想要操作的目标区域最为清晰呢？这就需要调节焦点（图5-2-7）。调节时，显微镜位置保持不动，此高度下物镜底端距离患者面部的距离称为操作距离。而焦距指工作距离，即物镜底端距离实际操作部位的距离，等于操作距离加解剖深度。物镜上配有调焦旋钮，调焦范围一般足够覆盖整个口腔深度，所以调节变焦旋钮就可以在不改变体位及显微镜高度的情况下，看清整个口腔的细节。因此在实际操作中，不应频繁调节显微镜高

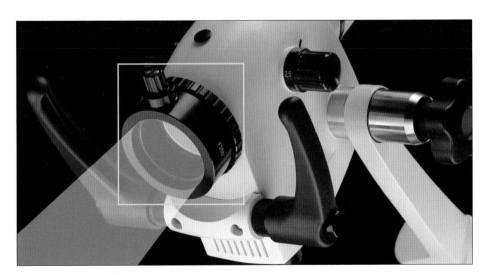

图5-2-6 照明及滤光系统

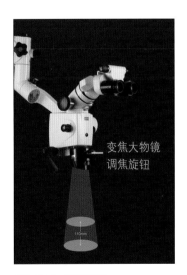

变焦大物镜调焦旋钮

图5-2-7 调焦部件

度，而应该使用变焦旋钮来保证手术操作区域清晰。如果通过口镜观察，那么前后移动口镜也能起到微调的作用。

现在，市场上除了这种普通型显微镜外，还出现了很多新型的设计，让显微镜的调节使用更加简单方便。例如显微镜支架部分的电动主镜平衡调节系统，采用电磁锁控制，自由悬浮式移动，使显微镜更加稳定平衡，操作轻巧灵活；搭配电动控制调节系统，从各方面简化显微镜操作，提高医生工作效率。采用电控手柄设计，双侧手柄完全对称，功能相似并且可随意调节手柄角度，其上有不同的按钮来实现电动连续变倍、变焦，调节光源亮度，实时摄像或拍照，控制电磁锁开关等功能，让医生只需要通过这个手柄就能良好地控制整台显微镜进行各种操作（图5-2-8）。通过变倍按钮可以在1.9～18.2倍的范围内实现无级连续变倍，不受传统显微镜变倍倍数设定的限制；并且在调节放大倍数时照明亮度可随倍数的变化进行自动补偿。使用中，可以实现在200～415mm范围内连续变焦，视野范围大，景深大，操作简便。

三、显微镜下操作要点

当完成体位和显微镜的调节之后，我们就能看清术区了，但是看清术区不代表就能进行良好的操作。在显微镜下进行手术缝合时，一般需要采用专用的显微缝合器械，如精细持针器等。除使用专用器械外，医生也需要经过训练熟悉操作，初学者常会出现手眼不协调等情况。在显微镜下进行操作，尤其是高倍放大时有以下挑战：（1）视野范围小，常会出现手术器械及针线超出视野外而很难找到的情况。（2）景深范围小，略有上下移动时出现手术视野模糊的情况。（3）平时肉眼难以注意到的细微抖动在显微镜下会变得明显，影响稳定的操作。（4）眼肌对焦距变化调节程度有限，眼睛在离开目镜后再返回需要适应过程，无法立即看清细微结构。因此，在使用显微镜进行操作时，应当保证手部动作轻柔稳健，动作幅度要小；操作尽量在同一平面内进行，避免上下大范围移动；在助手的帮助下，做到眼不离镜，手部熟悉空间位置，灵活更换器械。

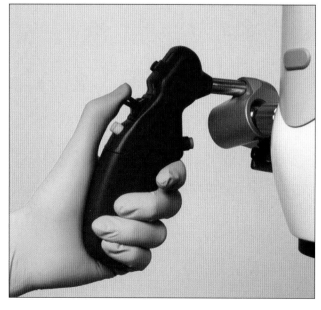

图5-2-8　多功能手柄

四、保养及消毒方法

显微镜作为精准治疗的辅助工具，在手术和日常口腔操作中被广泛使用，如何做好显微镜的保养及消毒非常重要。很多医生认为，显微镜的保养只是护士或维修人员的工作，但是显微镜的寿命不仅需要专业人员的维护，在临床使用中注意一些细节也能起到保护显微镜的作用。

显微镜无法像手术器械一样能够进入专业设备中进行消毒灭菌，而口腔科的操作常常会有飞沫、粉尘等的产生，良好的清洁及消毒是保证患者及医生健康的必要条件。

在使用显微镜开始诊疗前，应使用一次性医用消毒湿巾对显微镜各个把手、旋钮等部位进行擦拭消毒；消毒完成后，在把手、旋钮等可能会被触碰的区域贴上一次性医用避污膜。手术中，手术操作医生及助手尽量不要触碰已经调试好的显微镜。结束患者诊疗之后，撕下一次性避污膜，使用一次性消毒湿巾擦拭显微镜进行消毒，避免交叉感染。镜头等光学部件的表面应使用无绒棉布、镜头纸或沾湿专用镜头清洁液的脱脂棉，轻柔擦拭，不可过度用力或刮擦。如有无法擦净的污垢，应当联系专业人员处理，切勿擅自强行刮除。

使用完成后，及时套上专用配套的防尘罩，避免灰尘落在镜头上，影响显微镜使用。显微镜应放置在通风、干燥、无尘、无腐蚀性气体的环境中。

在显微镜调节时我们已经知道了显微镜配有专用光源，根据厂商不同，光源的使用寿命也不同，如光源损坏，应及时联系专业人员进行更换。使用过程中，每次开关光源前应先将照明系统的亮度调到最低，避免突然的高压冲击损坏光源。照明系统中常有精细装置，肉眼不易观察到，不可将手或其他物品伸入照明系统中，避免人为损坏。

除了保持日常良好的操作习惯和清洁消毒，还要遵循厂商官方建议的保养制度，安排专业人员定期进行检查、保养及调整，进行必要的系统维护。

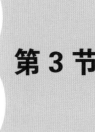 第3节 | 手术放大镜的临床使用方法
THE CLINICAL APPLICATION OF BINOCULAR LOUPE

在前文中，我们已经介绍了显微镜的具体情况，显微镜拥有多个倍数可供调节，最大可达到20多倍，配合其他部件可以辅助我们完成很多复杂手术操作，但是日常诊疗中是否每位患者都有必要使用显微镜呢？显微镜通常为立式结构，整体体积大、重量重，加上精细部件多，在搬动过程中可能磕碰损伤；加上一些日常操作只是想要得到一个放大的视野，对放大倍数要求不高。在这种情况下，我们就可以选择手术放大镜来辅助我们进行操作。

手术放大镜一般直接佩戴在医生头部进行使用，又称头镜，整体体积较小，重量较轻，使用方便，有效提高治疗精度（图5-3-1）。在佩戴头镜进行操作的过程中，可以根据实际需要变动医生所在位置等，改变体位较使用显微镜更加灵活便捷。同时，在帮助医生建立良好的坐姿方面，头镜也可以发挥良好的作用，维护医生健康；这是由于头镜属于定焦设备，没有调焦功能，也就是说只有在一定的距离下才可以看

清视野中的景象，如果医生在操作过程中不自觉地弯腰低头时，视野就会变得模糊，提醒医生要回到正确的坐姿，保证足够的工作距离。但是这个距离每位医生都不同，它与身高等因素相关，所以应当选择适合自己的头镜进行使用，否则不仅起不到纠正坐姿的目的，反而会导致医生在不规范的体位下操作，造成不适。

刚开始接触使用这类医用光学放大镜时通常存在多种问题。一方面是刚开始使用时的正常现象，包括佩戴后丧失方向感、头晕、手眼不协调等，这些需要一段适应期，通常为2～3周，以及大量练习来习惯。如果出现头晕，首先检查是否放大倍数太大，可先在较低倍数下适应后再调高放大倍数；如果放大倍数已经较低则建议缩短佩戴时间，一次不要超过1小时，并先从简单操作开始逐渐适应。另一方面是佩戴时调节不当，这种情况在使用非定制式头镜时非常常见，这就需要我们学习如何正确调节头镜。

一、定制式头镜的使用

由于头镜佩戴于医生头部，会随医生体位的改变而变动位置，所以只需要将头镜佩戴好即可，无须特意调节头镜位置。定制式头镜通常为眼镜嵌入式，外形类似在普通眼镜镜片上镶嵌了放大镜镜筒，而其每一个部件也像配眼镜一样需要根据使用者的实际情况配备。定制式头镜的优点在于：（1）瞳距、镜架宽度等按照使用者面部实际测量结果个性化制作，佩戴舒适简便，无须调整。（2）镜片及放大镜镜头的配备按照使用者视力情况个性化进行，降低眼部疲劳，减少佩戴头镜出现的头晕等不适症状。（3）整体体积小、重量轻，长时间佩戴更加轻松。（4）对于本身佩戴眼镜的使用者，定制式头镜可将使用者本身视力度数加在定制式头镜的镜片上，方便使用者在使用头镜时可以直接将原有眼镜摘下换成头镜，增加舒适度。那么要想一个定制式头镜真正适合自己，需要配合厂家提供些什么数据或是进行什么检查呢？定制者可以通过厂商专业人员测量以下需要的数据，或是在眼镜店、眼科等测量记录后提交给厂商制作头镜（图5-3-2）。

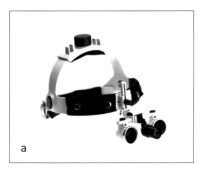 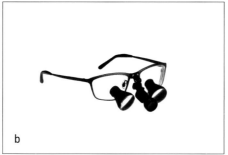 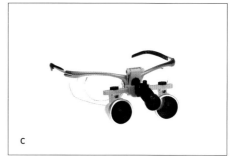

图5-3-1　头镜

a. 头戴式头镜。b. 眼镜嵌入式头镜。c. 眼镜外接支架式头镜。

Customer Name 客户姓名：___								
Purchase order number 客户所在单位：___								
RX MEASUREMENT								
PD瞳距 / OCULAR PLACEMENT	Infinity（from Doctor）远瞳距（目视前方测出的数值）	40 cm 近瞳距（被测者盯着40cm处的一个视标测出来的数据）	RX 处方	Sphere 球镜度数（球面度数）	Cylinder 柱镜度数（散光度数）	Axis 轴向（散光轴位）	Prism 棱镜度	Add 附加
OD（右眼）			OD（右眼）					
OS（左眼）			OS（左眼）					
Total								

图5-3-2　定制式头镜定制单

（一）镜架定制

首先医生戴上头镜之后，最直观也是最初体会到是否舒适的地方就是整个镜架的宽度是否合适，两边镜腿有没有勒得过紧或过松。所以，第一个需要测量的面部数据就是头型宽度和太阳穴宽度。整个镜架部分除了宽度以外，鼻托部分也需要根据使用者的鼻梁形状来制作，测量鼻梁宽度及高度，保证佩戴的稳定性及舒适性。

（二）镜片、镜头定制

在有了一副合适的镜架之后，就需要配备合适的镜片及镜头组件了。镜片本身可含有度数用于弥补使用者本身的视力，这就和配眼镜很相似了，只有镜片度数合适才能让使用者有清晰舒适的视野，不会头晕等。瞳距合适是保证视物舒适的基本，瞳距不仅关系到镜片本身的制作，也关系到放大镜头在镜片上所处的位置，不合适的瞳距会导致视物不清、重影等情况。测量使用者瞳距，可以通过瞳距测量尺或瞳距仪来进行测量。标准瞳距通常是在被测量者两眼瞳孔处于正常生理状态下的距离；另外需要测量远瞳距，即被测者目视前方测出的数值；以及40cm近瞳距，即被测者盯着距离40cm处的一个视标测出的数值。除了测量以上两个双眼总瞳距之外，为保证佩戴的舒适度和清晰度，还需要测量单眼瞳距，这是由于90%以上人群的左右眼瞳距不同。使用专业配镜仪器测量使用者两眼度数，通常要求提供正规验光中心3个月内的数据，包括球面度数、散光度数、散光轴位、棱镜度等；将矫正度数加载到放大镜头和载镜片两个位置，保证视野清晰且工作距离精准，还是为给使用者提供便利，避免反复更换近视镜，确保在填写病历或取放器械时不受影响。在拥有这些数据之后，厂商就可以为定制者制作头镜了。放大镜头位置的安放是结合单双眼瞳距、镜眼距、镜头倾斜角度以及眼睛适配镜片的位置等参数综合决定的。

（三）工作距离定制

清晰的视野和坐姿纠正是头镜的两大功能，定制式头镜可以根据使用者身高、臂长等数据来定制工作距离，通过控制工作距离来帮助医生保持坐姿良好。工作距离分为标准工作距离和实际应用的工作距离。标准工作距离是和医生的身高、坐姿、椅位有关系，在这个前提下测量从眼睛到患者口腔的距离。实际应用的工作距离是在标准工作距离的基础上，结合医生的工作年限和坐姿习惯做调整，来确保最终能够耐受且起到很好的姿势调整作用。这部分会由厂家的专业人员来进行沟通和测量。

综上所述，定制式头镜拥有很多优点，但是同时它也存在一些局限性。例如，当使用者视力条件发生较大变化时，原先的定制式头镜使用也会受到影响，需要重新测量各项视力数据制作；定制式头镜只适合定制者本人使用，不可和他人共用；定制式头镜价格较高等。

二、非定制式头镜的使用

由于定制式头镜价格高、不可多人共用等局限性，在科室或课题组内使用时不太可能实现一人一头镜，这时就可以选择非定制式头镜。非定制式头镜具有调节装置，可以通过调节供多人使用，这种头镜通常眼镜式和头帽式都有，眼镜式又分为嵌入式（TTL）和外接支架式（TTF）（图5-3-3）。其中嵌入式常被称作半定制式头镜，只需要测量使用者瞳距来进行制作，放大镜头镶嵌于眼镜片上，不可调节镜头之间的距离，适用于没有近视不需矫正度数且瞳距相近或相同的使用者公用，在使用这种头镜时就省略了调节瞳距这一步骤。而外接支架式将放大镜置于眼镜片之外，可以在一定范围内进行瞳距的调节，适用范围更广，更适合于多人之间通用。

初次佩戴头镜，尤其是非定制式头镜时通常会出现看不清或各种不适状况，一定需要进行调节使适合自己的面部。

（一）调节头围、鼻托

在初次使用头镜时，首先要知道如何才能将头镜戴好戴稳。首先调松头部的固定装置，可以是头带或伸缩装置，将头镜佩戴上后按照头围大小收紧，以能戴稳但不过分紧勒为准，取下时需先调松固定装置再将头镜摘下（图5-3-4）。眼镜式还需调节鼻托使鼻托贴合鼻子，伸展鼻托可降低镜架，挤压鼻托可升高镜架（图5-3-5）。

视频5-4
非定制式头镜调节
操作演示

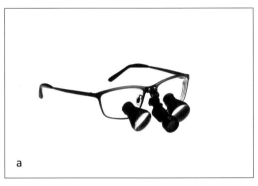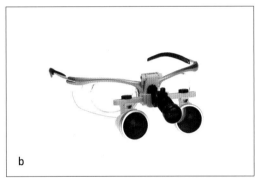

图5-3-3 非定制式头镜

a. 眼镜嵌入式头镜，放大镜头直接嵌入在眼镜镜片上，镜头之间距离根据使用者瞳距定制不可更改。

b. 眼镜外接支架式头镜，放大镜头独立于眼镜镜片之外，通过连接装置与眼镜镜架连接，可以通过旋钮改变镜头之间距离，适用于不同瞳距的操作者。

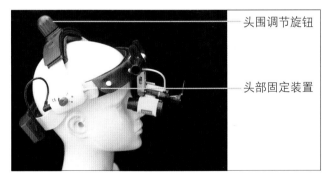

图5-3-4 头部固定装置

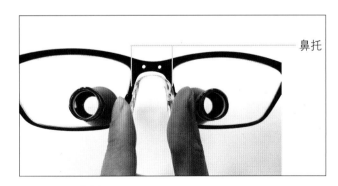

图5-3-5 鼻托

（二）调节镜架

在戴稳头镜之后，就需要调节镜头组件使视野清晰，并且舒适。要想视线能够通过镜头，就需要调节放大镜头的镜架部分，使其与瞳孔连线处于同一水平，可以通过戴着头镜平视镜子来自行调节（图5-3-6）。如果发现无法调节至水平的情况，则可能是镜架部分受到过挤压变形，需要联系当地的厂商专业人员进行调整。

（三）调节瞳距

在初次使用头镜视物时，通常会出现类似使用显微镜时看到重影的情况，这时由于瞳距不适合所导致的。镜头组件处有瞳距调节装置，调节瞳距使能看到一个没有重叠的椭圆形区域（图5-3-7）。如果无论怎样调节都无法将两个圆形对齐，则可能是收敛角的问题。收敛角由厂商预设，有时由于面部解剖结构的不同，收敛角可能不能适当对准眼睛，这就会导致复视，即看到两个圆形的情况，此时应当联系专业人员。

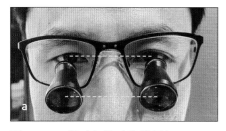 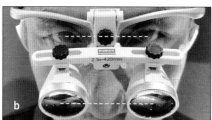 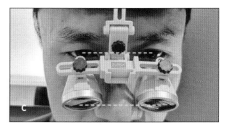

图5-3-6 镜头与瞳孔连线平行

a. 眼镜嵌入式头镜镜头，通过定制使放大镜头间距离适合于使用者瞳距，同时保持佩戴完成后镜头连线与使用者瞳孔连线平行。

b. 眼镜外接支架式头镜镜头，通过调节连接装置改变镜头连线水平，使其与使用者瞳孔连线平行。

c. 头戴式头镜镜头，通过调节连接装置改变镜头连线水平，使其与使用者瞳孔连线平行。

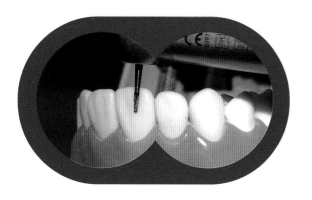 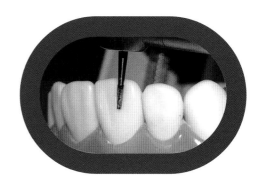

图5-3-7 瞳距调节时的视野

当镜头之间距离不符合使用者瞳距时，视线中观察到两个不重合的圆形视野；当逐渐调整瞳距接近使用者瞳距时，视野的两个圆形逐渐重合成一个完整的椭圆形视野。

（四）调节体位

在戴稳头镜并调节好瞳距之后，就可以进行体位的调节了。使用头镜进行操作的体位调节要求没有显微镜那样严格，但是也应该保证医生拥有自然直立、舒适的体位，并且便于操作。医生体位采取与使用显微镜时相似的标准工作体位，腰背直立，不过分低头；手臂自然放于身体两侧，前臂水平，手部自然靠近操作区域。非定制式头镜的工作距离通常是已经设定好的，只有在设定好的这个范围内才能看清，所以在使用前要确认说明书。根据医生标准体位及头镜工作距离来调整患者体位。

（五）微调工作距离

在出厂设定的工作距离以外较小范围内可以进行工作距离的微调，调整时先闭上一只眼睛，轻轻转动相反一侧的放大镜外壳，将焦点对准操作区域，然后闭上另一只眼睛重复该操作完成调整。由于工作距离的设定为一个范围，这就使医生在操作时能够小幅度改变自己的体位或头部位置也能够看清术区，使日常诊疗操作更加灵活。如果诊疗过程中不自觉弯腰驼背，导致实际工作距离改变超出预定的工作范围时，视野就会变得模糊，这也起到了培养并维持医生良好体位姿势的目的。

（六）调节镜头角度

良好的体位姿势不仅是腰背部的直立，也要求头部不能过分埋低而对颈部造成较大负担。为了实现在颈部放松直立的工作状态下能够看到下前方的操作区域，放大镜的镜头会被设置为向下的工作角，在使用时应根据个人的体位检查该角度是否适宜。检查时，通过放大镜看到目标区域，维持该姿势，自己感受颈部状态；或让他人从侧面观察，此时的头部应保持大概的直立，颈部与背部曲线保持一致，并且从瞳孔开始通过放大镜中间到目标区域应该能够形成一条假想的直线（图5-3-8）。如果未形成一条直线，应通过铰链升高或降低来调节镜头角度。

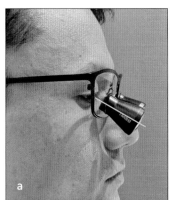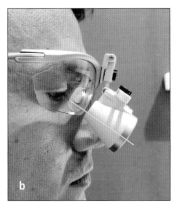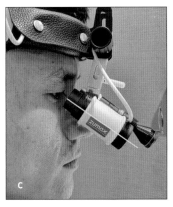

图5-3-8 镜头角度

a. 眼镜嵌入式头镜镜头角度，瞳孔至目标区域形成的直线，放大镜中间位于该直线上。

b. 眼镜外接支架式头镜镜头角度，瞳孔至目标区域形成的直线，放大镜中间位于该直线上。

c. 头戴式头镜镜头角度，瞳孔至目标区域形成的直线，放大镜中间位于该直线上。

（七）微调对焦

在完成以上准备之后，医生通常就能看见操作区域了，但是经常会出现视野模糊的情况，在这种条件下进行操作不仅无法达到精准操作，还会出现复视、眼部疲劳等损害医生健康的情况，这时就需要进行一些微调来对焦。通常通过挤压或伸展鼻托改变镜架位置高低就可以实现。

（八）安装侧护板

为了更好地保护使用者眼睛，阻挡飞沫等溅入，还可为眼镜式头镜安装侧护板。安装钛镜架的侧护板时，打开镜脚，越过镜脚的窄直金属边缘放置侧护板的内侧通道，尽可能接近黑色镜脚末端，按下侧护板

卡入到位。折叠镜脚并向前滑动侧护板直至其通过镜架前部，重新打直镜脚，侧护板此时应与镜架前部重叠（图5-3-9a～c）。另一边操作同上。

除了钛制镜架之外，还有一种常用的镜架为运动镜架，这种镜架侧护板的安装方法与钛镜架有所不同。安装时，首先打开镜脚，将侧护板放到镜脚上，使短槽通道位于镜脚的银色部位上，长槽通道边缘插入镜脚黑色和银色之间的开口中。将侧护板卡入，侧护板的位置应稍微覆盖镜片（图5-3-9d～f）。另一边操作同上。

应该注意不同厂商的侧护板设计可能稍有不同，但大致安装方法均相同，为卡嵌式结构，在使用前应注意阅读使用说明书，按照标准操作安装。

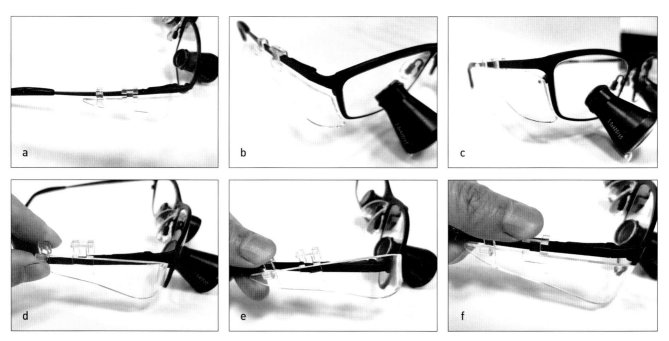

图5-3-9　侧护板及其安装

a. 打开镜脚，放置侧护板。b. 按下侧护板，卡入到位。c. 侧护板卡入到位。d. 打开镜脚，放置侧护板。e. 按下卡扣，将侧护板卡入。f. 侧护板卡入到位。

三、头灯的使用

医生在佩戴好头镜观察目标区域时，经常会发现即使有牙科椅位灯的照明也无法使目标区域明亮，整体视野较暗，所以给头镜配备头灯作为专用光源是非常有必要的；除了提供明亮的照明，还可以避免因为患者漱口、调换姿势而频繁调整牙椅的光源。不同品牌的头灯固定参数稍有不同，选择头灯时应首先详细阅读各项参数，选择合适的头灯。头灯从使用方式上来说主要分为有线和无线两大类。

（一）头灯固定参数

使用的头灯通常为LED医用检查灯，通常能够直接安装在头镜上作为助视器，专为口腔结构和手术区域提供照明。色温是光源的一项重要固定参数，对于人类的眼睛，日光下的颜色才清楚，使诊断更加准确并且不会使医护人员因长时间工作而眼睛疲劳。色温与我们日常说的温度或者摄氏度没有关系，它是对照片色调冷暖的一种描述：红色的色温最低，然后逐步增加的是橙色、黄色、白色和蓝色，蓝色是最高的色温。牙齿的色彩并非单一颜色，对于直接充填修复或是间接修复时都需要进行牙体颜色的确认，因此应该尽量选择与自然白光同等色温的照明去进行临床操作，避免出现颜色选择的误差。自然光的色温范围为5500～6500K，选择头灯时应在此范围内进行选择。

除了色温，CRI指数也是光源的一项重要固定参数。CRI指数即显色指数，是用于衡量LED灯色彩精准度的行业标准，CRI指数越高，还原色彩的实际能力越强，目前的行业标准是达到CRI 70。

人眼对于光线的保护机制可以阻绝400nm以及含有绿光光谱的亮光，但是对于波长在400～500nm的蓝光没有抵御能力。所以在选择LED光源时建议避免使用含有过强蓝光的设备，若光线内含有过多蓝光组分，会使被照物呈现发蓝使得物体颜色失真，导致白光出现黄色的投影。还要避免选用出现将光线分射的LED灯源，避免选用有强眩光的LED灯源以保护患者及助手眼睛。另外头灯是否产热、光源持久性及光斑等都存在差异，应根据使用习惯及实际需要来进行选择（图5-3-10）。

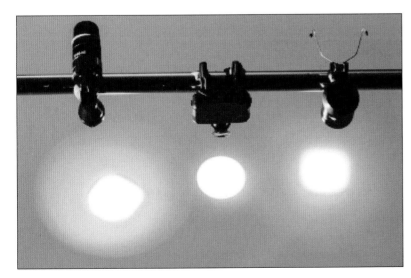

图5-3-10　不同头灯的光斑
不同头灯光斑形状及光线集中程度不同，从左往右第一个形状近似菱形，光线弥散，光斑之外被照亮范围大；第二个形状为圆形，光线集中，光斑之外照亮范围小；第三个形状近似正方形，光线较弥散，光斑之外照亮范围较大。

（二）有线头灯

有线头灯包括电池组（图5-3-11）、过滤器、电缆线、发光二极管（LED）等组件，另附有螺丝起子和镜脚夹来帮助安装。在使用前，需要先检查头灯电池电量，电量低时位于电池组正面右上方的指示灯会亮起红色，电量低到无法运作头灯时，该指示灯会开始闪烁红光。那么这时就需要为电池组充电了。充电时将电源插头插到插座中，在电池组顶端找到充电器连接点，在连接点处将插头插入开始充电。充电时，电池组正面左上方的充电指示灯会变为琥珀色，如果灯未亮，则应检查插座是否插好，电源是否正常供电等。当电池充满电后，绿色指示灯熄灭，此时就可结

束充电了。同时，这种头灯的电池组系统经过特殊设计之后允许在充电的同时进行使用。

在一开始拿到头灯之后，大部分使用者都不知道该怎么进行安装、该安装到哪个部位才是正确的。在前面我们提到了眼镜式头镜分为穿透镜片嵌入式（TTL）和外接支架式（TTF）两种，头灯的安装因头镜样式不同而异。对于嵌入式镜架来说，将腭式夹具夹住安装台，再旋紧蝶形螺钉，就可以将LED头灯固定到头镜上了。应注意并非所有品牌的安装台均位于镜架鼻梁处，安装时请参考说明书安放。而对于外接支架式来说，固定位置一般位于镜头组件的铰链装置处，将头灯的接口放到铰链装置的接头上就可以固定头灯了（图5-3-12）。

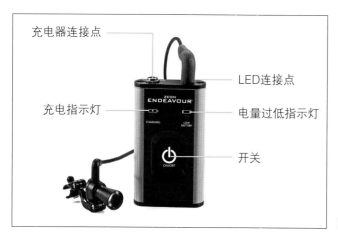

图5-3-11　有线头灯电池组

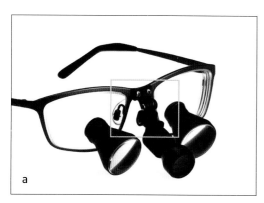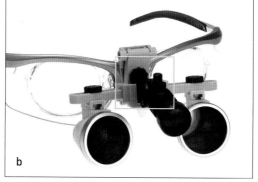

图5-3-12　头灯安装位置
a.眼镜嵌入式头镜头灯安装位置。b.眼镜外接支架式头镜头灯安装位置。

254

固定好头灯之后，可以使用螺旋镜脚夹将电缆固定到镜脚上。戴上头镜细微调整位置，并用罩夹加固电缆，避免影响使用者视线和操作。将电缆连接到电池组上，应注意不要用力弯折电缆。开启头灯，按住开关控制按钮至少2秒，轻触开关控制按钮就可增大头灯亮度，每触碰一次，亮度增大1000英尺烛光，达到最高亮度后，再次轻触，就可使亮度返回最低设定。头灯亮度的设定标准按照能够照亮术区的最低亮度设定。关闭时，按住开关控制按钮至少2秒。

头灯上可安装防固化过滤器，用于防止光固化聚合物过早固化。安装时，将位于橙色防固化过滤器基座上的黑色盖环按到头灯上，切勿用力按压。取下时将黑色盖环拉离即可，用力轻柔，不可过猛。有的头灯上本身就安装有防固化过滤器，使用时仅需将过滤器向下翻转盖到光源上就可滤光了（图5-3-13）。

（三）无线头灯

无线头灯组件中去除了电缆，头灯可直接与电池组件相连使用，简化了固定电缆线的操作，并且可以避免固定不稳导致电缆影响视野或手术区域操作的问题。整个装置重量仅在30g左右，小巧轻便，便于安装在头镜上使用，提高长时间佩戴的舒适性，并且无线头灯的安装使用也非常简便，在临床中被广泛选择。

由于无线头灯为光源与电池组安装在一起使用，所以不可像有线头灯一样边充电边使用，那么在使用前一定需要检查电量并及时充电。当电池指示灯发红光并开始闪烁时提示需要充电，此时将Micro-USB充电线插入USB电源配接器中并插入电源插座，电池组背面有Micro-USB端口来与充电线相连便可进行充电。充电中电池指示灯显示琥珀色，完成充电后变成绿色就可结束充电了。为了方便使用，一般无线头灯均配备有两个电池组，可交替使用。

充好电后便需要先将电池组安装到安装夹上，安装以及拆卸时均是通过电池组两边的凸扣，同时按下发出"咔嗒"一声即提示安装到位。安装好电池组

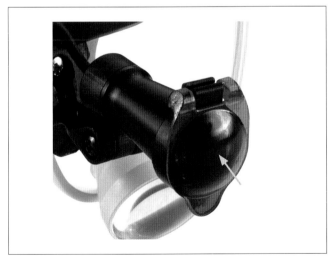

图5-3-13 防固化过滤器

后，电池组和发光装置就连接成为了一个整体，接下来将整个部件安装于头镜上便可使用了（图5-3-14）。无线头灯的安装螺钉入口一般位于检查灯组件的背后，安装时，将检查灯向下旋转成90°，使用随附的螺丝起子拧松安装螺钉，确保安装夹打开的宽度足以套入头镜框并将头灯置于镜框中间，拧紧安装螺钉直至稳固地安装在镜框上。应注意在安装和使用时，都可旋转调整头灯光线角度，但是不能超过向下90°这个范围，强行掰动可能造成零件损坏。

安装好头灯之后就可以进行使用了，那么该如何操作呢？首先我们需要知道在电池组的正面和侧面均有特殊质地的斜面用作电容式触控台，稳定触摸该特殊部位的任何地方均可开启和关闭头灯，操作方便，不需要看到便可进行操作。打开光源后，上下旋转头灯使视野正中明亮，这时便安装调整好了整个无线头灯。无线头灯上一般也安装有防固化过滤器，作用与有线头灯中的相同，使用时只需将其翻卜改在光源上即可。

视频5-5
头灯安装及使用操作演示

四、头镜下操作要点

头镜放大倍数有限，通常只有2~5倍范围，现有的一些头镜放大倍数可以达到7~8倍甚至更高，放大倍数越高，视野越小。一般建议初次使用头镜时选择2.5倍即可，保证能迅速找到操作区域，并且正常扭转头部改变体位时也能保持视野清晰。当使用熟悉之后，根据具体治疗内容需要可以调高放大倍数。低倍镜头多采用伽利略（Galilean）镜头，而高倍镜头为保证临床使用，通常采用开普勒（Keplerian）镜头，可以在得到较高放大倍数的同时保证相对大的景深和视野宽度，但是应注意开普勒镜头是成倒立的图像，所以会在头镜镜头中添加棱镜来保证看到的图像为正。

由于头镜的放大倍数较低，视野相对较大，并且医生头部可以更加灵活地改变角度等，大大降低了操作的难度。但是，初学者在学习戴用头镜操作时，手眼不协调、视野范围受限等问题仍然存在，需要医生进行大量操作练习来熟悉；操作时保持动作轻柔细致，手上不做大幅度的动作。同时我们也可以发现在肉眼下操作时，不仅操作区域，连周围的嘴唇、部分面部都处于我们的视野中（图5-3-15a）；而在最低的2.5倍时嘴唇特别是嘴角部分都已经超出视野外了，

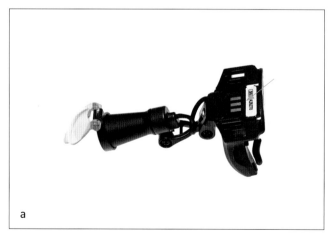

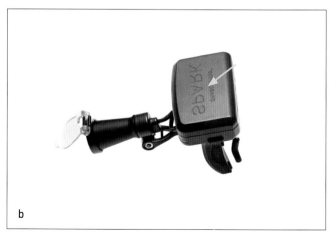

图5-3-14 头灯电池安装
a. 未安装电池的无线头灯，可以直接看到电池底座（箭头示）。
b. 安装电池后的无线头灯，电池就位于电池底座上（箭头示）。

这种情况下，手部任何不恰当的动作都可能对患者造成创伤（图5-3-15b）。因此使用头镜诊疗时，一定注意四手配合，不要让手部在视野之外进行动作，尤其手持锐器时，注意不要划伤患者。

五、保养及消毒方法

头镜和头灯作为精密的光学电子仪器，由很多高质量的组件制造而成，妥善的保养及正确的使用可以延长其使用寿命。使用时，无论是头灯还是头镜都不可暴力操作，也不可将手或其他物品伸进其中，避免人为损坏。轻拿轻放，不可剧烈摇晃或碰撞。在使用期间，如护目镜或头镜镜片脏污严重，也应先取下头灯，清洁好镜片后再重新安装，安装时，需要保证护目镜或头镜镜片彻底干燥。

在使用头镜时，由于口腔操作常包含各种喷溅式操作，加上患者口腔环境中含有多种细菌等，如果不做好使用完成后的清洁和消毒，将可能会对医生和患者的健康造成损害。那么在使用完成后应该如何做好清洁和消毒呢？首先，我们应该将头镜和头灯两部分拆卸开来分别进行清洁消毒。卸下头灯之后的头镜只是一个单纯的光学仪器，其中不含有电子组件，并且镜架部分多为塑料或钛金属材质，所以可以在快速流动的自来水下方冲洗镜架等部位，去除碎屑等。但是

应注意不能将头镜整体浸入任何液体或超声波清洗器中，避免损坏。头镜消毒可使用季铵消毒剂或苯酚酒精喷雾，配合脱脂棉球擦拭。所有光学镜片表面均需使用专门用于镀膜镜片表面的光学镜片清洁布擦拭，如遇有顽固污渍不可强行刮除，应联系专业人员处理。完成头镜的清洁和消毒之后，将其装入专用头镜收纳盒中，避免镜片等被刮伤，置于阴凉干燥处。

处理好头镜之后，就需要对头灯进行处理了。头灯和头镜不同，它其中含有很多电子组件不可沾水。无论使用还是清洗过程中，都应注意不能将喷雾剂直接喷射在装置上，也不能将其浸没在任何液体或超声波清洗器中。对外露的线缆，不可大力拉扯或弯折。并且在消毒时，不能使用高压灭菌器、化学灭菌器、戊二醛、优碘、酒精浓度70%以上的清洁剂等。由于头灯对消毒剂要求严格，所以在说明书中，厂商一般都有推荐品牌的表面消毒剂，可购买使用；也可以使用低浓度（不超过70%）的酒精消毒剂或肥皂水进行消毒。消毒时，用软拭巾或抹布沾取消毒液，挤去多余液体后再轻柔擦拭即可。完成消毒后，将其装入专用头镜收纳盒中，置于阴凉干燥处，避免受到碰撞挤压。

无论是头灯还是头镜，如果遇到使用问题，都应仔细阅读使用说明书；出现故障时，应及时联系厂商专业人员处理。

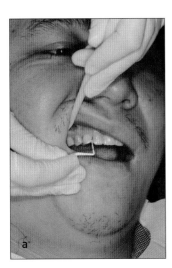
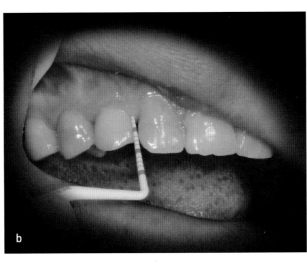

图5-3-15 操作视野对比
a. 肉眼下进行探诊操作，视野可以涵盖患者几乎整个面部。
b. 头镜放大2.5倍之后，视野变小，视野无法涵盖到整个唇部。

图文编辑

刘 菲 刘 娜 康 鹤 肖 艳 王静雅 纪凤薇 刘玉卿 张 浩 曹 勇 杨 洋

图书在版编目（CIP）数据

精准缝合：种植及相关术式中的应用 / 满毅主编. —沈阳：辽宁科学技术出版社，2022.8
ISBN 978-7-5591-2611-5

Ⅰ. ①精… Ⅱ. ①满… Ⅲ. ①种植牙—口腔外科学—缝合术 Ⅳ. ①R782.12

中国版本图书馆CIP数据核字（2022）第135427号

出版发行：辽宁科学技术出版社
　　　　　（地址：沈阳市和平区十一纬路25号 邮编：110003）
印 刷 者：凸版艺彩（东莞）印刷有限公司
经 销 者：各地新华书店
幅面尺寸：210mm×285mm
印 　 张：17.5
插 　 页：4
字 　 数：350千字
出版时间：2022年8月第1版
印刷时间：2022年8月第1次印刷
策划编辑：陈 刚
责任编辑：殷 欣 苏 阳 金 烁 杨晓宇 张丹婷
封面设计：周 洁
版式设计：周 洁
责任校对：李 霞

书 　 号：ISBN 978-7-5591-2611-5
定 　 价：298.00元

投稿热线：024-23280336
邮购热线：024-23280336
E-mail:cyclonechen@126.com
http://www.lnkj.com.cn